蔡炳勤
外科学术经验集

主　编　陈志强　谭志健

中国中医药出版社
·北　京·

图书在版编目（CIP）数据

蔡炳勤外科学术经验集/陈志强，谭志健主编．—北京：中国中医药出版社，2013.3

ISBN 978 – 7 – 5132 – 1268 – 7

Ⅰ. ①蔡… Ⅱ. ①陈…②谭… Ⅲ. ①中医外科学 – 经验 – 中国 – 现代 Ⅳ. ①R26

中国版本图书馆 CIP 数据核字（2012）第 288036 号

中 国 中 医 药 出 版 社 出 版

北京市朝阳区北三环东路 28 号易亨大厦 16 层

邮政编码　100013

传真　010 64405750

三河市西华印务有限公司印刷

各地新华书店经销

*

开本 710×1000　1/16　印张 18.75　彩插 0.75　字数 342 千字

2013 年 3 月第 1 版　2013 年 3 月第 1 次印刷

书　号　ISBN 978 – 7 – 5132 – 1268 – 7

*

定价　49.00 元

网址　www.cptcm.com

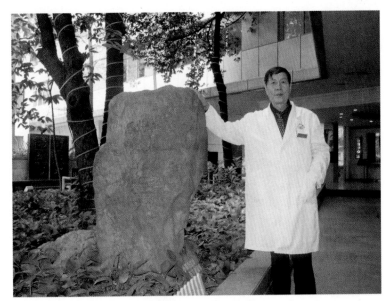

院训为灯，耕耘不辍

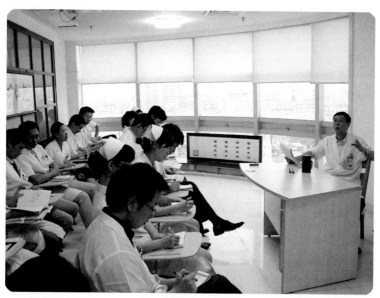

蔡炳勤教授临床小课

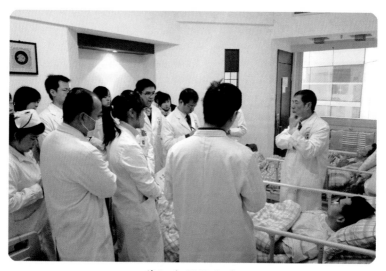

蔡炳勤教授查房

温胆汤治疗顽固性失眠

【临床资料】

卢xx，男，40岁，住院号：0173854

因"纳差、失眠伴形体消瘦1月余"于2009年5月18日住院治疗。

中医诊断：1、不寐 2、虚劳

西医诊断：1、失眠 2、消瘦查因

【证治经过】

首诊：2009-5-20

「临证四诊」

患者缘于1月前开始出现食欲减退，无头晕头痛，无恶心呕吐，无腹痛腹胀，伴有失眠，夜不能寐，寐则易醒，夜睡2-3小时，甚则通宵未能入睡，白天可间断入睡（5小时），1月余来消瘦约3公斤。症见：神清、疲倦、形体消瘦、夜不能寐、纳差、胸胁苦闷、口干口苦、善吹息，间有心慌心悸，无头晕头痛，无恶心呕吐，无腹痛腹胀，二便调，舌暗红，苔黄微腻，脉弦。体查：头面五官、皮肤、胸部、腹部、神经系统检查未见明显异常。辅助检查提示：丙肝病毒阳性。肝胆B超提示肝内胆管多发结石。

「理法方药」

患者形体消瘦缘于平素工作劳累，饮食不节，日久伤及脾胃，脾胃气虚则运化失司，脾虚则生化无源，营养津液不能输布四肢，肌肉失养所致。脾虚，心气失养，心阴不足则见心慌心悸。脾虚失运化，痰湿内生故见纳差，痰湿蕴久化热，热扰心神，则夜不能寐。胸胁苦闷，善吹息缘于平素工作劳累，耗气伤神，情志不畅，久则伤肝，肝气郁结不舒所致。~~口干口苦为脾虚津液输布失常，津液不能上达所致~~。舌暗红，苔黄微腻，脉弦均为肝郁脾虚，湿瘀热结之~~现象~~。

（右侧批注：胆热犯胃　阴）

辨证组方：患者诉胸胁部胀痛不适，且有口苦、咽干，头晕等症状，与伤寒论少阳之为病，口苦、咽干、目眩也相符合，故予小柴胡汤~~症~~。患者有不寐，心慌心悸等神志症状，且有两胁部胀痛不适，反胃偶有黄色苦水呕出等消化道症状，符合温胆汤的两个辨证依据：一、神志症状，二消化道症状，故可使用温胆汤。患者失眠较严重可予十味温胆汤加减，综合以上分析可以予小柴胡汤和十味温胆汤合方而加减，方用柴胡、黄芩疏肝利胆，清肝之热，用云苓、竹茹、

（底部批注：口苦呕吐，黄芩等热药理里加入）

蔡炳勤教授医案修改

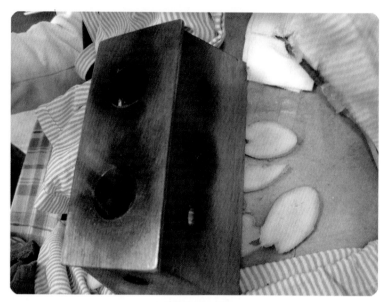

腹部温运法

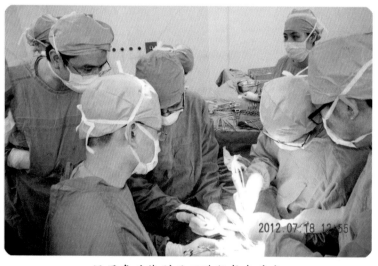

运用多功能刮吸刀进行复杂手术

陆　序

　　中医学数千年来为华夏民族的健康保驾护航，其与中国古代哲学一脉相承，承载着炎黄子孙与疾病斗争的理论、经验和智慧，疗效肯定而突出。中医外科是中医学的一个重要临床学科，包括疮疡、乳腺、皮肤、瘤、瘿、泌尿、周围血管等多个病种，有着悠久的历史。它起源于原始社会，汉代初步形成，历经两晋南北朝、隋唐五代时期的发展，到宋、元、明、清时期，大量的理论著作问世，多种外科技术逐渐发展起来，如柳叶刀等手术器械、麻药剂量的调整使用、口鼻腔手术的实施等。但由于清代的闭关锁国，相比西方解剖技术的进步，使中医外科的发展明显滞后；而随着近现代科学技术的进步，先进手术器械、微创手术方式的快速发展，也使中医外科原有的特色逐渐被埋没。中医外科将向何处去？中医院外科的明天在哪里？

　　本书中记录了以蔡炳勤教授为首的广东省中医院外科团队秉承自强、开放、进步的理念，为现代社会中医外科的发展另辟蹊径，走出了一条具有中医特色的自强之路，可为正在迷惑茫然的中医外科人一点启示。广东省中医院大外科从四十余年前的二十余张床的小外科发展成今日包含普外、肝胆、胃肠、乳腺、泌尿、周围血管、颅脑、心胸外、皮肤、麻醉等十余个学科、七百余张病床的大外科，期间有失败的教训，也有成功的启示。广东省人民群众对中医有着浓厚的感情，多年来他们在饮食上就喜欢中药煲汤，这是广东中医迅猛发展的源泉。近十余年，在广东省政府"建立中医药强省"的指导方针下，省中医领导提出"中医学术站在前、现代医学跟得上"的办院理念。外科团队在政府、医院的支持下，以中医理论为根本，以为患者提供最佳诊疗方案为目标，广泛学习、大胆引入新技术，以解决各种疑难问题。同时，注意中医特色的发挥，成为中医院现代化发展的领军者之一。

蔡炳勤教授是广东汕头澄海人，生活于文化之乡，传统文化底蕴深厚。本书出版恰逢他从医五十周年，年过古稀仍精神矍铄，依旧奋战在中医外科的一线阵地上，看门诊、查房、教学生、读书、赏乐、练书法，他几十年如一日，修身养性练气为本，行医治病救人为乐。他创新性地提出了"中医手术观"，认为手术是中医外治法的一种。手术自三国时期华佗使用麻沸散到明清的刀石手术，中医自古就有，何必拘泥于"手术姓西不姓中"呢？要想发展中医外科，首先必须解放思想，思路决定出路，只有用中医的思维看待一切治疗手段，才能为我所用，发展和繁荣中医外科。蔡教授认为手术仅仅是一种治疗手段，"姓西也姓中"，并在围手术期中医药的治疗和处理上积累了丰富的经验，提出"术后应激证"、"术后虚劳证"、"腹部外科术后运法的应用"等许多新的观点，为中医药在围手术期的应用开辟了新的领域。本书中还总结了他在周围血管病中提出"因虚致瘀"、泌尿外科中提出"扶正祛邪"的学术思想及对糖尿病足治疗的见解，通过详尽的阐述、论证，并结合真实的临床医案说明，深入浅出，让读者获益匪浅。

蔡炳勤教授始终坚持自己是一个中医外科人，中医外科的发展之路是坎坷艰难的，五十年来，他对中医外科有着执着而热烈的感情，他始终认为中医外科应该是开放式、多元式发展的，他们的工作，只是寻找一条适应中医院发展模式、满足人民群众需求、促进中医外科学术繁荣进步的路而已，无论成功与否，心之追求，永不懈怠！

我热忱地推荐这一本对于外科学术、临床和中医院外科学科建设很有参考价值的专著，并乐为之序。

2013 年 3 月

吕　序

　　几千年来，中医药根植于人民群众中，发挥着防病治病的重要作用，对中华民族的繁衍昌盛做出巨大贡献，也取得了长足的发展。但历史的荣耀不代表未来的成就，任何事业能够长久存在和发展，都因为对人类的进步、社会的发展有意义，如果没有意义、没有价值的东西是不会长久存在的，更不会发展。而只有不断提高中医药临床疗效才能体现中医药自身的价值，特别是在现代科技高速发展的今天，面对医疗体制的不断深化和改革，临床疗效可以说是关系到中医药事业发展的关键问题，这是我们中医人身上肩负的重任。

　　而要提高中医药临床疗效，关键就在于能否将中医药的精髓运用到中医诊疗实践当中去，这其中也包括名老中医的宝贵经验。

　　传承名老中医经验，首先就要看名老中医是如何把握中医药精髓的。既要继承名老中医治疗疾病时擅长使用的某法、某方、某药，更要看其如何运用中医思维、如何准确辨证论治和如何选择合适的诊疗模式的。正是这些因素共同构成了其独特的学术思想和临证特色，这些都是名老中医在长期大量的临床实践中经过漫长的感悟才形成的宝贵财富。

　　继承名老中医经验，既要纵横五千年，从浩如烟海的典籍文献中厘清名老中医学术源流，更要以名老中医的学术思想与临证经验为核心，展开系统的研究，提高中医药的临床疗效。

　　蔡炳勤教授，自1964年以来一直奋战在中医外科领域，是广东省名中医，国家重点专科中医外科学的带头人，也是国家中医药管理局第三、第四批全国名老中医专家学术经验继承工作指导老师。其在中医外科领域，集数十年临床实践和研究，形成了自身独特的学术体系和思想，在外科多个领域都有着独到的造诣。

这本书籍的出版不仅体现了前述传承名老中医经验的思路，而且还有很多创新之处，她为名老中医经验总结提供了一个成功的范例。书中学术思想篇，在内容上侧重于学术思想的总结，其中不乏在前人基础上，结合大量临床实践中的新思维，如针对围手术期中医药治疗的中医思维和理论、重症急性胰腺炎的分期分机论治等都可以说是对中医传统外科理论的创新。而在医案篇中，结合外科主攻病种的医案不仅使蔡炳勤教授在中医外科领域理、法、方、药运用的精髓条分缕析地得到总结，更充分展示了中医药临床疗效在疾病治疗上的切入点和中医药特色与优势的着力点，这无疑对于专科建设是有着重要意义的。医话篇充分体现了蔡炳勤教授多年研究中医外科的心得体会，文章长短不拘，但医理精湛，给人启迪。学术传承篇，则从弟子感悟入手，介绍了弟子跟师的心得体会，与老师学术思想的总结相互呼应，相互参合，更有助于读者理解蔡炳勤教授的学术思想。

名老中医经验传承，将是中医药事业中不可或缺的重要内容，我们期待着更多类似的作品产生。

2013 年 3 月

前　　言

　　近半个世纪以来，我院中医外科随着国家卫生经济的浮沉也几经风雨，走过了一条曲折而艰辛的道路，以蔡炳勤教授为代表的老中医外科专家见证了这一历史进程。明年是蔡炳勤教授从事临床医疗工作五十周年，蔡教授擅长周围血管疾病的诊治，在破伤风、脉管炎、糖尿病足、小腿慢性溃疡及胃肠、肝胆、泌尿等外科疾病围手术期中医诊治、肿瘤术后中医康复治疗等方面积累了丰富的临床经验。在外科围手术期的中医论治方面更是继承传统，推陈出新，见解独到，提出"中医手术观"，不断探索围手术期中西医结合治疗的新方法，为全国围手术期中西医结合治疗的先行者之一。因医疗成绩显著，被授予"广东省名中医"称号，为全国名老中医药专家学术继承指导老师。

　　蔡炳勤教授的临证经验及学术思想是我院大外科的宝贵财富。在蔡老带动下，大外科多年来涌现出许多新的名专家、名中医，培养出数十名中医外科的硕、博士研究生，许多外科疾病的中西医结合诊疗技术达到国内先进水平。在此背景下，总结蔡炳勤教授临证经验、学术思想，推广我院优势经验和研究结果，具有重要的意义。

　　在政府提出将广东省建设成为"中医药强省"，广东省中医院建设成为"中医药典范"的方针政策指引下，我院外科发展如沐春风。我院中医外科现今已成为全国闻名、学科齐全的综合性大外科，融合了广东省中医院领导及大外科人的智慧。充分总结既往经验，为"现代中医"及"现代中医外科"探求新的发展模式，可使中医外科的发展焕发新的生命力。因此，我们编写这本反映我院中医外科几十年医疗发展的学术专著，以开阔中医外科新视野，谋求新发展。

　　由于经验与水平所限，书中难免存在错漏不足，恳请读者指正。

编委会

2013 年 3 月

CONTENTS 目 录 ■━━━━

第四篇 临证医话采撷

第五篇 跟师感悟

附录

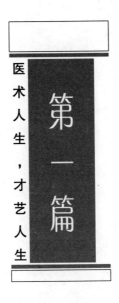

第一篇

医术人生，才艺人生

蔡炳勤教授，广东汕头澄海人，1939 年 10 月生，1958～1964 年就读于广州中医学院（现广州中医药大学）中医专业，1964 年到广东省中医院外科从事医疗、教学及科研工作，历任外科主任、大外科主任、外科教研室主任等职。现为广东省中医院教授、主任医师、主任导师、博士生导师，中医外科学术带头人，广东省名中医，中西医结合外科专家，第三、四批全国老中医专家学术经验继承工作指导老师，广东省保健行业协会第一届岭南养生文化研究促进会首席顾问。曾任中国中医药学会外科专业委员会委员，中华中医药学会糖尿病学会常务委员，广东省中医药学会糖尿病专业委员会副主任委员。

澄海自古山清水秀，民风纯朴，崇尚文化，其工艺、玩具制品享誉中外，版画、书法在省内外也占有一席之地。澄海置县始于嘉靖四十二年（公元 1563 年）。在这人杰地灵，文教昌明之处，孕育了一代文化大家，先后哺育出潮州前八贤中的卢侗（1023～1094 年）、张夔（1085～1157 年），潮州后七贤中的唐伯元（1540～1597 年）、明代兵部尚书翁万达（1498～1552 年）、清末学者及著名收藏家李勋等，近现代的版画家陈普之、数学家黄际遇、史学家吴贯因、哲学家与史学家杜国庠、书法家王鼎新及著名散文家秦牧等。因此，澄海享有"海滨邹鲁"之美誉。

蔡炳勤教授从小受周围环境的影响，对琴棋书画十分喜欢，更对祖国传统文化充满浓厚兴趣，他熟读古书，为将来从事中医工作打下坚实的文化基础。少年时，家中一位亲戚身患重病，在澄海及汕头市四处求医，饱受病痛之苦，最终含恨离世，他眼见亲人所受痛苦却无力回天，当时就决定立志行医。恰巧澄海外砂村又是名中医汇集之地，亲身求医服药的体验使蔡炳勤教授自幼与中医结缘，1958 年他以第一志愿考入广州中医学院，1964 年毕业时本可以留校任教的他，认为中医之根在临床，便主动要求到当时条件较为艰苦的广东省中医院工作，从此踏上了中医外科近五十年的探索之路。

从事中医外科近半个世纪，蔡炳勤教授始终以慈祥谦卑、正直作为人生准则，视孙思邈《大医精诚》中"先发大慈恻隐之心，誓愿普救含灵之苦"为座右铭。并于学医中融入琴棋书画，防病、治病、养生于一体，将治病救人之术与人文艺术相结合，用心与患者交流，排解患者的焦虑与疑惑，深得他们的爱戴与称赞。在蔡教授心中，每一位求医问药的患者，其生命都享有同样的尊严，都应受到同样的尊重。他从不为富贵腾达而谄媚，也不因家境贫寒而漠视，显露出人性的光辉与大家风范。而且为人谦和，胸怀坦荡豁达，不故步自封，愿意让后起之辈超越自己，以自己学生的成就而骄傲，颇有闲云野鹤、采菊东篱之风骨。

蔡炳勤教授治学严谨，作风朴实。主张"谈书宜涩不宜滑，治病宜拙不宜巧"，强调"中医学术之根本在临床，临床之根本在疗效"。学术上倡导"由博而约，中西结合"，长年坚持门诊与病房查房一线，为中医外科发展不遗余力，培养和造就了一批中医外科骨干人才。先后主编了《中西医结合治疗外科常见病》《中西医结合治疗乳腺病》《中医临床诊治丛书·外科专病》，七年制教材《中西医结合外科学》等书籍，参编中医临床论著多部，发表论文数十篇。并从临床实际出发，研制出多种中医药制剂，如治疗慢性溃疡的"祛腐生肌膏"、治疗尿石症的"碎石清合剂"、治疗糖尿病足的"渴疽洗方"等。从医初始，蔡炳勤教授看到脉管炎这一疾病多发于穷苦大众，痛苦大，致残率高，遂在临床中以此作为主攻方向，长年致力于周围血管疾病的研究，颇有造诣。

多年以来，蔡炳勤教授在中医外科领域潜心钻研，倾注了毕生的精力，对中医外科事业的发展有着独特的见解。

一、中医外科当以外治法为特色

蔡炳勤教授对中医外科的认识，是自 1963 年在潮州市中医院实习时开始的，该院外科翁老先生自行配制膏丹丸散数十种外用制剂，结合简单的内服中药，治愈了不少疑难杂症。尤其用蜂房、牛粪煅灰治疗面部疔疮重症，疗效显著，享誉四方。求医者慕名而至，每天门庭若市。当患者痊愈而笑时，蔡教授从中领略了行医治病的快乐，也感悟到中医外用药的神奇。外治法是中医外科的一大特色，也是区别内科之所在。发展中医外科，务必突出外治。

1969 年，一名邮电工人患脉管炎，左足坏疽感染，多家医院建议截肢。该患者怀着一线希望来到广东省中医院，当时借鉴广东五华县民间用毛冬青治病的经验，蔡教授与护士一起，以毛冬青炖猪蹄汤口服，并以毛冬青水煎外洗创面，结合本院制剂生肌膏外敷，为减少毛冬青异地产药的差异性，蔡教授特意抽周末休息时间亲赴五华县购买毛冬青。经过两个月的精心治疗，患者肢体奇迹般痊愈，并重返工作岗位。此事震惊四方，蔡教授也从此开始了对脉管炎的治疗研究工作。1971 年，他总结了临床治疗 41 例脉管炎的经验并参加全国治疗周围血管疾病的经验交流大会，参与编写了《血栓闭塞性脉管炎防治手册》一书。随着救治患者的增多，病种扩大，为满足患者需求，开展了一系列毛冬青剂型的改革。将毛冬青片剂、糖浆、冲剂、毛冬青甲素注射液广泛应用于临床，并逐渐拓展应用到我院妇科、肾科。

随着时代发展，人民生活水平提高，群众疾病谱也逐渐改变，血栓闭塞性脉管炎患者逐渐减少，而动脉硬化闭塞症、糖尿病足、静脉性疾病逐渐增多。蔡炳勤教授从实际出发，不断总结，与时俱进，通过大量临床实践，提出了周围血管疾病"因虚致瘀"的观点。"因虚致瘀"理论的提出是蔡炳勤教授对周围血管病病机的提炼，在这一理论指导下，蔡炳勤教授认为脉管炎属"虚瘀证"、动脉硬化闭塞症属"痰瘀证"、糖尿病足属"热瘀证"、静脉性疾病属"湿瘀证"，并针对各种周围血管病的不同病机而采用不同的内外治处理方法，临床取得较好的效果。

蔡炳勤教授从 20 世纪 90 年代初开始，根据糖尿病足肌腱感染坏死是导致截肢的重要环节这一临床特点，提出早期"纵深切开、通畅引流、持续灌洗"的局部处理原则。根据糖尿病足坏疽多合并真菌等复合感染的特点，创用渴疽洗方（主要由大黄、乌梅、五倍子等组成），泡洗患部，达到清洗伤口、抗菌消炎、改善血运、消肿止痛的目的。他带领外科团队从事祛腐生肌膏治疗糖尿病足慢性溃疡的临床与实验研究，积极改良祛腐生肌膏制剂工艺，并主持参与国家中医药管理局、广东省中医药局、广州中医药大学多项课题的科研工作，其创立的祛腐生肌系列疗法治疗糖尿病足，可明显降低糖尿病足的截肢率。

二、专科建设是中医院外科发展的突破口

从事中医外科工作，最大的困惑是外治法施展不足。一方面作为中医外科主体部分的疮疡发病率逐渐减少，传统外用药又因多含汞制剂而日渐匮乏；另一方面，中医传统的手术方法在西医外科手术飞速发展面前黯然失色。有外治法治疗特色的皮肤、痔疮、乳腺等疾病又纷纷自成专科。中医外科业务日渐萎缩，从事中医外科人员逐渐分流。

面对这一情况，蔡教授开始思索中医外科生存发展之路。在院领导"建设全国一流现代化中医院"精神的感召下，他在拓展中医外科综合服务能力方面做出了新的探索。蔡教授在学科建设方面很早就提出"大外科，多专科"的发展思路，针对中医治疗有优势的病种开设专科，如肝胆胰专科、周围血管病专科、尿石与前列腺专科、男性不育专科、乳腺专科、肛肠专科等。在专科范围内开展中西医结合治疗。在市场经济大环境下，根据中医院的定位，在开展专科建设时，必须坚持"起点高、步子大、中医特色突出"的方针。例如在腹部外科专科建设过程中，提出以"肝胆促普外"的设想，派出高年资医生到上海东方肝胆外科医院进修学习，学习先进的切肝技术，引进刮吸解剖器，采用中医"祛邪以治本、祛腐而不伤新、祛邪而不伤正"的理论，探讨刮吸解剖术的原理与要领：

"刮吸同步，去留清晰，刚柔相济，厚薄适宜，快慢结合。"做到直视、解剖、无血切肝。而且将刮吸解剖技术应用范围扩大到所有外科手术中，并取得满意效果，得到同行专家的认可和好评。在此基础上举办全国研讨会和培训班。实践证明，先进技术与中医传统文化和治疗理念相结合，中医外科的发展就会有无穷的生命力。以蔡炳勤教授为首的广东省中医院大外科团队，辛勤耕耘，努力向上，走出了一条有中医特色的中医院外科发展的自强之路。

三、围手术期处理是中医外科治疗的本义

当外科的设备、规模及技术水平大幅度提高的时候，如何强化中医特色是当务之急。蔡教授一直坚持"以中医理念指导临床"，首先必须树立正确的中医手术观，认为手术与中医外科的发展息息相关，手术是中医外科传统外治法之一，要把手术当成祛邪的局部处理手段，必须与整体辨证结合使用，强调手术在中医外治法中占有重要地位。中医院外科手术要用中医理论指导，积极倡导选择恰当的手术器械和适宜的手术方式，实现"祛邪匡正"。鼓励各种腔内手术、微创手术的开展，在中医外科领域探索出一条"以中医理念为核心指导思想，以现代手术为核心竞争力"的外科学发展之路。

蔡炳勤教授认为手术是把双刃剑，即祛邪也伤正，必须坚持"祛邪为匡正、术后更扶正"的理念，以及手术的个体化、阶段性原则。由于手术是疾病过程中的某一特定阶段的局部治疗措施，因此，重视围手术期的处理自然是中医整体辨证论治的本义，也是外科中西医结合的最佳平台，必须花大力气做好。通过临床实践，针对腹部外科术后易发生的临床症状，如发热、咳嗽、腹胀、呕吐、便秘、黄疸、泄泻等病机特点，总结辨证论治的经验，如"从脏腑论治术后咳嗽"、"术后发热的分类和辨治原则"、"四磨汤对术后胃肠排空障碍的疗效观察"、"术后汗症的治疗"等。同时，针对外科大、中型手术后由于打击或切除某些脏器、组织后所出现一些西医无明确诊断的明显症状，如高热寒战、形寒肢冷、倦怠乏力、少气懒言、汗出不止、术后睡眠障碍等，结合中医辨证，提出"外科术后应激证"、"外科术后虚劳证"的论点，认为是由于麻醉药物的干预、手术的打击、术中失血、管道的刺激，加上精神紧张、激动等因素破坏了肌体的稳态而出现一系列的症状。"外科术后虚劳证"的提出是蔡教授将中医药特色运用于"快速康复外科"的另一切入点，对丰富围手术期中医药治疗有一定意义。他认为外科虚劳证的病机特点是阴阳失调，寒热错综，虚实夹杂。据此，在围手术期采用调、温、扶三大法则，灵活辨证，杂合而治，在临床取得较好效果，促进围手术期中医治疗的发展。

蔡教授以中医脏腑理论为指导，结合现代医学理论，在中医"汗、吐、下、和、温、清、补、消"八法基础上提炼出腹部外科的治疗大法——"运"法。他提出"治中焦如衡，治中焦以运"的学术观点是对中医传统理论与腹部外科手术治疗的有益探索。在重症急性胰腺炎这一腹部外科重症救治方面，蔡教授以中医"结胸证"与"膜原学说"为理论基础，抓住"水热互结"这一始动环节和"邪伏膜原"这一病位特点，提出"从结胸论邪，从膜原透邪，从三焦治邪"，采取分"期"分"机"论治，获得了显著的临床疗效。

蔡教授在学术上治学严谨，在医道上"大医精诚"，而其闲暇之余喜听音乐、擅长书法，强调顺其自然之法以养生。广州日报记者在采访蔡教授养生之道时，蔡主任说"琴棋书画皆上品"。他认为"游乎空虚之境，顺乎自然之理"，这是他的人生观，也是他的养生之道。今年已73岁的他，身材、体型、气色都保持得很好，潇洒清逸，颇有点仙风道骨的意味。他生于文化之乡，在传统的文化熏陶下自幼爱好书法和音乐，可谓琴棋书画皆精通。他认为音乐和书法都有神奇的养生效果，要养生保健，最好学会做一个"艺术家"。

医院、科室至今的多次大合唱，都是蔡主任执鞭任总指挥。他的指挥潇洒自如，富于激情，多次获得了医院和系统的演出名次和奖励。音乐在我国历史悠久，打开《吕氏春秋》可以看到《大乐》《侈乐》《适音》《音律》《制乐》《明理》等有关音乐、歌曲与人情性关系的专篇论述。蔡教授认为音乐不仅能欣赏，而且还是治疗疾病的一种手段，这在我国古医书中就有记载。如《内经》中曰："天有五音，人有五脏；天有六律，人有六腑……此人之与天相应也。"现代研究表明，音乐对于人体健康的作用，主要通过节奏和旋律变化起到影响，这与《内经》中的论述一脉相承。

蔡教授认为，书法可以练气，不同的书体能练不同的气——小楷可练正气、平心、静气；狂草则可练自由、轻松、欢快之气。上世纪70年代，广东省中医院门匾的六个大字就是出自蔡炳勤的手笔。在他看来，书法是练气的一个好办法，练习书法时需要的静心、潜心都与练气浑然一体。在中医养生学的精髓内容"药养、食养、气养"中，最主要的还是"气养"，即练气养生的功夫。

"问道阴阳，取法中西，丝竹柔情，丹青养性"正是蔡炳勤教授"医术人生、才艺人生"的写照。

（刘　明　王建春　何宜斌）

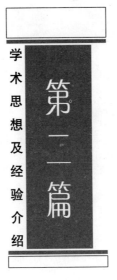

第二篇

学术思想及经验介绍

第一章

中医手术观

特色是学科的生命，创新是学科发展的源泉。外治法是中医外科的特色已为大家所熟知，而手术是外治法的特色却未被大家广泛接受。当中医外用药发展处在瓶颈的时候，手术的取舍成为中医外科发展的关键。蔡炳勤教授从中医外科的现状出发，探究历史渊源，并受陈志强院长"现代中医"观及"围手术期中西医结合"理论的启发，提出了中医手术观。

中医手术观的核心理念即"祛邪为匡正，邪去更扶正"。认为手术自古是中医外科"扶正祛邪"的一种外治手段，在中医理论指导下应用现代外科手术更是为了"匡正"，以促进机体健康为最终目标。外科围手术期处理是发挥中医优势特色的平台，即"邪去更扶正"，围手术期处理是现代快速康复外科体系的一部分，尤其重视细节处理，提出细节决定品质的共识，这是中医治疗的切入点。然而围手术期如何开展中医治疗是一个全新课题，缺乏前人的经验。而外科术后患者因受术前原发疾病、术中麻醉、手术创伤、术后禁食及制动等诸多因素的干扰，其病因、病机较非手术人群更为复杂。这就需要医护人员在临床实践过程中，坚持从中医"四诊"入手，结合微观检查，开展探索性的辨证治疗，找出围手术期中医治疗的规律，创新围手术期中医治疗新理论。这对于发展中医外科学及快速康复外科具有重要的意义。

第一节 祛邪为匡正，邪去更扶正

中医向来把手术当成外治法的手段，手术疗法在中医学中占有重要地位，华佗因"麻沸散"、"刮骨疗伤"等闻名于世，可见中医手术曾一度领先世界。由于历史原因，近百年来中医外科手术的衰退与蓬勃发展的现代外科手术形成天渊之别，以至手术变成"西医"的标志而重新进入中国，许多人认为手术"姓西不姓中"，这是一种误解。"以中医理论指导临床、以中医思维看待手术"是蔡炳勤教授在近50年的临床工作中一贯坚持的原则，他坚定地提出"祛邪为匡正、邪去更扶正"的中医手术观。其主要体现在以下几方面：

一、手术是中医治病救人的一种重要手段

中医手术历史悠久，早在原始社会，生活条件艰苦，人类创伤多，就用草药、树叶包扎伤口，拔出体内异物，压迫止血，这就是原始的中医外科治疗方法。春秋时期，《山海经·东山经》中记载了最早的外科手术器械——砭针，当时则为切开排脓的有效工具。《周礼》中外科医生被称为"疡医"，主治疮疡、痈肿和跌打损伤等多种外科疾病，手术成为内科与外科的重要区别之一。《内经》中最早记载了脱疽的手术治疗："发于足趾，名曰脱疽，其状赤黑，死不治；不赤黑，不死。不衰，急斩之，不则死矣。"《五十二病方》中提出了腹股沟疝的外科手术疗法。隋唐时期中医外科手术达到很高的水平，《诸病源候论》中指出"夫金疮肠断者……肠两头见者，可速续之。先以针缕如法，连续断肠，便取鸡血涂其际，勿令气泄，即推内之。"并强调肠吻合术后"当作研米粥饮之。二十余日，稍作强糜食之，百日后乃可进饭耳。"这些资料较真实地保留了隋代肠吻合术、大网膜血管结扎术、大网膜坏死切除术等手术方法和步骤。明清时期的医家陈实功与王肯堂所实施的气管、食管缝合术是世界上该种术式的最早记录。清代顾世澄在《疡医大全》中详细记载了唇裂修补、女性先天性阴道闭锁、耳鼻再植等手术。

古代经典不仅在外科手术的术式上论述较多，而且对于现代外科学中强调的麻醉、止血、消毒等问题也有较多论述。麻醉学最早从《三国志·华佗传》中记载的麻沸散初始，至元代危亦林《世医得效方》中详细论述了麻醉药量与麻醉深度之间的关系，都处于当时世界领先水平。外科止血自原始的树叶、草根到明代烧烙止血，以及陈实功强调的综合止血。王肯堂非常注重预防感染，他提出"洗疮药须用文武火煎十数沸；洗疮时勿以手触嫩肉，亦不可气吹之，应避风"。

同一时期，外科手术器械也逐步发展起来。从古老的石刀切开，发展到明清时期大匕、中匕、小匕、柳叶刀、过肛筒、弯刀乌龙针等，适用于人体各个部位。手术治疗范围也逐渐扩大。可见，中医手术治疗学的历史非常悠久，而且不断发展、不断完善。但到了清代，由于"理学"思潮影响临床医学，"取类比象"、"司外揣内"的思维定势盛极一时，手术、解剖等技术被视为"不穷天理，不明人伦，不讲圣言，不通世故"的旁门左道，外科技术发展受到空前制约。近百余年，现代医学在解剖学领先基础上，解决消毒、麻醉、止血三大难题，外科手术取得了突飞猛进的发展，而我国中医外科在清政府闭关锁国、妄自尊大的影响下被视为"妖术"，使其发展远远落后于西方。

故而，手术是千百年来中医治病救人的重要手段，只因特定历史时期的封闭国策影响而落后罢了。现代中医人摒弃手术，即摒弃了传统医学之精华，手术是既"姓西又姓中"的。

二、手术是在中医整体观念指导下的一种重要的局部治疗手段，是外治技术的进步

中医十分讲究"整体观念"，整体与局部相结合是中医外科的重要特色。中医外科历来讲究局部辨证与整体辨证相结合，如脓、痒、痛、麻木的辨证。循内科之理以治外科之病，乃是外科的基础；而直接作用于患处的外治法又为外科所独有。局部与整体相结合的中医外科独特辨证体系决定了中医外科治法必须内外治相结合。一般来说，轻浅小疾，单用外治即可痊愈，而重大疾病则非中西医结合、内外治并举则难以奏效。

蔡教授认为，手术是用一种符合患者生理的解剖畸形（解剖重建，异于正常解剖结构）来替代患者存在的病理畸形（解剖及功能异常）。这种病理畸形就是中医理论中的"邪"，生理功能就是"正"。手术就是"祛邪匡正"的一种医学治疗手段，也是中医外治法的一种。只有这样看待手术，我们才能为患者提供最佳的诊疗方案。

现代手术技术的飞速发展为传统中医外科的外治法拓展了空间，而在整体观念指导下，当我们考虑为患者实施手术时，必须充分权衡手术带给病人的效益与风险。手术的目的是治病救人，为了患者的健康，不能为手术而手术。中医看来，手术并不是唯一治疗手段，也不是一成不变的。如针对重症急性胰腺炎的治疗，我们多年来总结出一套行之有效的综合治疗方案，其中最核心的治疗理念源自《伤寒论》结胸证，采用"邪气盛，要避其锋芒"的战术，以甘遂末泄水、大承气汤灌肠，让患者度过急性发作期，明显降低了死亡率。而对于粘连性肠梗阻、动脉硬化闭塞症、糖尿病足等疾病，我们所采用的中药内服、外敷、灌肠、外洗、针灸等非治疗手段在临床上取得了满意的疗效，使得患者免除了手术风险。

将手术看做中医外治法的一种，这一概念最好的体现在"手术时机"的选择上。中医外科古称为"疡医"，其最突出的就是疮疡的处理，脓成方可切开，脓未成则切开无益于身体健康。因此，手术时机的选择也是十分重要的。手术时机即指对机体实施手术时，可以达到最佳治疗效果，而机体又能耐受的一个阶段，即手术利大于弊的时候。比如急性重症胰腺炎急性期，机体处于强烈的应激反应

状态，胰腺的坏死没有边界，此时行手术，对病人是致命的打击，会扩大炎症感染的范围而造成手术后的高死亡率。而对于急性血运性肠梗阻，只有及早手术，才能最大限度地保留肠段，挽救生命。说明坚持中医整体观念，合理选择手术时机才能提高手术效果。

三、手术是中医扶正祛邪的一种手段，要坚持"祛邪为匡正、祛邪不伤正或少伤正"的原则

正邪相争，邪强则必伤正，只有邪去方可正安，采用局部手术来祛除对人体有害的组织器官，从而保持整体脏腑经络的正常功能，正是中医千百年来重要的扶正祛邪手段，是中医院做手术唯一与西医院的不同之处。例如各种实体瘤的切除、脓肿的切开引流、局部病变如阑尾、胆囊切除等，手术可去除病灶，减少机体的损害，起到客观确切的"祛邪"作用；清创缝合能停止气血外泄，又防止外邪从伤口入侵，起卫外固本的作用；肠粘连松解术、肠道肿瘤的切除术、胆道结石的取出术起行气疏通的作用；消化道大出血、腹腔脏器破裂出血等手术抢救起回阳救逆的作用等等，均可认为是"扶正"。

然而手术是一把双刃剑，可切除坏死组织，也可给正常组织带来损伤，任何手术都伴随着耗伤气血，形成气滞血瘀，同时也是对身体的一个重要打击因素。历史上许多中医外科专家都是十分重视这一点，采取手术时更讲究爱护组织。明代陈实功，不断改良手术工具和器械，以尽可能减少组织损伤。重视解剖、改良工具、爱护组织是外科手术成功的三要素。"祛邪不伤正"是古今众多医者的追求，以乳腺癌为例，早期主张切除范围越大越好，从根治术到扩大根治术，目前多采用改良根治术、保乳手术。近一个多世纪的艰难探索，无数临床实验也证实了保护正常组织的重要性。可见，传统理念与现代治疗方法是相吻合的，现代医学手术的发展历程是从腔外手术到腔内手术，从破坏性手术到再造性手术，从扩大手术到微创手术，这正是向中医"祛邪以救本，祛腐不伤新，祛邪不伤正"这种观念的回归。正是在这种中医理论的指导下，输尿管镜、腹腔镜、胆道镜、多功能手术解剖器（刮吸刀）等微创器械能够在广东省中医院外科大范围使用并取得良好效果。彭淑牖教授发明的刮吸刀符合中医外科"祛邪而不伤正"的理论，以电切、电凝、钝性分离配合同步吸引，完成解剖操作，既能切除病灶，又能保存有用的管道组织。这种"刮吸解剖法"尤其适合中医院。中医院开展外科手术，务求安全有效，又要微创便廉，正所谓"大巧见拙"。近十年来我院应用刮吸解剖法完成肝胆胰等高难度手术 2000 余例，发现其具有化难为易、缩

短手术时间、创伤少的优点，并举办学习班在全国范围内交流推广，得到外科同行的普遍认可。可见，中医理念与现代科学技术相结合，中医外科具有更宽更阔的舞台。

四、重视中医"以人为本"的观念，突出手术的"个体化"治疗

中医十分重视"手术"的个体差异，辩证地看待手术，随着时代变化和科学发展，手术不是绝对的或一成不变的。对待手术，中医更强调个体化治疗，防止一把刀主义，更不要用我们对现代医学的有限认知，来轻易武断人体的无限性。比如胆囊结石并非一概行胆囊切除术，也可单纯胆囊切开取石，也可不予手术，需要因人而异。据文献报道，切除胆囊并非没有后遗症，胆囊切除术后结肠癌的发病率会增加。而另一方面，中西医结合治疗急腹症的成功，把急诊手术变成了择期手术，把一些需要手术治疗的病人变成了非手术治疗。这一系列"变"的过程，充分体现了中医"因人而异"，体现了现代医学的最高境界——个体化治疗。

来中医院就诊的外科病人多数对手术心存顾忌，开展外科手术治疗时，必须坚持"以人为本"，充分沟通，既要强调手术的必要性，也要防止过分夸大手术效果，高度尊重病人的手术意愿，可做可不做的手术坚决不做，可做小的手术则坚决不做大的，这是保证中医院外科手术成功的前提。我们不仅治人的病，更治患病的人，注重"以人为本"的理念让我们的临床思维不再局限于"为了手术而手术"。尊重患者及家属的意愿，顾及患者的经济承受能力，使我们提供给患者的治疗方案更具人性化、个性化。这也是"因人制宜"理念的实际运用。

五、从中医"治病求本"观念出发，发挥中医外科围手术期治疗优势，追求"邪去更扶正"

手术是治本还是治标呢？中医认为，无论是小手术还是肿瘤根治性手术，都是治标，所谓肿瘤的根治性手术也不是根治，因为往往不能消除病人的致癌因素。中医治病强调"无病先防，已病防变，瘥后防复"的治未病思想，手术只是疾病发展到某一阶段的特定治疗手段，手术结束往往才是治疗的开始。所以围手术期治疗，是中医治病的本义，也是最能体现中医特色的环节。

术前通过中医调节让患者以最好状态迎接手术，特别是通过调节情志，消除患者术前恐惧方面，中医发挥了很大作用。术后讲究"实则泻之，虚则补之"，积极应用中医药提高机体免疫力，减少围手术期并发症。此外，还应特别注意术

后常见症状的中医治疗。对于发热、咳嗽、呃逆、呕吐、便结、失眠、虚汗、焦虑、狂躁、纳差等术后常见症状，中医治疗有独特优势，又与内科治法不尽相同。例如术后发热以虚、瘀、痰、毒为病机特点，分型论治能取得满意疗效。"阴平阳秘，精神乃治"，以手术为主要治疗手段的外科术后患者同样需要实现人体气血阴阳的平衡，五脏六腑的调和。以"衡"为度，以"运"为法，以"和"为常正是我们临床治疗的理念。通过中药口服、灌肠、外熨、沐足及针灸等各种传统疗法在临床的应用，许多患者的术后生活质量提升，其中中药的天然取材性和肯定疗效让我们在临床工作中减少了对化学合成药物的依赖性，降低了以抗生素为代表的各类西药的使用比例，也降低了患者的住院费用，减少了经济压力，得到社会认可。围绕术前、术中、术后，着眼治病、防病，多角度、多靶向，整体辨证与个体论治相结合构成了广东省中医院外科中医药使用的特点。

针对原发病手术的后续治疗，中医药目前也有广泛的发展空间。例如有直接抗癌的中药，如莪术油、斑蝥素、鸦胆子油、山慈姑、冬虫夏草等，也有以传统扶正祛邪为法的抗癌模式，如人参、黄芪、灵芝、冬虫夏草、猪苓、六味地黄丸、小柴胡汤等方药在减轻化疗、放疗毒副反应，增强疗效等方面的作用显著。此外，要在围手术期大胆引用与外科有关的中医药研究成果。如承气汤类方剂为代表的通里攻下法在腹部外科广泛应用，既可用于术前肠道准备，也可用于术后肠道功能恢复，使部分急诊手术变为择期手术，变手术为非手术治疗，明显提高临床疗效，减轻患者痛苦。术后的综合治疗，尤其是中医药食、调养更是现代研究的热点，可有效提高患者术后生存质量，预防疾病复发。

提高临床疗效是围手术期中医治疗的基础。要提高中医临床疗效，就必须提高证效、提高方效、提高药效。中医的"证"是辨出来的，是在中医理论体系的指导下四诊合参而得。提高证效就必须强化四诊训练，提高全面收集资料的能力；熟读经典，加强中医理论素养，以提高分析归纳水平，方可提高证效。在开展外科手术治疗的同时，强化四诊基本功训练，对于外科医生尤其重要。由于历史条件的受限，司外揣内成为中医辨证思维的一种方式。今天，外科学的发展让我们可以更直观地去了解体内病灶的情况，剖腹探查、腹腔镜探查等手术方式揭开了很多病变神秘的面纱。各项现代仪器的检查手段，使得我们更好地"司外揣内"，这种辨证思维的转变让我们尽可能地提高临床"证"效，提高辨证的准确率。"方"是中医治病救人的重要手段，临床应多用"经方"、"古方"和"时方"。"经方"为仲景方，是众方之祖，通过熟读《伤寒论》方可得；"古方"为历代名家的代表方，熟读医案，多临床，多体会可得；"时方"为近代名家的创新方，多阅读文献，多与人交流可得。中药虽不是中医的全部，但却是中医最传统有效的手段，"用药如用兵"，在临床工作中，要不断了解一药多用，中西药联用的协同性和拮抗性，西药中用与中药西用的优缺点，拓展临床用药思路，从而提高中医临床疗效。

围手术期中医药治疗是一个很有前景的研究课题，从中医整体观念来讲，手术仅仅是中医外治"祛邪"的一种手段，而围手术期是中医治病的一个过程，"邪去更扶正"是通过中医辨证论治的处理，使得患者术后不适症状减轻、并发症减少、康复更快、更少复发，符合现代医学"快速康复"的理念，也符合中医"治已病而防未病"的思想。

六、在中医院开展外科手术并不是"西化"，而是为了中医外科的学术发展

在中医院开展手术，并不是某些学者所担心的"西化"，其根本目的是为了发展中医外科。在历史上的任何时期，中医理论都是在继承的基础上不断创新和发展的，流传几千年的中医基本理论是中医的精髓，有许多理论甚至是超前的。中医"天人合一"讲人与自然要和谐，与现代医学提倡的社会－心理－生物医学模式相同。现今的全息论进一步证实了"中医整体观"的科学性。但不能以此就认为中医已经很完善了，不需要发展了。自然辩证法认为，任何事物都是在不断运动，不断变化，不断发展的，中医外科在明清时代就吸收了温病卫气营血的成果来完善和发展自己。"毒入营血"用清瘟败毒饮，寒战发热用紫雪，神昏谵语用安宫牛黄丸。现在中医外科常用药"西藏红花"、"血竭胶囊"都是进口的。目前现代科学与中医学的交叉为中医发展提供前所未有的机遇，故创新才是中医外科发展的动力。

在中医理论指导下，人类文明的一切成果，包括中药、针灸等传统方法，以及现代先进的科学技术都可以作为现代中医防治疾病的有效手段。超声波、X线、CT、心电图、血液生化等各种现代医学诊疗技术可以认为是"四诊"的延伸。新技术的引进和应用目的是"壮我之主"、"为我所用"，始终坚持用中医思维来驾驭。现代中医治疗方法是指在中医理论指导下采用的一切有效方法，不仅有传统中药、针灸、按摩等，而且还包括手术、输液、理疗、饮食、练功等各种手段。补液、输血可以看成中医扶正治则的拓展，切除癌瘤可以被看作是中医驱邪的手段，调节水与电解质平衡则可认为是调理气血阴阳。

近年来，在党和政府"建设广东中医药强省"的政策指导下，在医院领导的关心及蔡炳勤教授中医手术观的指引下，广东省中医院大外科走出了一条自强

之路。大胆应用手术这一手段，扩大了中医外科的治疗空间，提高了医院综合服务能力，带来了巨大的社会效益。中医院"姓中"，不是搞"纯中医"，不能排斥西医，为确保中医院姓中，必须与时俱进，需要现代医学的知识、方法来认识和诊疗疾病。在疾病的不同阶段，有时中医优势的发挥需要在西医治疗的基础上进行，或与西医治疗配合进行。围手术期的治疗是外科领域中西医结合的最佳平台，也是展示中医药治疗特色的重要阵地。可见，在中医院开展手术，可以更好地繁荣中医外科学术，促进中医外科的进一步发展。现今许多医院的中医外科局限于传统的体表疮疡病，但从"医者以治病救人为天职"的角度出发，中医外科人应积极拓展中医外科的内涵，着眼外科的各种疾病，学习并运用最先进的手术方式。中医外科要发展，首先要解放思想，不要被传统的定式思维所局限，只有这样，中医外科才能再现辉煌。

蔡炳勤教授以"古今手术，祛邪匡正；中西合参，救死扶伤"看待手术，坚定"祛邪为匡正，邪去更扶正"的手术观，积极探索围手术期中医药治疗的特色与方法，在中医外科领域探索出一条"以中医理念为指导思想，以现代手术为竞争手段，以中医治疗为临床特色"的学科发展之路。

（文稿整理：谭志健 刘明 何宜斌）

第二节 外科围手术期"术后应激证"的辨治观

快速康复外科（FTS）的核心理念是指在术前、术中及术后应用各种有效的方法以减少手术应激及并发症，加速患者术后康复。有学者认为，医学科学发展到今天，真正突破性的进展已十分困难。在FTS的实施过程中，考虑到了围手术期处理的每一细节，而细节决定品质，通过细节的挖掘和改变，使患者切实受益，应该是大部分医师更现实的努力方向。这恰是蔡炳勤教授在近50年腹部外科临床工作中所实践的，蔡教授强调围手术期术后要重视汗出异常、睡眠障碍、情志异常（烦躁、焦虑、郁郁寡欢、紧张）、胃肠功能障碍（纳差、腹胀、排便障碍）等一系列影响患者康复的细节症状，将"手术刺激引起的术后应激"作为前述诸症的重要病因病机，提出腹部外科围手术期"术后应激证"这一概念，在其"术后应激，从'肝'论治"的学术思想指导下，创立"应激而汗，论治从肝"、"眠不安，治从肝"等系列围手术期术后诸症的论治原则，为围手术期术后中医药特色的发挥找到了很好的切入点，也是中医药在快速康复外科体系中运用的一种积极探索和对快速康复外科体系的一种有益补充。

一、围手术期"术后应激证"概念

腹部外科术后,尤其是大手术后,常成为患者不适的主诉症状有:

1. 汗出异常

有日夜汗出连绵,动则更甚;有夜间汗出,汗湿襟衫;有上半身汗出,"齐颈而还"。

2. 睡眠障碍

睡觉时间、深度不足,轻者入睡困难,或寐而不酣,时寐时醒,或醒后不能再寐,重则彻夜不寐,部分患者出现昼夜睡眠颠倒现象。

3. 情志改变

烦躁焦虑,郁郁寡欢,闷闷不乐,善叹息,易紧张,常敏感,多消极,患得患失,思前顾后等。

4. 胃肠功能障碍

食无味,纳不香,不知饥,腹易胀,便难畅。

现代医学研究表明,术后应激是存在于不同手术间的一类共性反应。蔡炳勤教授将术后应激反应作为上述术后常见症状的重要病机,提出"术后应激证"概念。即源于手术对人体的刺激,激发人体的应激反应,引起人体汗出异常、睡眠障碍、情志改变、胃肠功能障碍等一系列证候群。

二、术后应激,从"肝"论治

国医大师陆广莘教授认为手术创伤、术后应激状态,肝作为"军用"脏器,首当其冲。谭志健教授等进一步认为手术早期应激状态中,肝脏起着防卫与适应作用,机体在应激状态下所产生的一系列代谢和功能的改变具有积极防御意义,是"正祛邪"抗病反应的机能亢进表现,是机体"应付不良事件"动员全身的结果。亢则为邪,郁则为邪,应激过度,可能致气血紊乱等病理变化,从中医学理论分析,是肝气、肝疏泄功能的病理体现。可见,"肝"在人体应激反应中扮演着重要角色,因此,蔡教授提出术后应激,从"肝"论治。

三、术后汗出异常:"应激而汗,论治从肝"

手术激发人体的应激反应。应激状态下的代谢改变是机体对外界刺激的一种生理反应,如果刺激强度过人、持续时间过长,有可能演变成病理反应,汗出异常就是应激状态下的汗腺排泄改变。蔡教授将"术后应激"与"术后汗出异常"这两种术后共性的现象联系起来，提出"应激而汗"的重要病机，并结合中医"肝"之生理功能，以及"肝肺脾"之间的生克关系，将病位定位于"责之肝，累及肺脾"。

1. "肝"与汗之间的关系

《素问·经脉别论》说："疾走恐惧，汗出于肝。"说明汗与情志活动有关，接受手术的患者往往会对手术产生恐惧，引起紧张、焦虑、烦躁、抑郁等不良心理反应和情绪波动。这些都与"肝"主情志疏泄功能有关，肝之疏泄功能异常会引起汗出异常。

2. 肝木亢反侮肺金

肝之应激过度，肝木亢反侮肺金，使肺主气功能受影响，肺气虚，故术后常见少气懒言、气短乏力、排便无力等肺气虚之症状。加之术后各种监测仪器的束缚，各种管道的牵制，患者常以卧床为主，"久卧伤气"，加重肺气虚。肺主皮毛，气虚不固，故汗出。因此，蔡教授认为"肝木亢反侮肺金致肺气虚"加重了术后汗出异常。

3. 肝木亢乘脾土

肝之应激过度，肝失疏泄，木旺乘土，而脾主水谷精微的运化，脾受累，运化无力，水湿代谢受影响，湿不化则易停留聚集成"湿邪"，这些"湿邪"蕴久化热，向上蒸腾而为汗，故临床常见上半身汗出、汗出不畅、黏腻不爽。且脾虚，土不生金，又加重肺虚。因此，蔡教授认为"肝木亢乘脾土致脾虚生湿"，也是引起术后汗出异常的重要病机。

蔡教授对腹部外科术后汗出异常的病因病机概括为：肝之应激为始动因素，肝之疏泄失常为基本病机，病性属虚实夹杂，虚在气虚，实在湿聚，病位涉及肝、肺、脾。在治疗上，蔡教授强调"抓住肝之应激这一始动因素，注重调节肝之疏泄失常这一基本病机"，以"疏肝"为大法，佐以益气固表、健脾化湿，常选用"四逆散"这一疏肝健脾代表方为基本方。四逆散出自《伤寒论》，为调和肝脾的代表方剂，原方药物组成：柴胡、芍药、枳实、炙甘草。主治由于肝气郁结，气机不利，阳郁于里，不能布达四肢的四逆证。本方治疗作用的关键在于疏理气机，以恢复气机正常的运行。方中枳实苦泄辛散，性烈而速，破气力强，如遇体质虚弱，气虚明显，可用性和力缓的枳壳替代；柴胡味苦微辛，性微寒，为疏肝解郁之要药，柴胡量大则散，量小性升，用于治疗术后汗症，用量宜大，取其散，意在疏理气机；白芍性味酸甘，敛阴和营。柴胡、枳实重在疏理气机，入气分；白芍入血分。卫属气，营属血，全方共奏疏理气机、调和营卫之功，使气机和顺，营卫二气循行有节有度，营卫调和，汗孔开合正常，兼有肺气虚明显的合用玉屏风散，兼有脾虚湿胜的合用二陈汤。

四、术后睡眠障碍："眠不安，治从肝"

相关研究提示，应激状态下人体交感神经系统兴奋，引起儿茶酚胺升高，高水平的去甲肾上腺素作用可使患者维持清醒状态。据此，蔡教授提出术后应激是引起睡眠障碍的始动因素。

1. "肝"与睡眠障碍之间的关系

《素问·五脏生成论》："故人卧，血归于肝，肝受血而能视，足受血而能步，掌受血而能握，指受血而能摄。"王冰注曰："肝藏血，心行之，人动则血运于诸经，人静则血归于肝脏。"《血证论》："肝藏魂，人寤则魂游于目，寐则返于肝。"说明肝对人的睡眠起着主要的调控作用。因手术刺激，肝应激而亢，致肝之正常疏泄和藏血功能失调，这种节律性就会被打破，人静血不能归于肝脏，人就不能按时睡眠。李时珍《奇经八脉考》："阳入于阴则寐，阴出于阳则寤。"说明睡眠是与"阴阳气机出入"有关。

《景岳全书·不寐》："盖寐本乎阴，神其主也。神安则寐，神不安则不寐。"说明睡眠与情志活动有关，接受手术的患者往往会对手术产生恐惧，引起紧张、焦虑、烦躁、抑郁等不良心理反应和情绪波动。不良情绪可致网状内皮系统活动增强，交感神经兴奋，血浆中去甲肾上腺素水平升高，机体活动增强，进而导致睡眠异常。中医理论中恰恰是"肝"主情志疏泄，若肝失疏泄，情志不舒就易出现失眠多梦等。

因此，术后睡眠障碍与"肝"之应激过度、肝之疏泄失常密切相关。

2. 肝亢扰心

肝之应激过度，肝木亢，肝失疏泄，胆汁不降，胆中相火上扰心火，心神不宁则眠不安。故术后患者常出现口干口苦，心烦，对环境异响敏感，易惊醒，且多梦。因此，"肝亢扰心"是引起术后睡眠障碍的重要病机。

3. 子病及母

肝之应激过度，肝亢乘脾，脾胃为后天之本，脾胃受制，水谷精微失运化，心失所养而眠不安，属子病及母，故术后患者常出现神疲乏力、胃纳不香、心悸心慌。且脾虚水湿难化，水易停，湿易聚，痰易生，痰湿合相火上扰成痰热扰心证而加重睡眠障碍。

总而言之，蔡教授对腹部外科术后睡眠障碍的病因病机概括为：肝之应激为始动因素，肝之疏泄失常为基本病机，病位涉及肝、心、脾。蔡教授在临床诊治中强调"抓住肝之应激这一始动因素，注重调节肝之疏泄失常这一基本病机"，提出腹部外科术后"眠不安，治从肝"的治疗原则。以"疏肝柔肝"为大法，佐以健脾养心、清热化痰，仍以"四逆散"为基本方。健脾养心合用归脾汤，清热化痰合用温胆汤。

五、术后多郁证，论治从肝脾

腹部外科，主要脏器是胃肠、肝胆，术前多有胃肠道运动功能失调及内脏高敏性，其原因与不良情绪有关。根据文献统计：功能性消化不良患者中，约40%存在抑郁、焦虑症状。肠易激惹证有抑郁和焦虑症状等分别为41.9%和69.2%。慢性便秘者有焦虑、抑郁倾向者占64.2%。手术刺激，肝应激而亢，失其正常疏泄情志之能，故术后普遍出现烦躁、焦虑等情志异常。

不良情绪致病属中医七情所伤的郁证。朱丹溪指出"凡郁皆在中焦"，郁证从肝脾论治，因肝脾的主要生理功能是升降，戴从礼说"当升者不升，当降者不降，当变化者不得变化也，此为传化异常，六郁之病见矣"。赵献可《医贯·郁病论》："……予以一方治其木郁，而诸郁皆因而愈。一方者何，逍遥散是也。"故治疗术后郁证，从脾论治用越鞠丸；从肝论治用逍遥散。两方合用，对术后郁证尤相宜。

六、术后腹胀：宜疏肝运脾，调畅气机

当代名医刘渡舟教授的气机论：气机运动是人体生命活动的基本特征，而气机运动的基本形式是升降出入。升降出入是气机调畅的基础，也是维持健康的必要条件。《内经》有言："出入废，则神机化灭；升降息，则气立孤危。"

人体气机的升降出入虽然是诸多脏腑功能的反映，但其中肝胆和脾胃的功能尤其重要。脾胃同居中焦，以膜相连，脾主升，胃主降。胆主少阳春升之气，胆气运行的特点是"发陈"，阳气初生，由里向外；肝为厥阴，阴气初生，由外向里。胆气出，肝气入，故二者为人体气机出入的枢纽。肝胆脾胃四个器官的气机升降出入正常，则一身之气得以调畅；如果其气机升降出入失常，则一身之气皆有可能受到影响。刘氏指出，善治病者重视调气，善调气者重视调畅肝胆之气和脾胃之气。

手术刺激，肝脾不调，气机不畅，故术后常出现食无味、纳不香、不知饥、

腹易胀、便难畅等胃肠功能障碍。在治疗上，蔡教授仍强调一方面抓住肝之应激这一始动因素，从肝论治，四逆散临证常用。另一方面从脾胃本身和术后病机特点出发：太阴脾土性喜燥，术后脾虚湿聚气滞，湿得温则化，气得温则行。治疗上强调温运之法，四磨汤、小建中汤、大黄附子细辛汤之类随证而施。

七、小结

蔡炳勤教授围手术期"术后应激证"的辨治观正是着眼细节，发挥中医药在围手术期术后调整机体脏腑功能紊乱，恢复气血阴阳平衡的优势，改善了患者术后诸多不适症状，促进患者术后的顺利康复，"术后应激证"的提出为中医药在围手术期的运用找到了很好的一个切入点，是对现有快速康复外科体系的一种有益补充。

（何宜斌 刘 明 钟小生 黄有星 何军明 谭志健）

参考文献

[1] 程黎阳. 快速康复外科的现状分析与前景展望 [J]. 实用医学杂志，2012，28（1）：3.

[2] 谭志健. 我是否也能参透 [N]. 中国中医药报，2004.

[3] 谭志健. 从中医学探讨肝与腹部外科围手术期机体应激状态的关系 [J]. 中医研究，2004，17（5）：5.

[4] 石汉平，杨婷. 外科应激状态下的主要营养物质代谢 [J]. 中华普通外科学文献（电子版），2009，3（1）：6.

[5] 王晓慧，孙家华. 现代精神医学 [M]. 北京：人民军医出版社，2002.

[6] 何剑琴，王伟岸，胡品津. 肠易激综合征患者睡眠质量特征分析 [J]. 胃肠疾病，2003，18（8）：18－19.

第三节 "外科虚劳"的"一优二因三脏四法"

虚劳病古已有之，论治颇详，但多集中在内科虚劳范畴。蔡炳勤教授将传统的"虚劳"理论与现代手术相结合，强调"手术"这一独特的致"虚劳"因素，系统地阐述了术后虚劳的病机特点和论治原则，提出全新的围手术期"外科虚劳"概念。"外科虚劳"概念的提出是对传统"虚劳"概念的拓展与完善，也是从中医药方面对现今"术后疲劳综合征"研究体系的充实与丰富。

一、虚劳

《素问·通评虚实论》："精气夺则虚。""虚劳"作为一个病名，首见于《金匮要略·血痹虚劳病脉证并治第六》："夫男子平人，脉大为劳，极虚亦为劳。"目前对虚劳病较为一致的看法是脏腑亏损，气血阴阳虚衰，久虚不复，以五脏虚证为主要临床表现的多种慢性虚弱证候的总称。

二、虚劳病的病因：分先天禀赋和后天因素

1. 先天禀赋

素体怯弱，形气不充，脏腑不荣，生机不旺之人，易患虚劳。徐灵胎在《元气存亡论》中强调禀赋在病变过程中的决定作用时说："当其受生之时，已有定分焉。"龚居中《红炉点雪》也指出"禀赋素弱，复劳心肾"对形成虚劳的重要性。汪绮石在《理虚元鉴·虚证有六因》中云："因先天者，指受气之初，父母年已衰老，或乘劳入房，或病后入房，或色欲过度，此皆精血不旺，致令所生之子天弱。"

2. 生活因素

房室不节：《金匮要略》中就提及"房劳伤"是"五劳虚极"的基本原因之一。戴元礼《证治要诀》中也强调"嗜欲无节……积久成劳"。

劳倦过度：《素问·宣明五气》："五劳所伤，久视伤血，久卧伤气，久坐伤肉，久立伤骨，久行伤筋。"巢元方《诸病源候论》所概括虚劳的病因中分为五劳、六极、七伤，而疲劳则是五劳之一；《济生方·诸虚门》中认为："五劳六极之证非骨蒸传尸之比，多由不能摄生，始于过用所致。"

情志内伤：《素问·阴阳应象大论》"怒伤肝"、"喜伤心"、"思伤脾"、"忧伤肺"、"恐伤肾"均可造成脏腑亏损，神气过耗而致虚劳。

饮食不节：《素问·五脏生成》："是故多食咸，则脉凝泣而变色；多食苦，则皮槁而毛拔；多食辛，则筋急而爪枯；多食酸，则肉胝而唇揭；多食甘，则骨痛而发落。"说明偏食会损伤形体脏腑，从而可能引起虚劳。

3. 病后之因

巢元方尤其强调大病之后，气血减耗，脏腑未和，复感外邪，常可引起虚劳病候。

4. 误治之因

汪绮石《理虚元鉴》中提出"医药之因"是导致虚劳的六因之一；张景岳

《景岳全书·杂证谟·虚损》中也提出"疾病误治及失于调理者，病后多成虚损"。

5. 外感致病

《理虚元鉴》中致虚劳的六因之一即"外感之因"，吴澄《不居集》中曰"外损一证，即六淫中之类虚损者也，凡病在人，有不因内伤而受病于外者，则无非外感之证，若缠绵日久，渐及内伤，变成外损……然其中之虚虚实实，不可不察。有外感之后，而终变虚劳，亦有虚劳而复兼外感，此二者最易混淆，辨别不明，杀人多矣！此其大义，所以当辨"。所以外邪入里，久踞不去或变生痰浊、瘀血、水饮、滞气，从而削弱、消磨正气而致虚劳者，亦不可忽视。

三、围手术期"外科虚劳"

蔡教授在系统总结和分析虚劳病症状特点和致病机理时，常观察外科大手术后或术后感染的患者，发现他们每每出现面色苍白、气短懒言、声低息微、食欲减退、神疲肢倦、潮热盗汗、失眠多梦、持续低热等脏腑亏损，气血阴阳虚衰的临床表现。因其持续时间较长，故将"外科手术的创伤、打击和感染"作为虚劳病的一个特定病因，提出了围手术期"外科虚劳"的概念。

1. "外科虚劳"的病因

内因：机体内在虚损，正气亏虚。

《内经》云"正气存内，邪不可干"。蔡教授认为"正气"是一个稳定因子，具有维持、调节人体机能活动，抗御、清除各种有害因素，修复机体损伤组织的作用。当代著名中医学家陆广莘教授认为人的健康状态就是一种"正气存内，邪不可干"的自我稳定的生态平衡系统。外科疾病患者本身就处于"正气亏虚，邪气来犯"，但因自我调整、修复能力差，故需借助外科手术"祛邪扶正"的一种自我不稳定的生态失平衡状态。

外因：手术创伤。

蔡教授强调外科手术作为一种有效的"祛邪"手段，但不可忽略的是手术本身也是一种创伤，是一种外力在短时间内破坏了机体气血流行的规律，短期内加重了气血阴阳的不平衡。

2. "外科虚劳"的临床病机特点："虚中夹实，寒热错杂，夹瘀夹毒"

一般内科虚劳的特点：面色苍白，气短懒言，声低息微，食欲减退，神疲肢倦，潮热盗汗，腰膝酸软，目眩发落，烦躁失眠，脉细虚而无力。

外科虚劳的特点：除了具有一般内科虚劳的临床表现外，由于手术创伤耗气伤血，"气不循经则耗、则散；血不循络则虚、则瘀"。气虚不行血，血不行则瘀，瘀久而化热，热极化毒，阻塞脉络，瘀毒停滞脉络，故术后（尤其是腹部大手术术后）会经常出现腹部胀满、疼痛、小便不利、大便不通、神情异常、恶心呕吐、持续寒战高热等实证表现。

3. "外科虚劳"治疗原则："调肝"、"健脾"、"扶阳"、"通三焦"

（1）"调肝"：术后早期，特别是术后 1~3 天，机体处于应激状态，机体在应激状态下所产生的一系列代谢和功能的改变，此时"肝脏"起着防卫与适应作用。而亢奋过度，致气血乱，患者表现为烦躁易怒、面红目赤、口苦咽干、辗转难眠、口气臭秽等症状。正如陆广莘教授认为，手术创伤、术后应激状态，肝作为"军用"脏器，首当其冲，如应激过度，肝失疏泄，木旺乘土，影响"民用"脏器脾胃。此时应以"调"肝为主，蔡教授常选用四逆散。

（2）"健脾"固本：腹部位于中焦，肝脾与胃肠脏腑居其中，主调节、化生气血，运化水谷精微，排泄糟粕，保证生命活动的正常进行。腹部手术后五脏气血阴阳俱虚时，容易导致虚不受补，需要抓其根本。

固本即固正气，养生知本，以正气为本，邪气为标，即以人的正气、健康动力为目标对象、依靠对象和发展对象。在虚劳之证，五脏俱虚之时，作为"后天之本"脾脏功能当为重点扶持对象之一。故蔡炳勤教授认为"外科虚劳"术后健脾固本，相当于对机体基础的充实，以恢复和维持机体动态平衡，达到抵御外邪和促进康复的目的。不仅表明了正邪之间的关系及其在发病学中的作用，而且其以内因为主的发病观也符合中医养生、防病治病的指导思想。

临证拟方用药方面，蔡教授常首选小建中汤，取甘能守能补，中宫得固之意。小建中汤重用饴糖为君，合大枣、甘草温中缓急而理虚；以桂枝、干姜、甘草辛甘相配为阳，通阳走表以助卫；白芍、甘草酸甘相合为阴，敛阴走里以和营。若气虚尤甚，更加黄芪之甘温益气，名黄芪建中汤。

（3）"扶阳"：扶助脾肾之阳气，振奋气机，以使阳生阴长。蔡教授认为，虚劳之证的主要病变无不在脾肾。脾肾两脏，位居人身枢要，脾肾一损，则五脏皆伤，且"五脏之伤，穷必及肾"。临床常观察到外科虚劳患者每多有胃纳不佳，大便溏泻，腰痛脚软，四肢厥冷，少腹拘急，小便不利等脾肾虚寒的表现。因此，在用药方面要重视扶助脾肾阳气，特别是肾阳，肾主一身之阳，肾阳不虚，方能蒸腾上济五脏。拟方用药上，除了上面提到的小建中汤与黄芪建中汤补脾建中外，蔡教授常选用八味肾气丸和温灸关元、肾俞等疗法扶助肾阳、补益肾气，每多获得较好疗效。

（4）"通三焦"：即通三焦气机。蔡教授认为虚劳乃机体虚损之极，故易致虚不受补，倘若一味峻补，每易致气机壅塞，气机逆乱，不但无益于疾病本身，反而会加重疾病，故不可不慎。且腹部大手术后，患者中焦气机受损，倘若一味补益，每多出现胃纳不佳，甚则出现呕吐频繁，故常用茯苓、砂仁、木香、柴胡、香附等行气健胃药以畅通气机。"中满分消丸"也常常被蔡教授运用到术后腹胀患者中，取其"开鬼门，洁净府，表里上下，分消以为治"之功。

4. 优化手术方式

蔡教授将"祛邪不伤正，祛邪少伤正"的中医理论融入外科手术操作中，提倡手术微创观念，这与现代外科微创理念不谋而合。正是在这种手术观念指导下，选用彭淑牖教授发明之刮吸解剖技术开展多种复杂手术能做到手术"祛邪"而少"伤正"。彭淑牖教授首创之手术解剖器（PMOD）以电切、电凝、钝性分离等操作，配以同步吸引而完成解剖的操作。在临床操作中，尤其巧妙的是解剖器设计成圆钝刀头，连菲薄的肝静脉亦不会割伤，因而可清晰、准确地进入微小间隙而不伤管道，出血与损伤大为减少。对现代外科而言，刮吸解剖技术是一新的手术技巧，也是中医"祛邪不伤正、少伤正"治疗观的一种具体体现。

四、小结

蔡炳勤教授对腹部外科围手术期"外科虚劳"理论体系进行了系统地构架，可以说"外科虚劳"是由于外科手术或严重感染，耗伤机体气血，再兼本身脏腑虚弱而表现出以脏腑亏损，气血阴阳不足，虚实夹杂等脏腑功能减退为临床特点的系列证候群。临证辨治上可归纳为"一优二因三脏四法"。即优化一种手术方式，提倡手术微创观；重视内外二因；突出"肝脾肾"三脏；采取"调、健、扶、通"四大治法。

（何宜斌　刘　明　何军明　谭志健）

第四节　应用扶正祛邪理论认识手术过程中的正邪辩证关系

中医外科是中医学的重要组成部分，随着现代医学的发展，在泌尿外科领域已经广泛开展体外震波碎石、经尿道前列腺切除术、输尿管镜术、经皮肾镜术、腹腔镜术等微创和各种腔内手术，具有创伤小、恢复快的优势。相比之下，传统中医外科在逐步萎缩。中医外科如何发展？蔡炳勤教授提出：中医外科必须坚持在以疗效为前提的基础上发挥中医特色，引入微创手术也是中医祛邪的手段之一。强调中医药在围手术期的参与和应用，使中医药在外科领域的应用得到拓宽，将中医外科学发展引向一个新的高度。

一、扶正祛邪理论的渊源

扶正祛邪是中医的治则。从人体机能而言，正气即人体五脏功能的正常，体现在抗邪能力、康复能力、卫气的护卫肌表和祛邪外出的能力、经络系统调节机体平衡的生理功能等方面。邪气泛指各种致病因素，包括六淫、疠气、饮食失宜、七情内伤、劳逸损伤、外伤、寄生虫、虫兽所伤等，还包涵着机体继发产生的病理代谢产物，如痰饮、瘀血、宿食、内湿等。扶正，即扶助机体的正气，以增强体质，提高机体抗邪、抗病能力的一种治疗原则。扶正适用于虚证，有益气、滋阴、养血、温阳，以及脏腑补法等多种方法。祛邪，即祛除邪气，排除或削弱病邪侵袭和损害的一种治疗原则。祛邪适用于实证，有发汗、涌吐、攻下、清热、利湿、消导、祛痰、活血化瘀等法。

《素问·至真要大论》："五气更主，各有所先，当其位则正。""当其位"即春温、夏热、秋凉、冬寒的正常气候更替。"非其位"即当温不温、当热不热、当凉不凉、当寒不寒的异常气候变化。当其位，六气顺行，人与自然相适应，健康无病。非其位，是谓六淫，致病之邪气也。如《素问·至真要大论》："至而甚则病，至而反则病，未至而至则病，阴阳易则危。"即《内经》所言"正气存内，邪不可干；邪之所凑，其气必虚"。因此，诊疗疾病应遵循扶正祛邪大法，且首当扶正，以益气和血为先。然而，无论外感六淫，抑或内伤七情，日久化火，火盛酿毒；毒邪既成，外而损伤筋脉，内而败坏气血，上可侵扰清宫，下可壅阻五脏，筋脉损则肢体不用，清宫扰则神明不宁，五脏塞致毒邪蕴结，气血败见百病丛生。所以，亦应充分认识到"邪"对人体的危害，当及时清之、解之、排之。

疾病的过程实质上是人体正气与致病邪气之间矛盾双方相互斗争的过程。正与邪是矛盾对立的两个方面，疾病的发生发展及预后是由正邪双方力量的消长而决定的。正复则邪退，邪盛则正伤。治疗的最终目的是控制正邪双方对比的格局，向有利于正气的方向发展，使正气复，邪气祛，重新恢复人体正常的生理状态——阴阳平衡。因此，扶正和祛邪是治疗疾病的基本原则之一，也是治病求本的体现。

"邪之所凑，其气必虚"，仲景宗经旨，提出如"四季脾旺不受邪"、"若五脏元真通畅，人即安和"的理论。同时强调，正邪消长盛衰是影响疾病趋向和转归的重要因素。从六经病而言，三阳病多邪气盛，所以总的治则是：太阳病，邪盛于表，则以发汗祛邪为主；阳明病，邪盛于里，则以清、下二法为要，清气分之无形邪热，下胃肠燥结之有形实邪；少阳病邪郁于半表半里，则以和法疏解宣散达邪。汗、吐、下、和均属具体的祛邪治法。《伤寒论》三阴证多正气虚，所以总的治则是扶正。如太阴病脾阳虚弱、少阴病心肾两虚及厥阴病的血虚肝寒等证，均采用温补的治法。《金匮要略》亦如此：热利、肠痈、阴阳毒、肺痈、黄疸等病，病机以邪实为主，治则以祛邪为法。同样，《金匮要略》中的虚证，如小建中汤证的建中、酸枣仁汤证的养肝，均是扶正的治法。至于虚实夹杂的复杂证候，则扶正与祛邪双管齐下，攻补兼施。如《金匮要略·妇人杂病脉证并治第二十二》的"产后下利"，正虚而热利又重时，当用白头翁加甘草阿胶汤，以白头翁汤清热凉血解毒为主，兼用阿胶、甘草缓中养血以扶正气。

二、扶正祛邪理论在泌尿外科的应用

"扶正祛邪"在泌尿外科具体应用过程中注意以下几点：

1. 固护正气为本

首先，在扶正祛邪大原则的基础上，突出重视正气的学术思想。在围手术期中强调尽量发挥人体自身正气的抗病能力，具体体现在保阳气、滋阴津、益胃气。

2. 邪实重证必须急攻

对邪气大实之重证难以虚实兼顾，如果攻补兼施，面面俱到，势必相互掣肘，延误病机。此时，遵从"甚者独行"的原则，当放胆攻之，决不手软，体现祛邪即扶正、邪祛正自安的治疗思想。如尿石梗阻出现关门不利、二便不通之证，专事治标，急开二窍。采用碎石、取石治疗，体现邪气大实的急攻治则，术后采用蔡炳勤教授自拟方剂"碎石清"。碎石清合剂是由金钱草、滑石、泽泻、白茅根、鸡内金、黄芪、牛膝等药物组成。方中广金钱草归肝、肾、膀胱经，有利尿通淋、解毒消肿之功；滑石性滑利，与金钱草同用，共主利尿通淋排石，泽泻、茅根同有利水清热之功。而茅根其性属寒，可凉血止血；辅以大腹皮、木香、茯苓、鸡内金以行气健脾化湿，化坚排石；黄芪补益中气、利水消肿，避免诸药过于清利，免伤正气；牛膝引火下行；甘草调和诸药。故"碎石清合剂"功效为清热利湿益气，通淋排石。

3. 正确认识"手术"的二重性

"手术"是"祛邪"的一种手段，是中医外科外治法的重要组成部分。"祛邪"手段之改进，是现代中医外科与现代科学技术相结合的成果。特别是近年来微创和腔内手术的广泛开展，可以说是泌尿外科的一次大革命，具有创伤小、恢复快的优势。"手术"作为"祛邪"手段直接有效，能迅速解决患者痛苦，改善患者症状，手术微创化扩大了手术适应范围。例如：老年合并前列腺增生症患者，呼吸功能欠佳，常存在低氧血症；行开放手术创伤大，加上麻醉的影响，气道分泌物增多，术后伤口疼痛，怕咳嗽或年老体弱、咳嗽无力等，使痰液阻塞，进一步加重低氧血症，促使高碳酸血症的发生。持续的低氧血症和高碳酸血症易引起呼吸衰竭，而采用微创的经尿道前列腺电切术（TURP），因没有手术切口，所以没有伤口疼痛；不必使用全麻而减少气道分泌物，基本上做到了祛邪不伤正。

"手术"同时是一种特殊"外邪"。存在着损伤、出血的缺点，影响患者康复，所以说手术既能祛邪，亦生新邪，故对静止期结石处理原则——邪正共存。对于没有影响肾功能及加重泌尿系感染的结石，建议动态观察，通过饮食调节、生活习惯的改变而达到"既病防变"的目的，并非一味排石治疗。

所以在治疗泌尿系结石上，我们强调应用中药排石要根据患者的体质、结石的大小及部位、能否引起梗阻来决定应用疗程的长短，以及是否要应用体外震波、输尿管镜术、经皮肾镜术、腹腔镜术等微创和腔内手术取石作为祛邪的手段。

（王树声 李 源 陈志强）

第五节 "治中焦如衡，治中焦以运"
——腹部外科"运法"介绍

蔡炳勤教授以中医脏腑和三焦理论为指导，结合现代医学的腹部脏器生理和病理，在中医"汗、吐、下、和、温、清、补、消"八法基础上，提炼出腹部外科的治疗大法——"运法"，其提出"治中焦如衡，治中焦以运"的学术观点，引领了腹部外科治法的新发展。

一、"运法"的基本概念

以中医脏腑学说和三焦学说为理论基础，在腹部外科证治体系中以恢复"肝胆脾胃"和"中焦"功能的正常运转为目的而采用的各种治法的总称。

二、"运法"的特点

1. 目的性明确

以恢复脏腑功能正常"运转"为目的，符合中医"治病求本"的治疗原则。

2. 适用范围广

目前临床上腹部外科逐渐细分很多专科，诸如"肝胆外科"、"胃肠外科"，分别有各自的专科特点和治疗方法，但从中医脏腑学说和三焦学说角度来看，腹部脏器的功能都离不开"气机的升降运转，精微的运化输布"，从这个角度，"运法"就可适用于腹部外科的各个专科的中医临床辨证施治。这体现了中医"异病同治"的治疗特点。

3. 言简意赅：用一个"运"字概括腹部外科常见治法

（1）常用的疏肝解郁、疏肝行气、疏肝和胃等治法都是为了实现肝气的条达、运行疏畅，因疏而运，可称为"疏运"。

（2）常用的健脾和胃、健脾化湿、健脾益气等治法都是为了实现脾胃的正常运化功能，因健而运，可称为"健运"。

（3）常用的通腑行气、通腑泄浊等治法是为了实现腑气的通畅运转，因通或泄而运，可称为"通运"、"泄运"。

（4）常用的温脾养胃、温中健脾等治法起到温煦中焦，促进脾胃的运化功能，因温而运，可称为"温运"。

（5）常用的清热利湿、清热解毒等治法使停留湿热消散，留滞的瘀毒运散，因清而运，可称为"清运"。

（6）分消中满的中满分消丸、辛开苦降的诸泻心汤能起到运通三焦、分调寒热作用，因分治而运，可称为"分运"。

（7）透达膜原之邪的达原饮可直攻膜原之伏邪，使伏邪透达运散，因透达而运邪外出，可称为"透运"。

（8）在补益中时刻关注补而不滞，补中有运，可称为"补运"。

（9）通过活血化瘀，有利于血液运行，可称为"化运"。

4. 动静相结合的辨证特点

随着病情的变化和药物的使用，证型也随之变化，相应的运法也需要适时地调整，如肝胆术后的患者，早期由于"术后应激"，常表现"肝疏泄过度"之不寐、汗出等症状，蔡教授此时常运用"疏运"之法疏肝柔肝。而到了后期，患者常表现"气虚"之神疲、乏力、纳差等症状，此时就转为"健运、温运"之法健脾温中。这种调整，揭示了治法是随着证型的转变而发生改变，而证型也常因治疗的深入而发生改变，"法随证运，证因法转"。因此，"运法"时刻提醒我们要关注"证型"与"治法"之间的动态运转。这种动态运转又时刻围绕恢复脏腑正常"运转"功能这一不变的静态目的性。

三、"运法"的理论基础

1. 中医脏腑学说中"肝胆脾胃"的生理与病理

（1）肝：肝主疏泄，疏泄是"疏通"、"舒畅"、"条达"之意。也就是说，在正常生理状态下，肝气具有疏通、条达的特性，具有不断运转的生理特点，这一功能主要体现在以下几个方面：

疏通气机：气机即气的升降出入运动。机体的脏腑、经络、器官等活动，全赖气的升降出入运动。而肝的生理特点又是主升、主动的，所以，这对于气机的疏通、畅达、升发无疑是一个重要的因素。因此，肝的疏泄功能是否正常，对于气的升降出入之间的平衡协调起着调节的作用。肝的疏泄功能正常，则气机调畅，升降适宜，气血和调，经络通利，脏腑功能正常。如果肝的疏泄功能异常，即肝失疏泄，则气机不畅，肝气郁结，易出现胁肋部、少腹部胀痛不适。若"木不疏土"还可出现肝胃（脾）不和，见食欲不振、脘腹痞满等脾胃功能运转失常之症状。此外，气机郁结不运，还会导致津液输布代谢的障碍，产生水湿停留或痰浊内阻，出现腹胀等。

疏泄情志：肝性如木，喜条达舒畅，恶抑郁，忌精神刺激，《素问·举痛论》所说的"百病生于气也"就是对情志所伤影响气机的调畅而言的。故肝疏泄正常则气机运转调畅，气血和调，人的精神愉快，心情舒畅；若肝失疏泄则肝不舒，气机运转不畅，精神抑郁，出现郁闷不乐、抑郁难解等。

疏泄胆汁：肝与胆相表里，有经络联系。中医学认为，胆汁的形成是"借肝之余气，溢入于胆，积聚而成"，所以肝的疏泄功能也表现于胆汁的分泌和排泄上。若肝失疏泄，胆道不利，则影响胆汁的正常分泌与排泄，出现胁痛、食少、口苦、呕吐黄水或黄疸等症。

（2）胆：为六腑之一，以通为用，胆汁以降为顺。若肝气郁滞，郁而化热，熏蒸胆汁，胆汁上逆或外溢，则出现口苦、呕吐黄水或黄疸等。

（3）脾胃：作为后天之本，主水谷精微的受纳、腐熟、运化、输布。

受纳运化：胃主受纳、腐熟；脾主运化水谷精微和运化水湿。

升清降浊：胃主降浊，脾主升清。清阳之气升浮，则出上窍、发腠理、实四肢；浊阴出下窍，则走五脏、归六腑。脾胃属中焦，通连上下，是升降运动的枢纽。

脾胃的常见病理：脾主运化，脾被湿困，脾失健运则胃失和降、受纳失职而引起纳呆、呕恶、脘腹痞满、肢体困重等症状。食滞胃脘，浊气不降则脾不升清、脾失健运而引起厌食、嗳腐吞酸、腹胀、泄泻等症状。

2. 中医三焦学说中"三焦"的生理

（1）通行元气：《难经》六十六难说："三焦者，原气之别使也，主通行三气，经历五脏六腑。"指出三焦是人体元气升降出入的道路，人体元气是通过三焦而输布到全身各处的。

（2）运行水谷：《素问·六节藏象论》说："三焦……仓廪之本，营之居也，名曰器，能化糟粕，转味而入出者也。"指出三焦具有对水谷的精微变化为营气，以及传化糟粕的作用。《难经》三十一难说："三焦者，水谷之道路，气之所终始也。上焦者，在心下，下膈，在胃上口，主内而不出……中焦者，在胃中脘，不上不下，主腐熟水谷……下焦者，当膀胱上口，主分别清浊，主出而不内。"水谷在人体运行道路及气之所终始，包括饮食物的消化、精微物质的吸收、糟粕的排泄等全部过程，用"三焦者，水谷之道路"来概括。并根据上、中、下三焦所处部位不同，对水谷运行过程中所起的作用也就不同：上焦主纳，中焦主腐熟，下焦主分清别浊。这是用水谷的运行来概括三焦对食物的消化、吸收及排泄的功能。

（3）运行水液：《素问·灵兰秘典论》说："三焦者，决渎之官，水道出焉。"《灵枢·本输》说："三焦者，中渎之腑，水道出焉，属膀胱，是孤之腑也。"指出三焦与人体水液密切相关，有疏通水道，运行水液的作用。

（4）中焦的生理：《难经·三十一难》曰："中焦者，在胃中脘，不上不下，主腐熟水谷，其治在脐旁。"《灵枢·营卫生会》说："中焦亦并胃中，出上焦之后，此所受气者，泌糟粕，蒸精液，化其精微，上注于肺脉，乃化而为血，以奉生身，莫贵于此，故独得行于经隧，命曰营气。"《医学入门·脏腑》重申"中焦主变化水谷之味，其精微上注于肺，化而为血，行于经遂，以营五脏周身"，经曰"中焦如沤"，又说"中焦主不上不下，脾胃若无中焦，何以熟腐水谷？"上述诸文论述了中焦的位置及功能，即中焦主要指上腹部，包括脾、胃及肝、胆等内脏。胃主腐熟，脾主运化，肝胆主疏泄，并排泄胆汁以助消化。因此，中焦具有消化、吸收并转输水谷精微和化生气血的功能。水谷由上焦纳入中焦后，通过胃的腐熟，进行消化和吸收，其糟粕下输入下焦，精微物质上注入肺脉化赤为血，营血皆生于中焦，行于脉中，运行周身，营养四肢百骸。

3. 现代医学有关肝胆、胃肠生理和病理的认识

以肝胆、胃肠为代表的消化系统的基本生理功能是摄入食物，将其消化、分解成为小分子物质，并从中吸收营养成分，经肝脏加工，成为体内自身物质，供机体的需要。未被吸收的残剩物则被排出体外。这些生理功能的完成有赖于消化系统协调运动和各种物质的分泌，最终完成吸收。任何影响消化道运动功能的因素都可产生相应的临床表现，造成胃肠道动力障碍性疾病。

临床常见腹部外科疾病，诸如胃癌、幽门梗阻、胆道梗阻、肠梗阻、肠系膜血管病变等都是因病变引起的各个部位的梗阻，从而影响饮食、营养成分、血液的正常运转。

综合中医经典理论和现代医学理论，蔡教授认为肝胆脾胃及三焦（即现代医学以"肝胆、胃肠"为代表的消化系统）生理病理都离不开"气机的升降运转，精微的运化输布"，因此强调腹部外科证治体系应着眼一个"运"字，提出"治中焦如衡，治中焦以运"的腹部外科施治思路。通过"运法"实现脏腑、三焦气机的正常升降运转，通过"运法"实现脏腑、三焦精微的正常运化输布。

四、"运法"在腹部外科的临床运用

1. 运法在手术中运用：手术本身就是一种运法

蔡教授认为，大部分手术是用一种符合患者生理的解剖畸形（解剖重建，异于正常解剖结构）来替代患者存在的病理畸形（解剖及功能异常）。如胆肠吻合术、胃大部分切除术、胰十二指肠切除术、结肠造瘘术、胃造瘘术、肝移植术等，这是一种解剖层面的形态运转，这种形态运转实现的是患者机体从病理向生理的功能运转。

广东省中医院大外科主任谭志健教授多年来运用刮吸解剖技术和PMOD刮吸电刀开展了一系列腹部外科复杂手术，从中也深深体会到手术本身也蕴含了运法的理念，运法强调"运转"，PMOD刮吸电刀与普通电刀的一个重要区别是刮吸电刀的吸引与刀刮完全同步、同靶点起作用，而普通电刀与吸引器由于是分开操作就很难做到完全同步、同靶点起作用。完全同步、同靶点作用就使刮除病灶的同时就吸走病灶，进而同时显露正常解剖结构，实现了"邪去正显"的同步"运转"，提升了手术的流畅度，加快了手术的进程，缩短了手术的时间，最大

限度地减少了手术对患者的打击。

腹腔镜技术本身也是一种"运法"：微小的术口通过腹腔镜在显示屏上显露的是放大的手术部位，这是一种"小"与"大"的运转。而一个高品质的腹腔镜手术要求扶镜者平稳地将镜头跟随手术进程"运转"，确保手术视野清晰，手术部位充分显露；术者要熟练"运转"各种器械（如电刀、超声刀、电铲等），确保手术进程的流畅。

2. 在肝胆外科的运用："肝胆术后，法宜疏运"

（1）疏运合乎肝胆生理功能："肝"体阴而用阳，肝主情志，主疏泄，故肝气宜疏不宜郁。"胆"以通为用，以降为顺，故胆汁宜疏通不宜瘀滞，胆气宜疏降不宜滞逆。

（2）肝胆术后的病机特点：术后早期，特别是术后 1～3 天，机体处于应激状态，机体在应激状态下所产生的一系列代谢和功能的改变，有积极防御意义，是"正祛邪"抗病反应，此时"肝脏"起着防卫与适应作用。而亢郁过度，致气血乱，肝失疏泄，患者表现为烦躁易怒、面红目赤、口苦咽干、辗转难眠、口气臭秽、汗出明显等症状。

（3）常用的疏运之法：疏肝行气可用柴胡疏肝散；疏肝解郁可用四逆散；疏肝通腑可用大柴胡汤；疏肝降气可用四磨汤。

3. 在胃肠外科的运用："胃肠术后，法宜温运"

（1）温运法合乎脾胃生理功能：李东垣《脾胃论》说道："饮食入胃，而精气先输脾归肺，上行春夏之令，以滋养周身，乃清气为天者也；生已而下输膀胱，行秋冬之令，为传化糟粕，转味而出，乃浊阴为地者也。"故脾胃之生理特性可概括为盛运相因，升降相用，其生理功能不外吸收水谷，传输精微，代谢糟粕。从始至终，脾胃功能之正常有序，皆赖中气生生不息、运动有序，故脾气得以健运，胃气得以宣达。此生生不息之道，就在温运之法求得。温者，暖也、柔也，正是脾气运化水谷精微的原动力。太阴湿土，得阳始运，脾居中央而灌四旁，脾阳充盛则如阳光普照，阴霾尽散，水湿、糟粕随阳转运。运者，转也、动也、行也、用也，脾之运化，生万物而法天地，皆赖其不断转动而为用。温而助其常，运而助其变，顺乎太阴脾土之生理特性，故调养、补益后天脾土，助脾运化水谷精微与水湿糟粕，皆可从温运法求之。

（2）胃肠术后的病机特点：手术是中医祛邪的一种重要手段，但手术不可避免地会损伤正气，耗伤阴血，导致气阴两伤，尤其是胃肠术后，更是直接损伤中焦脾胃，加之术后卧床制动、禁食禁饮、停留各种引流管道，进一步损伤脾胃气机、耗伤阴血精液，使脾胃的运化、升降功能受影响，从而引起气滞、水湿内停，故常见神疲肢倦、口干纳呆、恶心呕吐、腹胀腹痛、排便障碍等水湿困脾之证。湿浊凝聚不散，伤及脾阳，中阳不振，原动力不足，则胃排空障碍，甚则成为胃瘫之重症。如脾虚日久及肾，关门不利，腑气不通，则呕、痛、胀、闭尽现，成为粘连性肠梗阻、炎性肠梗阻之重症。蔡教授将胃肠术后病机特点归纳为"升易阻，湿易聚，瘀易留，浊易生"。

（3）常用的温运之法：暖心——治疗即关怀是 21 世纪医学的人文理念。现代医学研究认为，胃肠道系统是由人体中枢神经系统、自主神经系统共同支配的，素有"情绪反应器"之称。蔡教授认为手术充满了危险性、不可确定性及不可开放性，使患者产生焦虑、紧张和恐惧等情绪。不良情绪活动会引起不同的脑肠肽反应，造成胃肠功能失调及内脏高敏性，影响手术预后，符合中医的"七情致病"理论——忧思伤脾。因此，要求做到充分沟通、平等心态、换位思考，使患者对手术充分了解，对手术有合理期望，对治疗充满信心。

温治包括温调、温中、温阳、温下等内治法及温运外治法。

温调：术后早期常予小建中汤温调阴阳，温运中州之气。

温中：术后中期常选厚朴温中汤，取其温中燥湿、行气除满之功。用于术后胃肠伤于寒湿，脘满胀痛，不思饮食，四肢倦怠，舌苔白腻，最为相宜。至若中阳不振，推动无力，排空障碍之胃瘫证，蔡教授常选用理中汤合四磨饮以温运中阳，下气降逆。

温阳：常用方药实脾饮。

温下：常用温脾汤（大黄、附子、干姜、党参、甘草）泻下冷积，温补脾阳；同时用大黄附子汤（大黄、附子、细辛）保留灌肠。这不同于一般常用的大承气汤灌肠：大承气汤灌肠用于邪热内结之腑实证，与胃肠术后排便障碍有别；因术前已行肠道准备，大便排空，术中、术后早期禁食，大肠少有宿便，实为寒积，法当温下。

温运外治法：依据术后脾失温运的病机特点，外治法多用灸法、热熨法、沐足法。常用灸法有雷火灸、隔蒜灸、隔姜灸等。其中热熨法取吴茱萸辛热，有暖脾温肾、消胀止痛之功，常用吴茱萸热奄包热熨腹部。若用其煎水泡脚，既有温煦肾阳，又兼宁心安神、改善睡眠的作用。

（4）温运重运脾："运脾"一名首见于张隐庵《本草崇原》，云"凡欲补脾，则用白术；凡欲运脾，则用苍术"。蔡教授在临床中遇到脾脏本身亏虚的常用白术补脾，遇到脾脏运化功能欠佳的就用苍术运脾。此外，蔡教授根据脾属阴脏，居中焦湿土，喜燥恶湿；湿为阴邪，其性黏滞，最易伤脾，即"同气相求"之理。脾为湿浊所困，即失运化之功，用祛除湿邪药物去除脾之所恶，以助脾运化之权，是为运脾义。常用以下四类：佩兰、藿香、厚朴等药芳香醒脾祛湿；车前子、泽泻、茯苓皮等淡渗利湿；陈皮、木香、枳壳、槟榔、砂仁行气化湿；布渣叶、焦山楂、神曲等消食导滞。

五、"运法"的使用要点

1. "运"什么

从扶正角度是为运阴阳气血，使其正常运转升降，以运水谷精微。

从祛邪角度则为运邪外出。

2. 如何"运"

术前重"运"心、"暖"心：做好宣教、解释工作，尽可能消除患者对手术的恐惧心理。

手术重流程、"运"畅：关注每个细节，确保手术患者的转运平稳、安全，使整个手术过程运转流畅。

3. "辨证论运"与"辨体论运"相结合

辨"证"论运强调对"证"的辨识，随着病情的变化和药物的使用，证型也随之变化，相应的运法也需要适时地调整。如肝胆术后的患者，早期由于"术后应激"，常表现"肝疏泄过度"之不寐、汗出等症状，蔡教授此时常运用"疏运"之法疏肝柔肝；而到了后期，患者常表现"气虚"之神疲、乏力、纳差等症状，此时就转为"健运、温运"之法健脾温中。这种调整揭示了治法是随着证型的转变而发生运转，而证型也常因治疗的深入而发生运转，"法随证运，证因法转"，因此"运法"时刻提醒我们要关注"证型"与"治法"之间的动态转运。这种动态转运又时刻围绕恢复脏腑正常"运转"功能这一不变的静态目的性。如何把握这种变化，蔡教授强调"临证察机"，遵循"观其脉证，知犯何逆，随证治之"的原则。

辨"体"论运，强调对"体质"的辨识，体质是指人体生命过程中，在先天禀赋和后天获得的基础上所形成的形态结构、生理功能和心理状态方面综合的、相对稳定的固有特质，是人类在生长、发育过程中所形成的与自然、社会环境相适应的人体个性特征。表现为结构、功能、代谢及对外界刺激反应等方面的个体差异性，对某些病因和疾病的易感性，以及疾病传变转归中的某种倾向性。正是这种相对稳定的特质决定了临证拟方用药的基础。

4. "运法"多样性

除了中药汤剂内服外，还包括中药热奄包外敷、艾灸、灌肠、沐足等。

5. "运"的尺度

以衡为度，以和为常，强调恢复脏腑间、气血阴阳间的平衡、调和。

6. "运法"与传统中医"八法"的关系

"运法"强调的是治疗原则，而作为传统中医的"八法"，即汗、吐、下、和、温、清、补、消则是具体实施手段，离开"八法"则无"法"可运，"八法"是"运法"的基础，"运法"是"八法"在腹部外科使用的高度概括。

六、小结

"运法"是蔡教授以中医脏腑和三焦理论为基础，结合临证近50余年的诊治经验，提炼出对腹部外科治法一种纲要性的治疗原则，他提出的"治中焦如衡，治中焦以运"的学术观点是对中医传统理论的升华，引领了腹部外科治法新的发展，"运"法的核心思想是"以衡为度，以运为法，以和为常"。

（何宜斌　刘　明　钟小生　黄有星　何军明　谭志健）

第六节　调升降、通三焦，论治术后便秘

便秘是临床常见症状。现代医学认为，超过48小时不排便者，即称为便秘；中医学认为，只要排便不爽、排便困难、大便干结、热结旁流者，统称便秘。接受手术的患者，由于环境、生活习惯改变，外加手术损伤、术后禁食、用药等干预，改变了原来的排便习惯，术后便秘的发生率更高，从而降低了患者的生存质量，影响了术后康复。因此，便秘不仅仅是一个简单症状，也是一个关乎患者术后康复的重要因素。

便秘有实秘、虚秘、热秘、冷秘、风秘之分，治法有别。手术患者因原发病的差异及手术类别、术式的不同，其病机更为错综复杂。蔡教授总结数十年围手术期辨证经验，从患者术后病机寻求便秘的中医辨证思路，认为术后便秘总是关

乎肝脾功能、气机升降，故调升降、通三焦为其主要治法。总结以下四点：

一、一气以统

中医认为百病皆生于气，气是生命万物存在的主要形式，病也皆与之相关，术后便秘尽管病因多样，病机复杂，然始终不离"气"的变化。

1. 元气不充

脾胃为气之源，元气主要来源于脾，脾胃为升降之枢，升清降浊为脾胃重要功能之一。手术伤气，尤其是腹部外科，直接损伤脾胃；术后卧床、制动，则"久卧伤气"；术后禁食，进食习惯改变则伤胃，胃病则气短。补土派李东垣认为："脾胃之气既伤，元气亦不能充，而诸病之由生，扶正必先补土。"现代中医临床认为，术后患者必先扶正，扶正必先补气。

2. 升降失调

脾胃气机的主要功能是主升降，其活动规律可概括为"居上者以降为顺，居下者以升为健"。脾胃之枢纽功能体现在五谷之升降，脾胃行气以阴升阳降，运化五谷之气，使五脏气机升降正常，以维持正常生命活动。

手术损伤脾阳，升动功能受损，其居下之大肠气不升，则排便功能障碍，故产生便秘。《脾胃论·脾胃虚实传变论》："胆气春升，余脏从之，胆气不升则飧泄、肠澼，不一而起矣。"

3. 肝气郁滞

手术直接、间接损伤的刺激，外加患者紧张、恐惧、忧虑等不良情绪，都能成为应激原，术后患者呈不同程度的应激状态。应激反应发生，肝脏首当其冲，"肝为将军之官"，肝之疏泄功能受限，气机郁滞，肝气不能随脾阳上升而上升，亦容易导致便秘。

综上所述，术后便秘首先归结于气，气虚宜补，气陷宜举，气滞宜舒，治以补中益气汤为主。若肝胃受损，运化无权，中气不足，传导无力，临床症见排便困难，虽有便意，但如厕努挣难下，患者腹部少有痛苦，而多伴排便时汗出、气短。《景岳全书》称之为"阴结"。此方中北芪、党参、白术健脾益气，柴胡、升麻升清降浊。《医方集解》中记载："有病大小便秘者，用通利罔效，重用升麻反通也。"清代王泰林《王旭高医书六种》中记载"白术生肠胃之津液"，意指小剂量使用可健脾燥湿，大剂量使用则滋脾津以健运通便。临床也多有文献报道，用白术通便，剂量多在 30g 以上。

二、二便并调

肾主五液，开窍于二阴、司二便，前后阴只有一膜之隔，故大小便关系密切。泌尿外科中尿石症、泌尿系感染、前列腺增生、前列腺炎诸症，大抵属肾虚膀胱湿热，症见下腹胀痛、小便不利、大便不通。长期停留尿管的患者，也常有排便不畅，所谓膀胱溺满，支撑肠腑，阻碍排便。治疗这种便秘，往往需要从利小便入手，八正散、五苓散加车前子、大黄，或拔出尿管，溺行便自出。

三、开上通下

术后患者，多因术中麻醉插管损伤气道、术后镇痛抑制呼吸，腹部术口疼痛、腹带压迫、限制呼吸，加上卧床制动，留置各种引流管而影响活动，使肺的活动量减少，肺失通降，痰壅气道，失于传动，谷气不行，胸腹胀满，气促痰多，大便秘结。处理这类便秘，宜用苏子降气汤加杏仁、瓜蒌仁、冬葵子、枳实开上窍以通下窍。

四、通补兼施

腹部外科术后患者的气虚与气滞病机并存，气虚则无力推动排便，气滞则排便不爽，并伴有腹胀腹痛、不思饮食或食入即吐。此时若一味泻下，则更伤元气，易致气虚不复。若一味补脾，则加重壅滞，滋生痰浊。唯有通补兼施，法效枳术汤，重用枳实，轻用白术，加入苏梗、荷梗以交通上下。

随着社会人口老龄化的进程，老年患者在腹部外科的比例不断上升。《素问·示从容论》："年长求之腑。"《类经》："夫年长者每多膏口味，六腑所以受物，故当求之腑，以察其过。"意即老年人脏腑机能衰退，感觉迟钝，不知饥饱，过食重口味、难消化之食物，加重肠腑之负担，易致便秘。尤其是术后，在脾胃功能尚未复原之时，急于进补，肠腑不胜负荷，则便秘、腹胀、呕吐诸症横生，选用枳实消痞丸、枳实导滞汤通补兼施，方能收效。

（刘　明　王建春　何宜斌）

第七节　术后发热从"虚、瘀、浊、毒"论治

术后发热是外科术后常见的临床症状之一，一般在术后三天左右开始，有的

是低热，有的呈高热。有的呈波动性，有的呈持续性。对于术后发热，蔡教授从"虚、毒、浊、瘀"四个方面论治，取得良好效果。现总结表述如下。

一、术后发热从虚论治

术后发热，排除术后吸收热或术口感染。其病机一是正气亏虚，主要为阴虚或气阴两虚。一些需手术治疗的疾病如肿瘤、消化性溃疡、上消化道出血、严重外伤，以及产科手术等，原来就已存在气血阴精耗损不足，外加手术打击、术中出血、术后留置管道引流，更加耗气伤阴。二是手术前后忧伤思虑，使脾气受伤，气血化生不足。三是手术乃人为的金刃损伤，必然产生不同程度的气血耗伤。以上因素均可导致或加重气血阴精的亏虚，最终引起发热。其中，血虚、阴精亏损皆可导致阴阳失调，阴不足无以敛阳，阳气偏亢而发热；而气不足者，则阴火内生而发热。

1. 气虚发热

久病、重病术后耗伤正气，一般以低热为主，亦是术后发热最多见的一种。气虚推动无力，气机失调，郁而不行，郁久而化热。明代王履所云："上焦不行者，清阳不升也；下脘不通者，浊阴不降也……上不行，下不通，则郁矣，郁则少火皆成壮火，而胃居上焦下脘两者之间，故胃热。热则上炎，故熏胸中而为内热也。"中气亏损，虚馁下陷，元阳不振，水火升降失调，火不归原，阴火内生，而致发热。其病本在阳，标在阴，与单纯阴虚发热者不同，李东垣《内外伤辨惑论》所云："惟当以甘温之剂，补其中，升其阳，甘寒以泻其火则愈。"治以补中益气，用补中益气汤。方中重用黄芪、人参补益元气，炙甘草以泻心火而除烦，补脾胃而生气，甘温除热。若见发热口干、舌红少苔、脉细数等气阴两伤证，则可用炙甘草汤加减。方中炙甘草、人参、黄芪、大枣益心气、补脾气，以资气血生化之源，共为君药；阿胶、麦冬、当归、麻子仁滋心阴、养心血、充血脉，共为臣药；桂枝、生姜辛温走散，温心阳、通血脉，为佐药。诸药合用，使阴血足而血脉充，阳气足而心脉通。另少佐金银花、连翘、牡丹皮、生地黄清热解毒凉血之品，体现了阴阳互根之义。此乃以"辛热回阳反佐苦寒，从阴引阳之反佐法也"。

2. 阴虚发热

《素问·调经论》中有"阴虚则内热"。阴虚发热病机首先为久病后肝肾亏虚，阴血自伤；其次由于手术创伤，劫伤阴液，术中失血失液及术野暴露，加重了阴液的不足。阴虚不能敛阳，阳气升腾则低热绵绵，虚热内生则久热不退，临床可见午后或入夜发热、五心烦热、口干咽燥、失眠多梦、便秘溲赤、盗汗、纳差、舌红苔光，脉细数。阴液亏耗，不能制约阳气，故患者发热；热迫津液外泄则汗出；热扰胸膈，时而心烦，久热伤津耗气，气损则少气乏力；津不上承而现口干欲饮；肠道失津液濡润致大便干结；胃失和降，故胃纳差，间有恶心呕吐。证属阴津亏损，虚热内生。治宜滋阴退热。主以"纯甘壮水之剂，补阴以配阳"。以增液汤合天门冬、枸杞子、天花粉滋阴养液；太子参益气养阴；佐以知母、地骨皮退其虚热；陈皮理气和胃，使滋而不腻。诸药合用，填充精血，滋补肾水，使阴精足，阴以制阳，水以制火，故热自退。

3. 血虚发热

血虚是指因失血过多或久病阴血虚耗，或脾胃功能失常、水谷精微不能化生血液所致体内阴血亏损，失其滋润濡养之效。中医认为，患者病则暗耗气血，手术创伤又使局部经脉破损，血溢脉外，气随血脱，气血俱失；加之术后短期不能进食，阴血化生乏源，血虚之证明显。临床可见发热、头晕眼花、心悸失眠、手足发麻、面色苍白或萎黄、舌淡苔白、脉细等症。气血两亏，营卫不和，卫虚阳浮，兼有术中离经之血积聚，或气虚血运受阻，脉络不通，瘀而发热。《名医方论》中云："有形之血不能自生，生于无形之气故也。"故治以当归补血汤。方中重用黄芪为君药，大补脾肺之气，以资气血生化之源；臣以当归养血和营。二药相伍，一气一血，一阳一阴，而以五倍量之黄芪补气为主，使气旺血生，阳生阴长，虚热自除。

二、术后发热从瘀论治

"瘀"指宿疾日久成瘀，或手术瘀血内积不能清除，郁而化热所致，瘀热互结则见发热。中医学的"瘀血"指以下四方面：①血不循常道，妄行脉外，又未流出之血。②血行不畅，瘀滞或停积于脏腑，或局部组织之中。③污秽之血，多为机体异常之血，或染毒所致者。④血脉本身病变而致血液浓稠，血行缓慢，滞而成瘀。

现代医学认为，瘀血内结发热，主要由于术后血管阻塞所致的组织坏死或残留体内的瘀血不能排除，使体内蛋白质代谢异常增加而产热过高。此种发热，须至坏死组织吸收或排除后，体温才可恢复正常。研究表明，活血化瘀中药具有降低血液黏滞度、抗血小板凝集、溶解血栓、增强吞噬细胞功能及减轻组织水肿、炎症、变性坏死，以及加快病灶清除和组织修复等多种作用，可辅助退热。

中医则认为，由于手术伤及经络，导致气血运行不畅，瘀血内停，壅塞气机，气血郁遏不通则发热。临床可见下午或晚上发热明显、口干咽燥而不多饮，常伴痛处固定、腹满不适、疲乏无力、舌质暗或紫、脉沉弦或涩。此乃血行不畅，瘀热内阻。可见此热源在瘀。欲使热退，惟当逐瘀，以血府逐瘀汤为主方。根据气滞血瘀、气行则血行的原则，可加行气理气之郁金、香附等。气虚者重用党参、黄芪，血虚者重用当归，热甚者重用柴胡，瘀重者可加丹参，必要时加三棱、莪术等破瘀之品。

三、术后发热从浊论治

中医认为，浊致发热者，多为食积与湿浊。食积发热，为术后脾胃虚弱，脾虚则不能运化水谷，胃虚则受纳腐熟水谷异常，日久五谷杂粮积于中焦，糟粕不能下行，精微不能弥散上输，聚而发热。症见发热纳呆，脘腹胀满，嗳腐吞酸，大便不调，舌红，苔黄腻，脉滑数等。脾虚胃热，食滞中焦。可用枳实导滞丸加减以和胃清热，消食导滞。

湿浊致热，指患者素有痰湿，或术后滋补太过，脏腑功能失调，气机不畅，湿郁化热所致。临床可见身热不扬，头重头昏如裹，胸痞脘腹胀痛，口淡或口干不多饮，大便秘，舌红，苔黄腻，脉滑数等。此为术后脾胃功能失调，术后禁食更加重了脾胃虚弱，湿邪内生，脾受湿阻，运化无权，湿困化热，湿热互结，热邪难退。薛生白说："太阴内伤，湿饮停聚，客邪再致，内外相引，故病温热。"治以清利湿热，拟三仁汤为主方。三仁汤出自《温病条辨·上焦篇》："头痛恶寒，身重胸闷不饥，午后身热……三仁汤主之。"吴鞠通用此方，意在宣畅三焦，宣化渗利湿邪，以健脾化湿清热。方中杏仁苦辛，轻开上焦肺气，肺主一身之气，气化则湿亦化；薏苡仁甘淡渗利湿热，利湿不伤阴；蔻仁芳香苦辛，行气化湿。加上半夏、厚朴、竹叶、滑石、通草以增强化湿渗利之效。诸药合用，共奏宣上畅中渗下之功，以祛湿热之邪。

四、术后发热从毒论治

外科以感染性疾病占多数，中医称"火毒为患"。临床往往不能等待感染完全控制后才实施手术，如急腹症中的阑尾炎、化脓性胆管炎、急性肠梗阻、胃穿孔等。在火毒未被彻底清除的情况下，急行手术切除病灶，挽救生命。这时原发病灶已除，但余毒遗留，尤其是腹部手术、腹膜血管丰富，吸收能力强。手术过程中，毒邪扩散入营血几率极高。临床常见化脓性阑尾炎患者阑尾切除术后，仍有寒战高热，这是热毒入营血的见证，用清营汤和黄连解毒汤治疗有效。

还有一种情况，就是因为病情需要行胆肠吻合，或回肠代膀胱等手术，以一种新的解剖畸形代替原有的病变，随之带来肠道细菌移位。肠腑以通降下行为顺，手术改变了运行通路，一旦便秘，其细菌、毒素便会逆行进入上消化道或血液循环，出现寒战高热、尿黄、便结等热毒证。治疗这类发热，除凉血解毒外，还需泄热通腑，以防风通圣散加水牛角、丹皮等凉血解毒之品方能见效。

腹腔手术后，体质明显较常人为弱，由于手术刺激，导致患者免疫能力低下。热毒炽盛是术后感染的外因特点；气阴、气血两伤是术后体质的内因特点。中医认为，此时机体气血两伤，体质虚弱，卫外不固，外邪极易乘虚而入，往往表邪未解，里热已盛，表里俱热的情况多见。所以，术后感染如不及时控制，则正气虚者更虚，邪实更加猖狂。中医辨证需注意扶正祛邪，使用清热解毒之品，尤其要注意"过犹不及"，适时益气养阴，及时调整治则及组方。

对于术后长期发热的患者，蔡教授运用中医理论，认为发热的根本原因，仍在于阴阳的失调，进而从"虚、瘀、浊、毒"四个方面辨而治之，在长期使用抗生素无效的情况下，每每能取得良好效果。

（王建春　刘　明　何宜斌）

第八节　从脏腑论治围手术期咳嗽经验

咳嗽是中医一种常见的疾病，症状简单，成因复杂，治不得法，迁延时日，故有"内科怕治咳嗽"之说。咳嗽同时也是围手术期患者常见的临床症状之一，其发病除内科原因之外，还有以下几个围手术期的特点：

①既往有慢性支气管炎、支气管扩张、肺炎、肺气肿、慢性阻塞性肺病等呼吸道疾病的老年患者，经手术打击，机体免疫力下降，围手术期易发生咳嗽。

②暑湿季节，室内空调开放，内外温差较大，《素问·咳论》认为，咳嗽系由"皮毛先受邪气，邪气以从其合也"。手术患者经常因环境变化，寒温不适，营卫不调而发病。

③麻醉过程中的气管插管及围手术期留置胃管、各种胸腔引流管都可刺激呼吸道，诱发咳嗽。

④胸腹部手术后，由于疼痛影响或卧床休息、腹带包扎等限制呼吸运动，易致痰湿内生而引起咳嗽。

⑤因手术无菌技术的要求，患者术中穿衣少，暴露消毒，易受风寒而致

咳嗽。

围手术期咳嗽若未能得到及时处理，影响也是较大的。首先，增加了等待手术时间。尤其是对入院后拟行颈部、咽喉部、头面部手术的患者，术前咳嗽可严重影响患者术后的呼吸运动，甚者可出现感染加重、组织水肿而致窒息，此类患者必须待咳嗽纠正后方可行手术治疗。其次，影响手术治疗的效果。对于行腹部手术，如疝修补术、痔瘘手术的患者，术后咳嗽可致腹压增大，导致切口疝发生，伤口裂开，甚至疝气复发、痔核结扎松脱大出血而致手术失败。再次，增加了手术的并发症。术前咳嗽未能治愈，易致术后严重的肺部感染，轻则发热，治愈时间延长，重则出现呼吸衰竭、感染性休克。因此，咳嗽病虽小，但在围手术期的处理中却很重要。现今中医药在围手术期中的治疗优势已得到许多临床工作者的认同，对于围手术期咳嗽的中医辨证治疗，除遵循内科的治疗原则外，还要结合围手术期的特点，综合考虑，辨证施治，才能取得满意疗效。

一、从肺论治

《伤寒杂病论·辨咳嗽水饮黄汗历节病脉证并治》记载："咳嗽……所以然者，邪气上逆，必干于肺，肺为气动，发声为咳，欲知其源，必察脉息。"明代张景岳言："咳证虽多，无非肺病。"并将咳嗽分为外感、内伤两类，认为咳嗽的发生，或因外邪犯肺，或因脏腑内伤而涉及肺。肺为五脏之华盖，位居上焦，开窍于鼻，主气、司呼吸，主宣发肃降，通调水道。肺叶娇嫩，不耐寒热，易被邪侵，故又称"娇脏"。《医学三字经·咳嗽》言："肺为气之主，诸气上逆于肺则呛而咳，是咳嗽不止于肺，而亦不离乎于肺也。"咳嗽的基本病机是肺气宣降失常，肺气上逆而致咳。其治疗关键是复其宣降，使气逆得平。

1. 外邪致嗽先分六气，以风为先导

《河间六书·咳嗽论》谓："寒、暑、燥、湿、风、火六气，皆令人咳嗽。"叶天士言："治嗽当分六气，以风为先导。"即治疗外感咳嗽必须先分清四时变化，随感受外邪不同而有不同的治法。风为六淫之首，性善行而数变，其他外邪多随风邪侵袭人体，或夹寒，或夹热，或夹燥。围手术期患者常因躯体暴露消毒，空调风邪外袭而发咳嗽，尤以风邪犯肺者居多。风咳的特点为恶风、鼻塞、咽喉痒、痰白带泡沫。治法应为疏风祛邪，辛平解表，宣肺止咳，可选用顾松园的疏邪利金汤（荆芥、防风、前胡、桔梗、杏仁、橘红、苏子、甘草），因术后患者多为气阴两伤，过于寒凉或发散，都非所宜，经云"风淫于内，治以辛凉，佐以苦温"，辛凉与苦温相合，即为平剂。对于腹部外科术后的卧床患者，因感受六气之邪所致咳嗽，应加用大腹皮、桑白皮、地骨皮等。大腹皮可消胀利水，利于腹部术后腹胀患者，以促进胃肠功能恢复。桑白皮质液而味辛，液以润燥，辛以泻肺热；地骨皮质轻而性寒，轻以去实，寒以胜热，对术后阴虚发热的患者尤为适宜。二者合用，即"泻白散"，有清肺调中，标本兼治功效。现代人崇尚冷饮雪糕，长居于空调房中，少户外运动，虽然夏季炎热，风寒咳嗽亦不少见，即应古人"长夏尚病洞泻寒中"之说。夹寒者多表现为肢体酸楚，手足背心发凉，恶寒无汗，舌苔薄白，脉浮数或紧。治宜解表散寒、宣肺止咳，可用麻黄汤加减。城市人多住高楼，不接地气，楼板泼水即干，居住地多开空调抽湿，环境干燥，市区汽车尾气污染严重，风燥咳嗽也甚多，夹燥者表现为鼻干、咽干、痰少难咳、舌质红干而少津。临床可选用桑杏汤、清燥救肺汤等。对于甲状腺瘤、腮腺混合瘤等头面部手术的患者咳嗽多因"头面部的风热痰火"所引起，风燥夹痰热侵袭肺脏，兼有血瘀证的表现，可用牛蒡解肌汤加减（《疡科心得集》）。牛蒡子辛、苦、寒，善清太阳经之风热，化痰而滑便；夏枯草辛苦微寒，行气通脉络，可散肝经之郁结，解痰火之积聚；玄参味咸走血分，可祛血中之瘀，有消散热结、凉血解毒之效；连翘可入心经，清心火；丹皮可清血中之瘀热；石斛甘淡，益阴养胃，清热生津。诸药合用，具有清热润燥、凉血活血之效。痰多者，可加北杏仁、浙贝、瓜蒌皮；咽喉痛重者，可加用桔梗、山豆根、花粉；声嘶者，可加千层纸、胖大海。

2. 痰热内阻

既往有呼吸道疾病的患者多素有痰患，术后感邪，易致痰热内蕴，肺热壅盛。临床表现为发热，咳嗽气息粗促，喉中有痰声，痰多质黏厚或稠黄，咳吐不爽，兼有口渴、心烦、面赤、欲饮水，舌质红，苔薄黄腻，脉滑数。此时应清泻肺热，理气化痰。以麻杏石甘汤合泻白散加减。吴谦《删补名医方论》中言："该方取麻黄之专开，杏仁之降，甘草之和，倍石膏之大寒，除内外之实热，斯溱溱汗出，而内外之烦热与喘悉除矣。"此症多见于外科全麻腹部术后的患者，因其肺的呼吸功能暂时受抑制，痰湿潴留，郁久化热，痰热内扰可致发热，气促甚则呼吸困难，此时排痰为第一要务，单靠麻杏之升降，其力尚恐不足，常加竹沥、竺黄、石菖蒲等豁痰之品，并结合患者实际情况，加强围手术期护理。患者半坐卧位，多拍背，做深呼吸运动，以氧气雾化吸入，锻炼咳嗽，促进排痰。

二、从脾胃论治

金·刘河间《素问病机气宜保命集》："咳谓无痰而有声，肺气伤而不清也。

嗽是无声而有痰，脾湿动而为痰也。咳嗽谓有痰而有声，盖因伤于肺气，动于脾湿，咳而为嗽也。"脾主运化，胃主受纳，胃腐熟水谷化生精微，"脾气散精，上归于肺"，肺必须以脾所运化输布的水谷精微为营养，才能使其功能活动得到保障。若脾虚运化失调，水湿内停，生成痰饮，影响肺之宣降，可出现咳嗽、喘息等症，故有"脾为生痰之源，肺为贮痰之器"之说。对于腹部外科术后，尤其行肝、胆、胃、肠等手术的患者，其因手术创伤、麻醉止痛、留置胃管、平卧禁食等因素，使脾胃运化功能失常。胃不能将水谷化为精微，聚为湿浊；脾不能将津液输布全身，水液潴留，聚而生痰，湿浊痰饮上逆，肺宣肃失常，气逆为咳。正如《医宗金鉴》云"胃浊脾湿嗽痰本，肺失宣降咳因生"。此类咳嗽特点为因痰致嗽，晨起咳嗽重，痰量多，色白而稠厚，带有腥味，痰出嗽减，兼有脘腹痞闷，腹胀、恶心、呕吐、大便溏或不通等。应以健脾化痰为法，可用现代著名医家焦树德提出的"麻杏二三汤"（即麻杏石甘汤 + 二陈汤 + 三子养亲汤）加减。麻杏石甘汤泻热宣肺，二陈汤燥湿化痰、理气和中。三子养亲汤中白芥子温肺利气，快膈消痰；苏子降气行痰，使气降则痰不逆；莱菔子消食导滞，使气行则痰行。三者合用，使痰化、食消、气顺，有降气化痰止咳之效。三方合用，则行"燥湿化痰，理气止咳"之功。亦可用平陈汤（即平胃散合二陈汤）加减。平胃散中苍术、白术合用，燥湿健脾；二陈汤为治痰之妙剂，其于上下左右，无所不宜。两方合用，既能治实痰之标，又能治虚痰之本，标本兼顾。

三、肺肝同治

就人体大气而言，肺在上焦主肃降，肝在下焦主升发，升降协调，则气机通畅。现代人生活压力较大，加之病情烦忧，围手术期患者多对手术有恐惧心理，情志不遂则致肝气郁结，气郁化火，肝气上逆，肝升太过，或肺降不及，则气机升降失调，而致咳嗽，尤多见于肝胆术后患者。临床特点为面红，咽干，痰黏或如絮状，不易咳出，胸胁胀满不适，伴有阵发性呛咳，兼有胁痛、咳逆、咯血等症，即所谓"肝火犯肺"。甚者气粗喘促，状若支饮，《医学实在易》中记述："胸中支饮咳源头，方外奇方莫深求，更有小柴加减法，通调津液效更优。"可用四逆散合黄芩泻白散加减，或用葶苈泻肺汤。对于肝脾手术后患者出现呃逆，可加用罂粟壳、旋覆花、代赭石等药物重镇降逆。

四、肺肠同治

肺主宣发肃降，大肠传化糟粕，肺与大肠通过手太阴肺经和手阳明大肠经相络属成为表里关系。如果肺失肃降，津液无法下行，大肠的传导功能受其影响，则会出现排便困难或便秘等症；而大肠传导不利，腑气不通，浊气不降，则肺气上逆而出现咳嗽、气喘、胸闷等症。临床治疗咳嗽时，需详细询问患者大便的情况，大便作为大肠痰浊、火热之邪的出路，临床泻肺实以通大肠，攻热结而降肺气。腹部术后的患者是否有肛门排气、排便，何时开始，量及色质如何，都是医生首要关注的问题。若患者术后咳嗽，症见气息粗促、口臭、痰黄厚稠黏难咳，伴有腹胀、大便秘结、发热、口渴、舌红苔黄燥，则可用宣白承气汤（生石膏、杏仁、瓜蒌仁、大黄）加减。方中石膏清泻肺热，杏仁肃降肺气，瓜蒌仁清肺利水，大黄、厚朴、芒硝、枳实通腑泻热，使邪有出路，则症状缓解。亦可选用凉膈散，并同时配合大承气汤灌肠，泻热散结，促进肠道功能恢复。

综上所述，尽管中医学对"咳嗽"的论治已经有几千年的历史，医书记载颇多，临床实践丰富，但围手术期"咳嗽"的中医论治尚是一个新的研究课题，仍需广大中医药工作者继续探索。

（刘明　王树声　王建春）

第九节　中医理论在胆道围手术期的应用

胆道手术是腹部外科最常见手术之一。近半个世纪以来，胆道外科技术水平有所提高，但胆道术后再术率未见明显下降，因此，加强围手术期和中长期综合管理是提高疗效的关键。胆道围手术期的中医证候如何演变及辨治，尚缺乏前人经验借鉴。我院外科近5年来施行各种胆道手术近2000例，在围手术期应用中医理论辨治方面进行了初步探索。

手术疗法是现代医学发展过程中治疗外科疾病的主要治法，但并非西医所独有，手术早就是中医的一种治疗手段。如《山海经·东山经》载有最早的外科手术器械砭针；早在《黄帝内经》就提出用截趾术治疗脱疽；华佗创制"麻沸散"用于麻醉，并行死骨剔出术和剖腹术。

一、祛邪以保"中清"

中医学认为，胆为"中清之腑"，居六腑之首，又隶属奇恒之腑。六腑多为中空有腔的脏器，其共同的生理功能是传化饮食和水液，每一腑必须保持"泻而不藏"的特性，只有及时排空内容物，才能保持其通畅，如《素问·五脏别论》云

"此不能久留输泻者也"。胆与肝相连，附于肝之短叶间。《灵枢·本输》曰"肝合胆，胆者，中清之腑"，输胆汁而不传化水谷，以通降下行为顺，故胆的病变多为"有形之邪"阻滞，进而影响胆的中清、通降而发病，需行手术方可祛邪。对反复发作的急性胆囊炎、并发结石的胆囊炎、有胆道上行感染或并发胆囊穿孔，多采用胆囊切除术。胆道梗阻的外科治疗基本原则：解除梗阻、去除病灶、通畅引流。

中医学常从正邪相搏来认识发病机理，"正气存内，邪不可干"，《素问·评热病论》云"邪之所凑，其气必虚"，故中医治病强调祛邪扶正。但以胆道手术祛邪，同时又易伤正气。遵循中医学"祛邪不伤正"、"祛腐不伤新"的理论，采用彭淑牖教授发明之刮吸解剖技术，能使胆道手术祛邪而少伤正气。经大量病例实践发现，其首创之手术解剖器（PMOD）是以电切、电凝、钝性分离等操作，配合同步吸引，完成手术解剖的操作，可清晰、准确地进入微小间隙而不伤管道，出血与损伤大为减少。对现代外科而言，刮吸解剖技术是一新的手术理念，对中医微创观而言则是一种具体体现。中医治疗疾病强调祛邪而不伤正，与现代外科微创理念不谋而合，腹腔镜下行胆囊切除术与传统胆囊切除术比较，具有切口小、创伤小、出血少、痛苦轻、手术时间短、术后恢复快、住院时间短等优点。

二、围手术期辨证论治

疾病以手术治疗，一般可分为术前、术中、术后三个环节。随着手术治疗的进展，围手术环节尤为重要。采用中西医结合治疗方法，主要根据机体是统一整体的理论，通过中医治疗，调节机体与外界及脏腑间的阴阳平衡，达到缩短疗程，促进疾病治愈。

1. 胆道围手术期病因病机特点

精神因素、湿热外袭、饮食不节、虫积等，均可引起气血不畅而郁积肝胆，影响肝的疏泄和胆的中清、通降而发病。可见，胆道疾病的发生多因"有形之邪"、"邪气盛则实"所致，故治疗上多以"实则泻之"为法。由于肝胆和脾胃存在着克中有用、制则生化的关系，术后胃肠运动及消化功能会受到抑制，兼术后瘀血败浊蕴于腹中，故早期常见腹胀欲呕、腹痛阵作等气滞腑实证；若气郁化热则见口干口苦、发热等症。其次，手术创伤后患者元气受挫，并有引流、渗出等致津液损耗，故出现虚实夹杂的病机变化。由于种种原因，胆道术后存在并发症、恢复缓慢、原病复发等问题，这些均需要围手术期综合治疗。

2. 术前情志调理

藏象学说认为胆主决断。《素问·灵兰秘典论》云："胆者，中正之官，决断出焉。"《素问·六节藏象论》又有"凡十一藏，取决于胆"之说。胆病多受七情干扰，又直面手术，患者大多有焦虑恐惧心理，胆决断无常则肝气郁结，表现为善太息、数谋虑而不决、情绪消沉、郁闷不乐等症。治宜疏肝解郁，配合心理疏导，以减轻手术应激不良反应。

3. 辨证论治

肝胆湿热：患者多表现为黄疸，右上腹疼痛等症。《伤寒论》曰："伤寒六七日，身黄如橘子色，小便不利，腹微满者，茵陈蒿汤主之。"《金匮要略》云："诸黄，腹痛而呕者，宜柴胡汤。"应用疏肝利胆、清热利湿之茵陈蒿汤合大柴胡汤加减，疏泄胆气以消满除胀、利胆止痛。实验表明，大柴胡汤具有利胆、松弛奥狄括约肌的作用，用于治疗胆囊炎有良好效果。

热毒内蕴：若热积不散，热盛肉腐酿脓，甚则热毒化火。治宜清热泻火、解毒通腑，方选黄连解毒汤合茵陈蒿汤加减。近年来，对急性梗阻性、化脓性胆管炎合并休克的术前阶段，改变了以往仓促施术的做法，并以中西医结合综合处理，可较快地改善休克状态，争取较好的手术条件和时机，大大降低了手术死亡率，甚至可使病情缓解，增加了手术疗法的安全性。

肝郁脾虚：胆囊炎病位主要在肝、胆，涉及脾。因脾运化有赖于肝之疏泄，若肝失疏泄，导致胆汁排泄不利，则影响脾的运化功能，从而引起肝脾不和，脾失健运。治宜疏肝健脾益气，方用逍遥散加减，以扶脾抑肝，增强抗病能力，改善术前患者全身营养状况，减轻应激反应。

4. 术后辨证治术

实则泻腑：胆道术后，患者多有伤口疼痛，低热，胸闷，腹满不舒，情绪不畅，大便不通，舌质瘀暗，脉涩等。多因手术应激期，肝失条达，气机失调，他症丛生。如气郁化热，气滞血瘀致气滞、瘀血、郁热交互为病，治宜疏肝理气活血、通里泄热，使气血通畅，瘀血、浊气、郁热自除。禁食期予针刺，并以加味大承气汤灌肠通降腑气；恢复进食后，应用四逆散、小柴胡汤或大柴胡汤加减。

虚则补脏：由于患者有手术恐惧及对预后的担心等，导致精神压力倍增。脾为后天之本，"思则伤脾"，脾虚运化失职，则机体失养。若六腑病属虚证者，不宜泻腑，当着重补脏，《灵枢·本藏》谓"人以气血为本，人之血气精神者，所以奉生而周于生命者也"，故宜补气健脾，选用四君子汤等加味。

参考文献

[1] 蔡秀军，黄迪宇，洪玉才，等．刮吸刀在肝切除术中的应用［J］．临床外科杂志，2001，9（2）：118.

[2] 陈力宏，林智远，王宏臻．腹腔镜胆囊切除术18例分析［J］．福建医药杂志，2005，27（6）：112.

[3] 冯荣源．大柴胡汤加减治疗慢性胆囊炎80例［J］．实用中医药杂志，2005，21（12）：730.

（何军明　黄有星　谭志健）

第十节　梗阻性黄疸治疗的中医思维

梗阻性黄疸是肝胆外科常见病之一，因胆总管结石、壶腹部肿瘤、外伤及胆管损伤为常见原因，常常需要外科手术干预。中医在梗阻性黄疸治疗中的应用体现在各个环节，贯穿整个过程，在不同的阶段采用不同的方式。

一、中医对梗阻性黄疸的认识

晋·葛洪《肘后备急方》就有"见眼中黄，渐至面黄及举身皆黄，急令溺白纸，纸即如柏染者"的描述，基本包含了黄疸的症状。《素问·平人气象论》中描述黄疸的合并症状为"溺黄赤，安卧者，黄疸"。其病因，《内经》中描述多与热证联系在一起，如"四之气，溽暑至，大雨时行，寒热互至，民病寒热，嗌干，黄疸，衄衄，饮发"是湿热致黄疸最早的描述。《伤寒杂病论》云"两阳相熏灼，其身发黄……此为瘀热在里，身必发黄"以提示湿热瘀为黄疸病因。《辨阳明病脉证并治》中亦有"太阴者，身当发黄"的字句。张仲景《金匮要略·黄疸病脉证并治》曰："黄家所得，从湿得之。"说明黄疸与脾虚、湿浊的相关性。

利小便自是黄疸病的重要治法。《伤寒论》曰："伤寒六七日，身黄如橘子色，小便不利，腹微满者，茵陈蒿汤主之。"《金匮要略》云："诸黄，腹痛而呕者，宜柴胡汤。"从以上描述可以看出，古代对黄疸的病因病机的认识是以湿热内蕴、湿热瘀互结、脾虚夹湿为主，治疗以祛邪、健脾为要，采用利尿、泄下等方式以祛邪外出。这些治法对黄疸的疗效有一定局限性，尤其是对痰瘀互结的梗阻性黄疸疗效欠佳，故后世医家不断探索创新。如关幼波提出："治黄必治血，血行黄易却；治黄需解毒，解毒黄易除；治黄要治痰，痰化黄易散。"从血瘀、痰毒论治黄疸比较符合梗阻性黄疸的病机。目前认为，由于肝郁气滞、肝胆湿热、气血瘀滞、胆汁淤积、结聚成石致使"中清之腑"成为不清之腑，气机运行不畅而郁积肝胆，以痛、热、黄为临床表现。治疗以泄实、疏肝、利胆、利小便为主。但在结石、肿瘤等有形之邪导致的黄疸治疗中，利小便、泄下的方法难以达到理想的效果。因为梗阻性黄疸的成因多为痰瘀互结，浊毒为患，成块成石，阻塞通路。从中医体用辨证出发，邪既有形，法当削坚，故需引入手术这种祛邪的手段。

二、手术和引流是祛邪的重要组成部分

手术自古是祛邪的一种治疗手段。现代医学将手术发展到目前非常成熟的阶段，同时依靠影像科技的进步创造了介入治疗，给我们提供了引流和手术两个非常好用的祛邪方法。只要是"有形之邪"阻滞引起的黄疸，采取手术或引流的方式祛邪，以解除梗阻、去除病灶、通畅引流，恢复胆的中清、通降之功，黄疸会在短期内消除，然后进入缓慢的恢复阶段。

三、围手术期辨证论治

手术往往是治疗的关键，但作为祛邪的重要手段，本身也带来创伤，并将对患者的饮食、睡眠、疼痛、应激等各个环节产生影响，使本病的病因病机更加复杂，故围手术期中医治疗十分重要。

1. 术前中医治疗考虑的最主要因素

（1）扶正：对于病程较长，反复发作，或肿瘤引起的渐进性黄疸，除了湿热瘀等实证表现之外，往往合并脾虚，故术前治疗思路就不以祛邪为主要目的，而应健脾益气，如服用参苓白术散等汤剂，使术前机体处于一个最佳状态。

（2）疏肝：直面手术，患者大多有焦虑恐惧心理，表现为善太息、数谋虑而不决、情绪消沉、郁闷不乐等症。这是以手术为病因的新发症状。机体在应激状态下所产生的一系列代谢和功能的改变，有积极防御意义，是"正祛邪"的抗病反应，此时肝脏起着防卫与适应作用。而亢郁过度，致气血紊乱，肝失疏泄，患者表现为烦躁易怒、面红目赤、口苦咽干、辗转难眠、口气臭秽等症状，此时当以疏肝为主，配合心理疏导，给患者创造安静平和的心理环境，如可使用柴胡疏肝散、逍遥散等。

2. 手术方式对术后治疗思路的影响

单纯引流的病例，由于手术简单快速，机体无明显打击，术后出现变证的机

会较小，但病灶仍然存在，此时治疗思路以祛邪与扶正并用，以恢复机体阴阳平衡为目标辨证论治。腹腔镜微创治疗的病例对机体打击较小，但病灶已经切除，治疗以扶正及疏导气机为要。无论病灶是否切除，一旦梗阻解除后，中医治疗的任务是益阴畅流。益阴包括养肝阴（药用女贞子、生地、白芍等）、益脾阴（药用怀山药、麦冬、茯苓等），因为黄疸及手术均伤肝阴，而引流使胆之精汁外泄则伤脾阴。畅流即促进体内蓄积胆汁代谢和排泄，预防复发，方如四逆散和茵陈蒿汤有利胆、松弛奥狄括约肌的作用。

部分急重病例，如急性梗阻性化脓性胆管炎合并休克，改变了以往仓促施术的做法，暂时引流处理，可较快地改善休克状态，争取较好的手术条件和时机，大大降低了手术死亡率，使病情缓解，增加了手术疗法的安全性。但术后仍出现热毒内蕴，热积不散，热盛肉腐酿脓，甚则热毒化火。治宜祛邪为主，如清热泻火、解毒通腑，方选黄连解毒汤合茵陈蒿汤加减。

开腹手术的病例，原病灶已经去除，但手术创伤是一新的致病因素，有自身的病理特点。手术可致耗气伤津，五脏气血阴阳虚衰；又因手术损伤脉络，气滞血瘀。根据腹部外科术后特点，蔡炳勤教授提出外科虚劳的概念，认为该病症由于手术耗伤机体气血，再兼疾病本身内伤脏腑，故表现出以脏腑亏损，气血阴阳不足，瘀血内阻，虚中夹实的临床证候，既有虚劳病的特点，又有实证的表现。宜扶助脾肾之阳气，以达阳生阴长。术后对机体基础的充实，以恢复和维持机体动态平衡，达到抵御外邪和促进康复的目的。可以黄芪建中汤、理中汤酌情选用。

3. 术后恢复期

大部分患者标实表现逐渐减轻，本虚逐渐变成主要矛盾，以面色苍白、语音低微、气短乏力、食少便溏、消瘦、舌淡苔白、脉虚弱等脾肾阳虚证型为主要表现，此时应用健脾固本法调治，可获良好疗效。《内经》曰："劳者温之。"术后辨为外科虚劳，可选用外治、针灸、药物等方法。若患者胃肠功能尚未恢复，仍处于禁食阶段，可采用传统疗法，包括艾灸、体针、腹针、隔姜灸、隔蒜灸等方法调理气机及扶益正气。若可以进食全流质，则口服中药，应用四君子汤、肾气丸、附子理中汤及温灸关元、肾俞等疗法扶助肾阳。外科虚劳的患者多夹有瘀血和寒毒等，当加用温通之药，以助药力输布脏腑，在辨证的基础上多加用桂枝、黄芪、干姜等，可获得较好疗效。

（何军明 黄有星）

第十一节　中医药在围手术期的特色护理

——暖心工程

蔡炳勤教授认为，中医讲究"天人合一"，即人与自然、社会是统一整体，七情致病也是中医学里面重要的病因之一。人们在现代社会中的工作、生活压力逐渐增大，情志因素与疾病的关系日益密切。护理学是注重细节的学科，"细节决定成败"，许多外科手术成功的患者，若护理工作未做好，也容易发生各种并发症致预后欠佳；有些抵抗力差的患者，因为护理得当，尽管是大手术损伤，术后康复仍然良好。护理过程中要以患者为中心，重视患者的主诉，加强情志护理。蔡教授认为，中医院外科护理的特色就是"暖心"，护理人员应尽最大努力让患者感觉到温暖、舒心，从而使得身体阴平阳秘，机能调和，尽快康复，"暖心工程"应贯穿于患者入院、手术、康复、复诊的始终。

中医围手术期护理包括手术前、手术中和手术后的护理，更包括出院后预防、饮食、调摄等多个方面。护理目标是通过全面评估患者生理、心理状态，提供身、心整体护理，增加患者对手术的耐受性，以最佳状态顺利渡过手术期，预防或减少术后并发症，促进早日康复，重返家庭和社会。"暖心"护理可体现在以下几方面：

一、解除心理压力

术前患者极易产生紧张焦虑和恐惧等情绪，即"七情"致病。有人统计，术前有"七情"所伤者，术后半数出现并发症或适应性障碍。因此，术前加强与患者交流沟通，耐心解释，如列举成功病例或现身说法，以缓解患者的不良情绪，帮助患者消除恐惧和焦虑，建立良好护患关系，使患者对手术过程充分了解，树立治疗信心，对手术有合理预期，营造良好医疗环境和服务氛围，使患者以最佳状态接受手术治疗，提高手术的安全性。

二、术后运动

遵循劳逸结合、循序渐进的原则，指导术后患者选取不同的方法进行锻炼。针对卧床患者，指导患者翻身或床上活动、做四肢关节屈伸活动、深呼吸锻炼等；协助患者完成日常生活锻炼；协助术后康复患者进行室外活动。促进身体各系统机能恢复，减少肺部并发症；促进血液循环，防止深静脉血栓形成和肌肉萎缩；促进肠蠕动，增进食欲；促进伤口愈合。

三、引流管护理

外科术后常留置各种引流管，如胸腹腔引流管、脑室引流管、T管等，这些管道的安全护理直接关系到患者护理质量的好坏，也是手术成败的关键。放置这些引流管可以及时排出积液、积气、积血、积脓，保证伤口的良好愈合，减少并发症的发生。对于术后如何观察引流管的色、质、量及判断术后伤口出血，以及伤口出血的应急预案等，我们已建立起一套规范的伤口引流管护理管理流程。如"T"管护理，应保持"T"管周围皮肤的清洁，每天更换伤口敷料，防止逆行感染。如有胆汁引流不畅，疑有阻塞时，应用无菌盐水缓慢冲洗，勿加压冲洗，防止胆汁逆流造成逆行性感染。经"T"管逆行造影无残留结石、胆管狭窄等，方可拔除"T"型管，留置时间多数在4周左右。在固定上，我们采用科室自行设计的固定带，避免"T"管脱落。在管道的标识上，采用不同颜色的标识来区分，这样明确标识，节省了区分管道的时间，减少了护士往返病房询问或查找记录的时间，提高了工作效率，保证了护理质量。

四、压疮护理

压疮又称压力性溃疡，是指局部组织长时间受压而致血液循环障碍，故组织持续缺血、缺氧、营养不良而致软组织溃烂和坏死。蔡教授认为"创伤致局部组织气血瘀滞，瘀久化热生腐，不通则痛，肌肤失于温煦濡养，造成肌肤腐烂、染毒而成压疮。"我们根据蔡教授的指导，在常规护理的基础上，采用多种中医方法预防及治疗压疮，如采用自制解毒生肌膏治疗Ⅱ、Ⅲ期压疮，腧穴热敏灸治疗Ⅱ期压疮等。对于术后的患者，则根据患者情况，灵活采用器具等方法预防压疮，如对颅脑术后的患者采用U形护颈枕，以减轻头部伤口局部受压，促进伤口愈合。对肝胆胰腺等手术后患者，因术后切口疼痛、引流管导致活动受限、禁食致营养失衡，故压疮发生风险大。在术后的护理中，对半坐卧位患者，应在骶尾部采用气垫间歇性解除受压部位的方法，可较好地起到预防压疮的作用。既保证已有压疮的部位不再受压，又预防其他部位出现新的压疮。同时做好患者的心理护理、健康教育，改善全身营养状况等护理措施，在预防治疗压疮方面取得满意效果。

五、造口护理

对于术后留置造口的患者往往要终生佩带人工肛袋，容易出现自尊紊乱等心理障碍，最为突出的是由自卑心理引发的自尊受损和自尊下降，担心亲人、朋友及周围的人嫌弃自己，不能有效地和社会融合。因此，造口的护理尤为重要。在循证护理中，要有针对性地进行肠造口护理，强调个性化的护理措施，注意更换造口袋的方法和技巧。只有粪便的收集效果好，无臭味，患者才能正常生活、工作。

六、合理休息与睡眠

患者如果睡眠不足，就会出现易怒、精神紧张、全身疲劳等现象。因此，护理上应用多种措施解决患者的睡眠问题，指导患者日间进行适当的活动，包括散步、看书、听音乐、与其他患者交谈等以保持患者日间的清醒，并避免饮用浓茶或咖啡，避免用脑过度；教会患者一些自我放松、催眠的方法，以促进患者入睡，提高睡眠质量。

七、饮食调护

手术对患者的机体影响很大，术后合理安排饮食对术后的康复起着至关重要的作用。注重围手术期患者的饮食调理，合理调整饮食结构，注意补充高蛋白饮食，供给充足热能，摄入适量脂肪及选择合适的进食时机。应指导腹部术后早期禁食患者行叩齿运动，刺激唾液的分泌，增加口腔的舒适度，促进胃肠功能恢复。给禁食解除患者进食时，应注意少量多餐、少渣易消化食物，以延长食物通过小肠的时间，有利于食物的消化和吸收。如食用汤类，应注意尽量在餐前或餐后30~45分钟进食，干稀分开，以预防食物排出过快而影响消化吸收。进食时，可采取平卧位，进餐后可侧卧位休息，以延长食物的排空时间，尽量使食物能完全消化吸收。非腹部手术患者，宜选用健脾和胃饮食。如玉米味甘性平，能够补中健胃、祛湿利水；怀山药味甘性平，能够健脾胃、益肺肾，既补气又滋阴；苡仁味甘淡、性微寒，能健脾利水、除湿舒筋、清热排脓、抗癌散结等。手术后放疗患者，饮食应力求清淡适口，不宜多进厚味腻胃之品。

八、动静结合、康复锻炼

要指导患者建立顺应四时与动静结合的生活起居习惯。春防风，又防寒；夏防暑热，又防因暑而至感寒；长夏防湿；秋防燥；冬防寒，又防风。要利用自然，促进健康。在护理工作中，指导患者要有健康的生活方式，进行漫步、练气功、打太极拳等；根据不同的年龄、不同的病情及病症的不同阶段，形成动静结合、劳逸适度的生活节律。

九、预防调摄、治未病

所谓治未病，一是指未病先防、无病先防，二是指既病防变。护理工作在疾病的预防保健上具有重要意义，应采用多种形式、多方位、多层面的健康教育以提高患者的预防疾病意识。通过饮食、运动、精神调摄等个人养生保健方法和手段来维系人体的阴阳平衡、调养正气，提高机体内在的防病、抗病能力，以达到"正气存内，邪不可干"的疾病预防目的和维护"虚邪贼风，避之有时，精神内守，病安从来"的健康状态。

（周春姣　刘贤芬　刘　明　何宜斌）

第二章

周围血管病证治经验

第一节　分期辨治变应性血管炎

变应性血管炎是由药物或感染引起的变态反应性疾病，主要侵犯真皮毛细血管后静脉和毛细血管袢，累及皮肤小血管，也可累及其他脏器的小血管，造成多系统病变。本病散见于中医学"梅核丹"、"黄鳅痈"、"脉痹"等病中。目前西医治疗主要是应用激素及细胞毒药物，副作用明显，且病情易反复，临床治疗较为棘手。蔡炳勤教授根据本病的发病特点，病证结合，分期治疗。

一、急性期

为疾病早期或复发活动期。临床皮肤血管炎表现为红斑、紫癜、丘疹、瘀斑、水疱、破溃糜烂、渗液、烧灼痛、荨麻疹等，皮损呈急性进行性加重，甚至发生出血性水疱或坏死性皮炎。全身情况多见低热，无力，肌肉关节疼痛，口干口苦，小便黄，大便干结，舌红，苔薄黄，脉滑数。实验室检查可见血沉加快，C反应蛋白值升高等。蔡炳勤教授认为，此期多为虚实夹杂之证。此类患者属免疫性疾病，内有气血不调，外则表现为小腿部位的水疱、破溃、渗液、疼痛，甚至局部皮肤坏死，此为邪毒内侵、湿热下注表现。治疗应标本兼顾，内外并治，内调气血，外清湿热，自拟"五草汤"（茜草、紫草、仙鹤草、豨莶草、旱莲草）加减。

二、慢性缓解期

本期病情好转或缓解或转为慢性。如临床表现为皮肤血管炎症状逐渐缓解，溃疡逐渐愈合，全身症状可见倦怠乏力、自汗、怕冷等；舌质淡红，苔白或黄，脉弦细或濡。实验室检查血沉、C反应蛋白等恢复正常。蔡炳勤教授认为，皮肤体表病损的病程迁延，日久耗伤正气，致虚实夹杂，虚多实少，表虚不固。治宜补虚固表，佐以清热利湿，予玉屏风散合"五草汤"加减。

蔡炳勤教授认为，"五草汤"有明显的清热解毒、抗炎消肿功效。而病变多与表虚、肺卫不固有关。《素问·咳论》云："皮毛者，肺之合也，皮毛先受邪气，邪气从其合也。"故首当益卫固表，使皮毛得养，邪风得御。玉屏风散来源于元代朱震亨的《丹溪心法》，有"玉屏组合少而精，芪术防风鼎足行"之说。玉屏风散可能通过使患者血中的 T 淋巴细胞亚群恢复，使其免疫力增强，促进病情恢复。故应用玉屏风散治疗变应性皮肤血管炎，能益气固表，预防复发。

（王建春　傅　强　周榆腾）

第二节　从中医学探讨肝与动脉缺血性疾病的关系

动脉硬化性闭塞症、血栓闭塞性脉管炎、急性动脉栓塞、急性动脉血栓形成等动脉的急、慢性病变是临床上常见的疾病。从中医学理论出发，这些疾病与多个脏器关系密切。蔡炳勤教授认为，动脉缺血性疾病与肝的关系尤其密切。对肝与动脉缺血性疾病的关系作一理论探讨，旨在为该疾病的治疗提供新的思路。

一、动脉缺血性疾病的病理生理改变

中医学认为，"脉道以通，气血乃行"。动脉缺血性疾病多是由于脉络闭阻，气血凝滞所致。而导致血脉不通是由于素体肝、心、肺、肾的亏虚，加之精神刺激，情志内伤，复感寒湿之邪；或过食辛辣，外伤刺激；或严寒涉水，气血冰凝；或长期劳累，精血内耗，精不化血，气不帅血，使气机紊乱，气血失调，致经络瘀阻，血脉不通，阳气不能温达四末，肢端无血供养，郁邪化热，致皮损、肉腐、筋露、骨松、肢节脱落，甚至大面积坏疽，继而危及患者生命。

由于动脉缺血，其缺血部位的组织必然出现缺氧，周围神经对缺氧最敏感，通过交感神经舒缩中枢反射引起远端血管及其临近侧支动脉痉挛，使肢体缺血更为严重。其中尤以急性动脉栓塞最为典型，因而疼痛和麻木是肢体缺血性疾病最早出现的临床表现。

近年来研究表明，疾病、创伤等刺激首先引起神经内分泌系统的反应。在其影响下，水盐代谢、能量代谢，以及蛋白质、碳水化合物和脂肪代谢均发生明显改变。主要表现在交感神经兴奋、能量代谢增加，分解代谢加快等方面。总的来说，机体处于应激状态，蛋白质分解代谢增加，蛋白质合成率亦增加（急性相蛋白的合成），但分解超过合成，故患者表现为消瘦、体重减轻、免疫力低下。

二、从中医理论出发，探讨肝脏与动脉缺血性疾病的关系

肝在五行属木，主动，主升。《素问·灵兰秘典论》说："肝者，将军之官，谋虑出焉。"《素问·六节藏象论》说："肝者，罢极之本，以生气血。"肝的主要生理功能是主疏泄和主藏血。

肝的疏泄功能反映了肝为刚脏，是调畅全身气机、推动气血和津液运行的一个主要环节。肝的疏泄功能主要表现在：①调畅气机；②促进脾胃运化功能；③调畅情志。

肝的主藏血功能主要体现在肝内必须存有一定的血量，以制约肝的阳气升腾，维持肝的疏泄功能，使之冲和调达；其次，肝的藏血亦有防卫出血的重要作用；再者，肝的藏血功能，还包含调节人体各部分血量的分配，特别是对外周血量的调节起主要作用。脾胃运化之水谷精微乃肝生血之物质基础，通过肝胆少阳春生之气的作用而化生气血。肝能生血亦能藏血，故有"血海"之称。

王冰曰："肝藏血，心行之，人动则血行于诸经，人静则血归于肝脏。"所以，人体各部分的生理活动皆与肝有密切关系。如果肝脏的藏血功能失常，会引起机体许多部位的血液濡养不足的病变。

对于动脉缺血性疾病，疼痛是最主要的表现。"气为血帅，血为气母"，疼痛是由于"不通"，不通则源于郁；血之前为气，血之后为津液，故"不通"而致气滞、血瘀、痰凝等诸多表现。临床上最典型的就是急性动脉栓塞患者，由于突发的剧烈疼痛，使患者处于高度紧张的应激状态；尤其是下肢高位栓塞的患者，因短期内血流动力学的急剧变化而极大地影响了肝的调节血液输布的功能，严重者可引起急性心衰而死亡。

肝作为"将军之官"的功能模块概念，首先对应激状态起反应。在正邪相争的过程中，自稳调节的正气与致病因素的邪气相互作用，对在应激状态下所产生的一系列代谢和功能改变具有积极的防御意义，是"正祛邪"的抗病反应，是机体应付不良事件"所动员全身防卫机能的结果"。如果病变在机体所能代偿的范围内，郁的状态得以纠正，动脉缺血状态得以改善，则可使侧支循环开放，从而完全纠正或缓解肢体的缺血情况；若应激过度，可使气血紊乱等病理变化加重，超过肝脏的代偿能力，甚至危及生命。从中医学理论角度分析，此类情况是肝脏疏泄功能的病理体现。

三、临床应用

"有诸内必形诸于外"。对于急性或慢性机体动脉缺血的患者，可见肢端肌肤甲错、肤色苍白、爪甲不荣、汗毛稀疏，甚至肢端溃疡坏死等症。而疼痛是其共同的症状。从酸、麻、胀感到间歇性跛行，甚则静息痛，只是程度不同而已。严重者，甚至出现痛无休止、夜不能眠、饮食不下；患者烦躁易怒，情绪不稳定，严重影响肝脏的疏泄、藏血功能及脾胃运化功能（其实就是肝的藏血、疏泄功能异常的表现）。而肝脾的关系异常，又反过来使局部的气滞血瘀、痰凝、湿停更为严重，如此形成恶性循环。

在临床上，对于动脉缺血性疾病的患者，除必要的药物治疗外，还应做心理上的疏导，鼓励患者增强战胜疾病的信心，使其紧张的情绪得以舒缓。只有配合医护人员的治疗，才能取得较好的效果。

目前对于动脉缺血性疾病的中医药治疗，大多都采用活血化瘀、温阳活血、益气活血等为主的方法。基于以上的探讨，该类疾病的原因是"不通"，即"郁"，无论是气郁、痰郁、血郁、湿郁均是如此，而"郁"责之于肝。

在应激状态下，毛细血管收缩、毛细血管前动脉形成短路，使血不达肢端，药物亦就无法达到病所。治疗时，我们采用疏肝活血法以解除病所"郁"的状态，往往达到较好的效果。"治病之道，顺而已矣。"临床运用中，可根据患者具体情况采用温肝、暖肝、柔肝、疏肝、平肝、泄肝、养肝等不同方法进行治疗。

总之，通过观察肢体缺血性疾病的临床证候，发现患者的生理病理改变与肝脏功能失调密切相关，故应调其气血，解除"郁"的状况，充分发挥肝脏的防卫与适应作用，减轻其在应激状态中的损害，以取得较好的临床效果。

（黄学阳 王建春 林鸿国）

第三节 温通法在周围血管疾病中的应用

脱疽、股肿、臁疮在周围血管疾病中最常见，许多医家往往用清热解毒、活血化瘀等法医治，而蔡教授经常采用温通法，使临床取得较好疗效。蔡教授认为，现代人生活节奏加快，"饮食失节，起居无常"，耗气者众，临床中虚证、虚实夹杂证患者比单纯实证患者更为多见，而在周围血管病中更为突出。临床常以温经通络、益气活血立法治疗。

一、脱疽

中医"脱疽"一病在临床较常见，现代医学中的血栓闭塞性脉管炎、闭塞性动脉硬化症、糖尿病足等都属于"脱疽"的范畴。关于本病的记载，最早见于两千多年前的《黄帝内经》："发于足指，名曰脱痈。其状赤黑，死不治。不赤黑，不死。不衰，急斩之，不则死矣。"清代高秉钧《疡科心得集·卷上·辨脚发背脱疽论》提出："脱疽者，或因房术涩精，丹石补药，消烁肾水，房劳过度，气竭精枯而成。"认为阴寒之邪阻滞气血，外伤损其经络，气血运行受阻，情志不达致气血虚弱都是脱疽发病的原因。

现代医学中，血栓性脉管炎是发生于血管的变态反应性炎症，导致中小动脉节段性狭窄、闭塞，使肢端失去营养，出现溃疡、坏死。动脉硬化闭塞症主要由于动脉壁脂代谢紊乱，脂质浸润并沉积于动脉壁，内膜形成粥样硬化斑块，血管腔内继发血栓形成，使动脉管腔狭窄甚或完全闭塞，肢体远端出现缺血。糖尿病足是糖尿病并发的一种损及神经、血管、皮肤、肌腱，甚至骨骼，以致坏死的慢性进行性病变，主要表现为足部溃疡、感染和坏疽。三种疾病都可见肢端溃疡、坏死，反复不愈，即中医认为之"脱疽"。据中医异病同治之则，蔡教授认为，"脱疽"多为虚实夹杂的虚瘀证。素体亏虚，复感寒湿之邪，致经脉瘀阻，阳气不达四末，四肢不温，肢端缺血失去濡养，发为脱疽。寒湿瘀邪，郁久化热，热盛肉腐，导致皮损、肉腐、筋露、骨节脱落等。其病机特点可概括为"因虚致瘀，瘀久发热，热腐致溃，因溃而损"。

针对其病因病机，蔡教授主张补虚固本，分期辨证，早期可用温通法。动脉硬化闭塞症及脉管炎患者早期都可出现肢端凉、麻、冷、痛，肤色苍白，间歇性跛行，跗阳脉搏动减弱或消失，伴有畏寒、怕冷、喜热饮、喜穿衣等全身表现，舌暗淡或见瘀斑、苔白腻或白润、脉沉弦涩或沉细。辨证多为脾肾阳虚，治宜温肾散寒的温通法为主，配合活血止痛，以阳和汤合四物汤加减。常选用黄芪、肉桂、桂枝、麻黄、炮姜、附子、熟地黄、桃仁、赤芍、当归、细辛、白芍、延胡索等；中期局部热盛肉腐，临床表现肢端溃烂，多为湿热蕴结，可以清热活血化湿。后期为恢复期，多见气血两虚型，治宜气血双补。

蔡教授非常强调中医整体观念，并非所有中期患者都用清热化湿活血为法。目前抗生素的使用，以及局部清创手术、换药等处理基本已达到中医清热祛腐的效果。若配合中药内服时，必须根据患者的全身症状进行整体辨证。如临床诊治一例动脉硬化闭塞症患者，其足部感染、溃烂渗液，但其久患强直性脊柱炎，长期服用激素治疗，平素畏寒怕冷、身体肿胖、喜热饮。蔡教授认为，久服激素患者多为脾肾阳虚之象，需用附子、干姜、熟地、五爪龙等组方，并结合抗感染药物的静脉应用、局部清洁换药等处理，使患者足部症状逐渐痊愈。

蔡教授认为，如今中医辨证不能脱离现代临床实际，若足部确实有感染，已应用抗生素者，必须综合辨证。在中医"整体观念"的指导下，只有内外合治，才能充分发挥中医的现代治疗作用。如糖尿病足患者，足部多存在严重感染，细菌菌株复杂多样，且多数耐药，因此，感染是贯穿糖尿病足始终的环节，必须静脉使用抗感染药物。而糖尿病足患者本身由于消渴所致气阴两虚，使用抗感染药物亦苦寒伤阴，此时切忌大剂苦寒清热药物，以避免伐阳气、伤津败胃；更不能因瘀阻脉络，气血不畅而用大剂破血攻伐之品，以免重伤气血。继而，既多选性味甘平、益气养阴、托毒生肌之品内服，更要注重外治法。在此类病症中，温通法内服时要谨慎，温燥劫阴之品往往会加重病情，必须配合养阴生津药物；或采用大黄、乌梅、五倍子的中药浴足，温通局部经络，促进气血生长。现代医学表明，浴足可有效抑制创面菌群，促进创面愈合。

二、股肿

中医"股肿"多指现代医学中的下肢深静脉血栓、淋巴水肿等疾病。由于现代人生活习惯的改变，故血液黏稠度高、血流缓慢、血管壁破损等则是形成血栓的必要因素，并日渐多见，下肢深静脉血栓的发病率也较前些年明显升高。临床以下肢肿胀、疼痛、皮肤温度升高和浅静脉扩张等四大症状为特征。中医认为，股肿是由于各种原因导致下肢气血运行不畅，以致瘀血阻于阴脉，痹着不通，营血运行受阻，水津外溢。现代医学以抗凝、溶栓、祛聚为治则，中医则多用活血化瘀、清热化湿等治法。然蔡教授认为，中医讲究"辨证论治"，即个体化治疗，从患者全身情况出发，对部分深静脉血栓患者以温通法施治，亦收到意想不到的效果。

蔡教授认为，许多患者下肢深静脉血栓形成是由于"气虚血瘀"所致。年老体衰、体弱多病、怀孕或产后耗气，或各种手术、外伤至气阴两伤，气虚无力推动血行，使血运乏力，停而成瘀，瘀血阻络，血脉痹阻而发本病。如许多年老跌伤骨折患者行骨科手术后发生下肢深静脉血栓，或患者久患肾病综合征、系统性红斑狼疮等需久服激素，或许多肿瘤患者并发血栓形成，等等。蔡教授临床施治时，多以五爪龙益气化湿，附子、干姜温通气血，配合部分活血利湿的药物，补泻结合，往往可更有效地促进患者康复。

三、臁疮

下肢静脉性溃疡是下肢静脉功能不全的晚期病变，往往涉及下肢浅静脉、深静脉和交通静脉三个系统的功能不全，由下肢静脉高压引起。本病中医称之为臁疮、裤口毒、老烂腿。蔡教授认为，该病基本病机为"湿、瘀、虚"，湿瘀及局部溃烂、反复不愈可贯穿该病始终。瘀即下肢静脉曲张，血液瘀积；虚指气虚，脾肾不足，亦可认为是下肢静脉瓣膜功能不全。该病病机复杂，临床表现多样，可据五神汤增损。

"臁疮"患者就诊时，多数溃疡长久不愈，疮面晦暗，肉芽灰白暗淡。辨证考虑为气虚血瘀夹湿，治宜温通气血、活血祛湿为法，拟玉屏风散合芍药甘草汤加减。病情严重伴有畏寒怕冷、四肢不温等表现时，可温肾通阳散寒，选用阳和汤、麻黄附子细辛汤、黄芪桂枝五物汤等加减，局部溃疡配合生肌膏外用，临床疗效显著。

（刘　明　王建春　黄学阳　林鸿国）

第四节　糖尿病足的治疗难点与对策

糖尿病足最早由 Oakey 于 1956 年提出，Cafteral 则于 1972 年明确定义为："因神经病变而失去感觉和因缺血而失去活动并感染的足患。"坏疽可发生于上、下肢其他部位，但 96% 发生于四肢末端，尤其是足部，故又有"糖尿病肢端坏疽"、"糖尿病肢体血管病变"等称谓。糖尿病足是糖尿病患者最常见的并发症之一，据国外文献统计报告，并发率达 22%～46%，具有很强的致残性和致死性。意大利医学会对 1107 例糖尿病足进行为期 8 年的前瞻性研究表明，糖尿病足的最终结局是溃疡、截肢和死亡。又据国内 15 个省市 29 所医院 1980～1991 年回顾性调查显示，足坏疽患者平均占糖尿病住院患者数的 12.4%，比 1980 年增加 5.7 倍，说明随着人口增长、人类寿命延长和生活水平的提高，糖尿病足的发生率逐年增高，对人类健康的危害极大，应引起高度的重视。

糖尿病足属中医"脱疽"的范畴。本病多发生于老年人，大多数患糖尿病病史在 5～10 年以上，合并症多，病情错综复杂，是一种难治性疾患。蔡炳勤教授认为，治疗的难点和对策主要表现在如何处理以下几个关系上：

一、内科与外科

糖尿病足虽以足坏疽感染为主要临床表现，但其成因源于糖尿病的神经、血管病变。对本病来说，糖尿病是本，足坏疽是标。就治疗而言，糖尿病以内科治疗为主，足坏疽以外科处理见长。临床实践中，常有因糖尿病足的归属问题而致内、外科互相推诿，甚至延误病情，成为糖尿病足治疗的难点。

应该重申，糖尿病足是全身性疾病在局部的表现，并非独立的外科疾病，在肢体未形成坏疽之前，应以内科治疗为主。由于糖尿病累及神经，使肢体感觉障碍，反应迟钝，易因挤压摩擦或外伤而引起皮肤水疱病，处理不当，易酿成难以控制的坏疽。临床上因热水袋、理疗使用不当而并发糖尿病足者屡见不鲜，故糖尿病患者在内科治疗时，必须增强足坏疽的防范意识，如穿戴合适鞋袜、避免足部挤压和摩擦。冬天注意保暖，使用热水浸泡下肢时，水温不超过 50℃，勿将热水袋直接接触肢体，以防烫伤。静脉穿刺要严格消毒皮肤，谨防静脉注射药物外渗。如遇外伤，伤口包扎不宜过紧，勿将胶布直接敷贴皮肤。

严重的足坏疽感染，一般归属外科治疗，但在糖尿病肢端坏疽的同时，常伴有心、肾、脑等急慢性并发症，如果不能有效地全面综合治疗，将严重影响坏疽愈合。外科医生在处理局部坏疽时，应强化整体意识，正确认识局部与全身的因果关系，掌握降糖、抗炎、支持疗法等全身基础治疗。遇有酮症酸中毒及心、脑、肾等严重并发症时，应组织内、外科医生协同抢救。

二、糖尿病足（DF）与糖尿病性动脉闭塞症（DAO）

由于糖尿病患者的动脉粥样硬化症发生率高，且年龄更小，病变发展较快，病情较重，故致残率与病死率较高。因此，对于一个足坏疽患者来说，鉴别是属于糖尿病足还是糖尿病性动脉硬化症则十分重要，因为两者的治疗及预后均有很大的区别。但临床实践中，两者的表现常是混淆不清、鉴别不易，成为糖尿病足治疗的另一难点。

神经营养障碍和缺血是糖尿病患者并发足部溃疡的主要原因，两者往往同时并存。一般认为，糖尿病足的发生有 60% 来源于神经病变，40% 来源于血管病变。因此，糖尿病足的临床表现常为肢体感觉与痛觉迟钝或消失，即所谓无感觉足。一旦外伤引发感染，其坏疽往往呈大而深的湿性坏疽，且病情发展迅速。糖尿病的血管病变主要是微小血管和毛细血管网的病变，由基因遗传所决定。高血糖是其促发因素，它是糖尿病坏疽的基础。有时也累及肢体小动脉（如腓动脉、胫前和胫后动脉），但因其吻合支较多，小分支管腔的逐渐狭窄、闭塞不一定引起严重的肢体缺血，但却使其受供养的神经营养障碍，缺血、缺氧使神经细胞纤维肿胀，轴突发生变性，导致感觉、运动和植物神经功能障碍。严重的植物神经功能紊乱，可使血管舒缩功能障碍，皮肤干燥，组织脆裂，或有喜凉怕热、红肿热痛（自身交感神经切除表现）等异常表现，又称灼热综合征，中医辨证属"热瘀证"。

闭塞性动脉硬化症是全身动脉粥样硬化在肢体动脉的局部表现，常累及肢体大、中型动脉，如髂、股动脉，发生肢体动脉高位狭窄和闭塞，常引起肢体严重的缺血坏疽。临床表现间歇性跛行、静息痛等缺血症状，可以是较为局限的干性坏疽，也可以是较大范围的混合性坏疽；肢端出现麻木发凉，苍白或青紫色，趾甲增厚粗糙，汗毛脱落。中医辨证多属"痰瘀证"。

只有熟悉糖尿病足与闭塞性动脉硬化症不同的病理及临床特点，才能对一个糖尿病足坏疽患者，尤其是糖尿病性闭塞性动脉硬化症患者作出权衡判断，采取不同的治疗措施。具体来说，若糖尿病足患者出现剧烈的"静息痛"，多属糖尿病性动脉硬化闭塞症，较大的动脉发生狭窄与闭塞，肢端缺血严重，治疗上侧重于活血通络、化痰止痛，内服中药配合四虫田七胶囊（全蝎、蜈蚣、土鳖、地龙干、田七），尚可选用以下止痛措施：

1. 取三阴交、公孙、八风穴。三阴交直刺 1.5 寸，公孙直刺 1.2 寸，均用泻法，留针 15 分钟。八风穴斜刺 0.8 寸，采用放血法，进针后摇大针孔，使瘀血尽出。此法能缓解疼痛，可反复使用，但要严格消毒。

2. 东莨宕碱 1~3ml，冬眠灵 50mg，加入 5% 葡萄糖注射液 250ml 中静脉滴注，每日 1 次。

3. 普鲁卡因 1g 加入 5% 葡萄糖注射液 1000ml 中静脉滴注，每晚 1 次。

4. 连续硬膜外阻滞：由腰椎 2-3 或 3-4 间隙插入，并留置导管，注入 1% 利多卡因 3~5ml 或 0.1%~0.15% 地卡因 3~5ml。注药后，患者需平卧，密切观察血压情况。安置导管时，需要严格掌握无菌技术，用无菌敷料覆盖，每天更换敷料，以防感染，留置时间一般为 2~3 天。

反之，若糖尿病足坏疽呈现"无感觉足"时，多不含闭塞性动脉硬化症，其感染重于缺血。治疗着重于控制感染，有效引流。中医治疗按"热瘀证"论治，予以养阴清热、托里透毒方剂，配合应用抗生素，局部切开引流及灌洗。

三、降糖与抗菌

高血糖是糖尿病足的始动环节，而感染是贯穿其始终的关键环节，坏疽、溃疡是终末环节。三个环节互为因果，如坏疽、感染可使血糖升高，而高血糖又可使感染难以控制。在这三个环节中，以高血糖和感染这两个环节至关重要，因而降糖与抗菌是治疗的主要方法。但严重的感染往往使血糖难以控制，故长期使用抗生素也非所宜，对糖尿病患者如何有效地降糖与抗菌则成为临床治疗的另一个难点。

高血糖是导致血管病变的原因，也是全身病理生理变化的基础。首先，高血糖可使血液黏度增加，血管内皮细胞损伤，血小板聚集，微血栓形成，进而组织缺氧，形成微血管瘤，使血管增生。高血糖又会使糖基化血红蛋白增多，基底膜增厚，使组织缺血缺氧。当肢体组织营养不良时，可并发感染和诱发大面积坏疽。同时高血糖、微血管病变导致神经内膜缺血缺氧而发生病变，使感觉功能障碍，而神经功能障碍在诱发和加重缺血性溃疡或坏疽中是一个很危险的因素。此外，由于糖尿病患者抗感染能力低下，在肢体缺血缺氧的情况下，极易导致细菌感染、组织坏死。由此可见，高血糖是糖尿病足发生的主导因素，应把降血糖的治疗放在首位。由于糖尿病足患者病情较为复杂和严重，存在血管、神经病变及感染等干扰口服降糖药物疗效的因素，因此，为保证能迅速而持久地消除高血糖、糖尿、酮尿等代谢紊乱，有效控制并发症的发展，除控制饮食等基本措施外，还常使用胰岛素治疗，尤其是截肢手术治疗的患者。当出现应激情况或需要使用肾上腺皮质激素等升高血糖的药物时，应在原来胰岛素用量的基础上增加 2~4U 的胰岛素；当病情好转或停用激素后，减少胰岛素的用量；当患者接受麻醉清创或截肢手术治疗后禁食时，应特别注意防止低血糖的发生。

感染是贯穿糖尿病足始终的环节，但有效地降低血糖，可使感染变得易以控制；坏疽局部得到恰当处理，就意味着去除了感染源。所以，就抗菌而言，控制血糖是前提，处理好病灶是捷径。长期、大量、全身应用抗生素，对控制感染非但无益，而且有害。因为糖尿病足多发生于老年人，免疫功能低下，加上患病后代谢紊乱，全身及局部抗感染能力进一步下降；又因局部血运障碍、坏死组织阻隔，使抗生素难以在局部保持有效浓度；以及坏疽局部细菌感染的多样性、二重性及耐药性又使局部使用抗生素难以奏效。临床上常见到不做病灶脓液细菌培养和药敏试验便长期大量使用抗生素的现象，结果不但感染不能控制，反而引起细菌耐药或多重感染，甚至导致真菌性的全身感染。必须强调，糖尿病足的感染是在正虚的基础上发生的，因而可用可不用抗生素时尽量不用。若严重感染，必须使用抗生素时，必须遵守以下原则：①在有效控制血糖的同时配合使用抗生素；②根据临床经验，结合局部细菌培养结果，大剂量、短疗程、有针对性地使用抗生素；③一旦局部病灶引流通畅，邪有出路，应停用抗生素，改用清热解毒中药内服或外用。

四、"蚕食清创"与"扩创畅流"

糖尿病足患者的局部病灶是主要的感染源，也是全身性治疗的制约因素，局部处理是否恰当，常是保肢与截肢的关键。根据局部病灶缺血、感染的特点，常用"蚕食清创"与"扩创畅流"两种方法。糖尿病足患者的神经病变与血管病变共同作用、局部缺血与感染交织，使病情错综复杂，在局部治疗过程中，如何选择"蚕食"与"扩创"是本病治疗的又一个难点。

糖尿病患者由于抗感染能力低下和易感因素的存在，因而感染常是糖尿病足局部病变的主要因素，尤其是急性期，往往表现足部红肿热痛，虽然远端坏疽轻微，但近端肿胀及压痛非常明显。这是因为局部自身防御机能薄弱和神经功能障碍，足部感染沿肌腱腱鞘迅速向近端蔓延；又因跖底皮肤厚韧，不易破溃，很快形成跖底筋膜高压综合征所致。感染还会穿透骨间肌向背侧发展，向深部组织进犯，使骨质遭受感染而发生骨髓炎，这就是糖尿病足骨髓炎高发生率的原因。骨感染可增加治疗的难度，而肌腱的变性及坏死往往成为导致截肢的关键。对于肌腱变性坏死的治疗，必须改变以改善局部血供为目的而使用活血化瘀药物的传统疗法，应根据中医辨证论治的原则，结合彻底清创，清除变性坏死肌腱等疗法。若单纯着眼于远端坏疽的"蚕食"，忽视了近端及深部组织的"扩创"，则大量脓液及腐败组织在局部聚集，轻则引起足部的广泛坏疽，被迫截肢；重则诱发全身性感染，危及生命。由此可见，"扩创畅流"是糖尿病足局部治疗的主要方法。在糖尿病足坏疽感染急性期，一旦确认感染性腱鞘炎存在，就应沿肌腱走向纵行将深部组织切开，可以是一个切口，也可以是多个切口，清除坏死变性的组织，冲洗创腔。要防止感染向近端扩散，还需有效引流。由于平卧时足远端在上，近端居下，必须贯穿引流。为使引流更加充分、有效，常用中药化管药条，或双黄连溶液创腔持续灌洗。

"蚕食清创"法是针对缺血性坏疽而采用的一种顺应局部血运改善，从远到近、先易后难、由软及硬地微创，逐次清除坏死组织的方法。此法只有在糖尿病足感染基本控制或糖尿病性动脉硬化闭塞症慢性缺血期、病情相对稳定、坏疽较为局限的情况下应用，或在扩创畅流情况下穿插进行。

（王建春　黄学阳　林鸿国）

第五节　"因虚致瘀"理论在周围血管疾病中的应用

蔡教授以传统中医经典理论为根基，以提高临床疗效为目的，提出了"因虚致瘀"的观点。他认为，人体气血津液充沛，阴阳平衡，则脏腑功能协调，从而维持正常生理功能。若因任何内外因素所致气血亏虚，气虚无力推动血行而致瘀血，瘀久不散则气滞、血瘀、痰凝互结，阻于脏腑，使脏腑气机失调、功能紊乱，临床可见不寐、呕吐、发热、便秘、汗出等症；阻于皮肤经络，络脉不通，不通则痛，肌肤失养，则局部溃烂坏死，这在周围血管病中尤为多见。

周围血管疾病患者多病程长，久病耗气，体虚为本，血瘀为标，在"因虚致瘀"理论指导下，蔡教授创新性地提出中医"脱疽"病中的血栓闭塞性脉管炎属"虚瘀证"、动脉硬化闭塞症属"痰瘀证"、糖尿病足属"热瘀证"。治疗上以补虚立法，配合活血祛瘀通络，标本兼治，疗效显著。对"股肿"、"臁疮"等其他血管疾病从"因虚致瘀"着手治疗，也独具特色。

一、从"虚瘀证"论治血栓闭塞性脉管炎

血栓闭塞性脉管炎（亦称 Buerger 病），是一种累及血管的慢性闭塞性疾病，主要侵袭四肢中小动脉，尤其是下肢血管，好发于男性青壮年，具有节段性、周期性、非特异性炎症的特点。本病活动期表现为血管全层的非化脓性炎症，内皮细胞和成纤维细胞增生，淋巴细胞浸润，管腔被血栓堵塞，引起一系列缺血症状，属中医"脱疽"范畴。《洞天奥旨》认为："人身气血周流于上下，则毒气断不聚结一处。火毒聚结于一处者，亦乘气血之亏也，脱疽之生，止于四余之末，气血不能周到也，非虚而何？"

蔡教授认为，本病辨证属"虚瘀证"，其发病有内外因素，素体心脾肝肾亏虚，复感寒湿之邪，致经脉瘀阻，阳气不达四末，肢端筋脉失养，发为脱疽。心主血，心气虚则无力推动血行，血行缓慢，久而为瘀；肝主疏泄，调畅气机，疏泄失职，气滞血瘀；脾为气血生化之源，主运化水谷精微，脾阳不振，运化失司，不能输送水谷精微于血脉，血失温煦，寒凝为瘀；肾为先天之本，恣情纵欲，房劳过度，耗伤精血，肾精亏耗，肾阳受损，元气不足，血行无力，终致血瘀；心肝脾肾俱虚，阳气不能通达四末，加上寒湿之邪易侵下部，肢端缺血，失去濡养，发为本病。寒湿瘀邪，郁久化热，热盛肉腐，损筋伤骨，导致皮损、肉腐、筋露、骨松、肢节脱落等。其病机特点可概括为"因虚致瘀，瘀久发热，热

腐致溃，因溃而损"。其内治法针对因虚致瘀，以虚为本的实质，以补虚固本为治则，分期辨证：①早期多属肾阳不足，寒瘀阻络证。症见患趾（指）冰凉、怕冷、肤色苍白、麻木、间歇性跛行，趺阳脉搏动减弱或消失，舌暗淡，或见瘀斑，苔白腻或白润，脉沉弦涩或沉细。治宜温肾散寒，活血止痛。以阳和汤合四物汤加减，药用黄芪、肉桂、桂枝、麻黄、炮姜、附子、熟地、桃仁、赤芍、当归、细辛、白芍、延胡索等。②中期多为湿热壅结证或毒盛阴伤证。症见营养障碍征象加重，皮肤干燥，趾（指）甲增厚变形，小腿肌肉萎缩，出现静息痛，日轻夜重，肢端溃疡或坏疽等。治宜清热利湿，活血化瘀；或清热养阴，解毒活血。方用四妙勇安汤或顾步汤加减，强调清热不忘护胃，活血必兼养血，常用药物有当归、金银花、萆薢、蒲公英、毛冬青、玄参、石斛、苦参、防己、茯苓、三七、丹参等。③后期为恢复期，多见气血两虚证。症见神情倦怠，面容憔悴，消瘦纳差，疮面经久不愈，肉芽色淡不鲜等。治宜气血双补。方用十全大补汤或人参养荣汤加减，药用黄芪、党参、茯苓、当归、川芎、熟地、白芍、鸡血藤等。

二、从"痰瘀证"论治动脉硬化闭塞症

动脉硬化闭塞症主要累及全身大、中动脉，以腹主动脉远侧、髂股腘动脉最常见，且常合并高血压、高脂血症、糖尿病等。其主要病理变化为动脉壁脂代谢紊乱，脂质浸润并沉积于动脉壁，使内膜形成粥样硬化斑块、中膜变性或钙化、血管腔内继发血栓形成，从而使动脉管腔狭窄甚或完全闭塞，肢体出现一系列缺血症状。

下肢动脉硬化性闭塞症亦属中医"脱疽"范畴，多发生在 45 岁以上的中老年患者。人到中老年，脏腑功能开始衰退，气血亏损，阳气不振，脾胃运化功能减弱；再者现代人们生活水平不断提高，饮食结构改变，嗜食膏粱厚味，加重脾胃负担；还有来自工作环境、工作氛围、社会竞争等各方面的压力，导致情志不调，肝郁气结，木郁土壅。这些因素均可损伤脾胃运化功能，脾失健运，水湿不化，反聚为痰，脾不升清，津不化气，反降为浊，痰浊流窜脉道，血行受阻，血滞为瘀，痰浊瘀阻，脉络不通，经脉失养，而发本病。因此，蔡教授认为，动脉硬化闭塞症主要致病因素为"痰"和"瘀"，辨证多属"痰瘀证"。从中医的角度来看，动脉壁粥样硬化斑块或钙化斑可认为是"痰"；动脉管腔狭窄，腔内血栓形成，血液黏稠度增高，血流缓慢，相当于中医的"瘀"。因此类患者常合并有冠状动脉粥样硬化，出现胸闷、气喘、咯痰等症状；合并脑动脉硬化，可有头

痛、头晕、目眩等症状。这些可认为是痰浊上扰清窍或胸阳不振，痰浊闭阻所致。但寒邪亦是本病的一个不可忽视的因素，正如《素问·举痛论》云："寒气入经而稽迟，泣而不行，客于脉外则血少，客于脉中则气不通，故卒然而痛。"蔡教授认为"症之初，必因寒"，"寒"在动脉硬化性闭塞症发病之初起重要作用。本病的基本病机为"痰瘀阻络"，在其发展过程中，可夹寒、夹湿、热毒伤阴等。

蔡教授指出，本病病程长，病情复杂，治疗应谨守病机，抓住重点，辨别兼夹，以"急则治标，缓则治本"为原则。急性期，以温经通脉、清热解毒、活血养阴为主；缓解期，以益气养阴、软坚化痰、活血通络为主。常见证型有四：①寒凝瘀阻证：症见患肢麻木、酸痛，小腿时有抽掣痛、抽筋，患足苍白、冰凉，跗阳脉搏动减弱，舌淡，苔薄白，脉沉细或沉弦。治宜温阳通脉，祛寒止痛。方用独活寄生汤或当归四逆汤加减。②痰瘀阻络证：可见患肢端瘀红色、疼痛明显，夜间尤甚，常并有胸闷、眩晕、多痰等症状；舌淡暗，可见瘀斑，苔黄腻或白腻，脉弦或弦涩。治宜活血祛瘀，化痰通络。方用膈下逐瘀汤合半夏白术天麻汤加减。③瘀热阴伤证：症见肢端坏疽，疼痛难忍，不能平卧，常抱膝以缓解疼痛；伴口干渴，纳差，大便干结，尿赤等症状；舌红少苔或无苔，脉弦细。治宜益气养阴，活血化瘀。方用顾步汤加减。④肝肾阴虚证：症见肢端坏疽，多为干性，溃疡面肉芽黯淡，久不收敛；常伴有腰膝酸软，患肢肌肉萎缩，口干，纳呆等症状；舌淡红，无苔，脉沉细。治宜滋肝补肾，兼补气血。方用六味地黄汤合八珍汤加减。

本病分期分证时，要注意以下三点：①急性发作期，以祛邪为主，如散寒、清热、化痰等，及时制止病情发展。此期慎用活血药，以免病情加剧。②好转期，邪已去多半，此时辨证以"虚"和"瘀"为主，扶正与活血相结合，促进侧支循环建立。③缓解期，以阴虚多见，此时主要辨"痰"与"虚"，治疗应扶助正气，软坚化痰，并辅以肢体锻炼，改善肢体运动功能，增强体质。

三、从"热瘀证"论糖尿病足

糖尿病足又称糖尿病肢端坏疽，是糖尿病患者并发的一种损及神经、血管、皮肤、肌腱，甚至骨骼，以致坏死的慢性进行性病变。其发病率为 22% ~ 46%，具有很强的致残性和致死性，主要表现为足部溃疡、感染和坏疽，亦属于中医"脱疽"范畴。

中医认为，它是消渴病的并发症，发病因素不外乎内因和外因。内因为长期过食肥甘厚味，脾胃运化失职，积热内蕴，消灼阴津；或因长期精神刺激，情志不遂，气机郁结，化火伤阴；或素体阴虚，房室不节，劳欲过度，相火炽盛，消烁肾精，遂成消渴。《圣济总录·消渴门》云："消渴者……久不治，则经络壅涩，留于肌肉，变为痈疽。"《诸病源候论·消渴候》亦说："其病变多发痈疽，此坐热气，留于经络不引，血气壅涩，故成痈脓。"消渴日久，耗气伤阴，阴虚内热，耗津灼液，热结血瘀，经脉失养，致肌肤麻木。外因多为感受外邪或外伤，邪毒侵袭，凝滞脉络，血瘀不行，瘀久化热，热毒内蕴，皮肉渐腐，发为脱疽。脱疽日久，肾阴亏耗，肝失涵养，肝肾俱虚，后期阴损及阳，阳虚可致疽毒内陷脏腑之重症，或阴阳俱损，致病情缠绵难愈。因此，蔡教授认为本病主要致病因素为"热"和"瘀"，属本虚标实。本虚为肝肾阴虚，营卫气血不足；标实为热毒、血瘀、痰浊，辨证多属"热瘀证"。

蔡教授认为，"内外并重，中西并举，尤重外治"是糖尿病足的治疗原则。中医内治：早期以清热益气养阴，活血化瘀通络为主；后期以益气养阴，扶正托毒为主。切忌大剂苦寒药物剋伐阳气，伤津败胃及阳和汤之温燥劫阴之品不宜用；更不能因瘀阻脉络，气血不畅，而用大剂破血攻伐之品，重伤气血。临床常用顾步汤、四妙勇安汤等加少量活血祛瘀通络之药以达标本兼顾，常用药物有黄芪、党参、金银花、蒲公英、石斛、玉竹、麦冬、生地、葛根、天花粉、白芷、川芎、赤芍、丹参、鸡血藤、三七、益母草、泽兰等。忌用水蛭、虻虫、僵蚕等破血逐瘀通络之品。总之，用药应恪守肝肾阴虚的病机，养阴清热，宁甘寒勿苦寒，活血而不破血。

糖尿病足是全身性疾病在足部的表现，临床以足部溃疡、感染和坏疽为主要病变。糖尿病为基础病变，但糖尿病足坏疽，因"发于四末，药物难达"，所以足部坏疽的局部外治起着极其重要的作用。糖尿病足坏疽以湿性坏疽常见，肌腱的变性坏死常发生于身体负重部位，即皮肤厚韧的足掌和足跟部；病灶深在，因局部高糖多水，糖尿病患者机体免疫功能低下，极易并发感染，且因神经病变使下肢温痛觉及感觉减退或消失，组织受伤不易被察觉而增加感染机会。一旦感染则难以控制，脓液不易畅流，感染又可加剧坏疽向近侧蔓延。针对这种情况，蔡教授赞同糖尿病足"肌腱的变性坏死是导致截肢的关键环节"的观点，并创立"纵深切开，畅流灌洗，化腐生肌"的局部外治法。对局部坏疽感染，用中药洗剂如"消渴洗方"（大黄、毛冬青、枯矾、马勃、元明粉）灌洗，发挥清热解毒、抗炎抑菌、改善血运的效应。若局部感染严重，脓液引流不畅，则主张一次性的纵深切开，务求引流通畅，并清除坏死变性肌腱。若局部瘘管过长、过深，则可用双黄连注射液或抗生素溶液持续灌洗，以防骨髓炎发生。待脓腐已净，留下溃疡者，可给予祛腐生肌膏外敷，促进溃疡愈合。并提出外用药物要注意两点：①生肌膏不可过早运用，须待脓腐将尽，疮口出现红色肉芽时方可使用。施之过早，油膏过厚易致肉芽生长过快，胬肉突出，新皮不得覆盖，反而影响溃疡愈合。②分泌物较多时以湿敷为主，四黄粉（液）、黄柏液、含氯石灰硼酸液湿敷能够减少脓水分泌，促使腐肉脱落。

糖尿病足的形成是在糖尿病血管病变和神经病变的病理基础上，因感染和诱发因素等综合作用的结果。神经营养障碍和缺血是糖尿病患者并发足部溃疡的主要原因，两者往往同时并存。高血糖是糖尿病足的始动环节，感染是贯穿始终的关键环节，坏疽、溃疡是终末环节，三个环节互为因果。三个环节中，以高血糖和感染至关重要，应将降血糖放在治疗首位，并有效控制感染，使坏疽局部得到恰当处理，去除感染源。但长期、大量应用抗生素，非但无益且有害。糖尿病足的感染是在正虚基础上发生的，因而蔡教授主张抗生素可用可不用时应尽量不用。若要使用抗生素，须做到以下几点：①在控制血糖的同时配合使用；②根据临床经验结合局部细菌培养的结果，大剂量、短疗程、针对性地使用；③局部病灶引流通畅后，应停用抗生素，改用清热解毒中药内服或外敷。

糖尿病肢端局部坏疽的转归受全身情况的影响。只有既重视局部，又将全身情况结合起来进行辨证分析、综合治疗、分期论治，才能提高疗效。

四、从"湿瘀"论股肿、臁疮

1. 股肿

中医"股肿"多指现代医学中的下肢深静脉血栓形成、淋巴水肿等疾病。由于现代人生活习惯的改变，血液黏稠度高、血流缓慢、血管壁破损等形成血栓的必要因素日渐增多，下肢深静脉血栓的发病率也逐年增高，临床以下肢肿胀、疼痛、皮肤温度升高和浅静脉怒张等为特征。中医认为，股肿是由于各种原因导致下肢气血运行不畅，瘀血阻脉，痹着不通，营血运行受阻，水津外溢所致。现代医学以抗凝、溶栓、祛聚为治则治疗各种深静脉血栓病症。中医则多用活血化瘀、清热化湿等治法。

本病多见于年老体衰、体弱多病、怀孕或产后耗气，或各种手术、外伤，或患肾病综合征、系统性红斑狼疮等需久服激素者，或肿瘤患者。蔡教授认为，患者或久卧伤气，或久病入络，或久病必虚，气虚无力推动血行，血行不畅，停而成瘀，瘀血阻络，血脉痹阻，津溢脉外而发本病，属于"气虚血瘀"证候。兼有水湿下注，是属"湿瘀证"。临床施治时多以益气活血化湿法，重用黄芪、五爪龙等益气之品，配合海桐皮、泽泻等利湿药物，补泻结合，配合静脉所用的抗凝、祛聚药物，中西医结合，更有效地促进患者康复。

2. 臁疮

"臁疮"俗称"裤口毒"、"老烂脚"，现代医学多指下肢静脉性溃疡。其是下肢静脉功能不全的晚期病变，往往涉及下肢浅静脉、深静脉和交通静脉三个静脉系统的功能不全，由下肢静脉高压引起。临床往往以手术、局部换药等方式处理，许多患者迁延难愈。蔡教授认为，该病基本病机为"虚、湿、瘀"，虚是根本，无力推动血行，使血脉瘀滞，复感湿热之邪，发为臁疮，而湿、瘀是其标。临床上无论是静脉回流障碍性疾病，或是静脉逆流性疾病，均是静脉瓣膜破坏，导致血液瘀滞，属功能障碍，即中医认为的气虚失摄、气虚不运的表现。该病临床表现多样，可据兼症灵活选方，增减用药。

蔡教授认为，许多臁疮患者就诊时多见溃疡长久不愈，疮面晦暗，肉芽灰白暗淡等表现。辨证考虑为气虚血瘀夹湿，治宜益气活血为法，佐以祛湿生肌，拟玉屏风散合芍药甘草汤加减。病情严重时，常伴有畏寒怕冷、四肢不温等表现，可加用温阳散寒药物。

总之，从周围血管疾病的常见病、多发病来看，"因虚致瘀"可谓常见病机。蔡教授临证察机，从虚出发，补虚立法，以瘀为实，扶正祛邪，兼顾变证，从"虚、痰、湿、热、瘀"等多角度辨证用药；在周围血管病中积极探索，中西结合，内外并举，为临床难治症的处理寻求新的途径。

（黄学阳　王建春　刘　明　林鸿国）

第六节　周围血管病中创面的外治处理

周围血管疾病中常见的创面种类多，病情复杂，一直是临床处理的一个难题。现代医学界有许多研究者对开发局部创面的新型敷料做了大量努力，如人造皮肤、泡沫敷料、高分子纤维材料等都在临床上应用。而中医外治法在周围血管病溃疡中的应用历史悠久，具有简、便、验、廉的特点，有十分广阔的应用前景。

周围血管病中的创面可分为缺血性溃疡及非缺血性溃疡。缺血性溃疡通常指肢体因供血不足导致组织坏死所形成的溃疡面，而导致肢体缺血性溃疡的常见疾病有动脉硬化闭塞症、血栓闭塞性脉管炎及糖尿病足三种疾病，属中医"脱疽"、"筋疽"范畴。非缺血性溃疡多由静脉性疾病、免疫性疾病、感染性疾病等形成的慢性溃疡，如下肢静脉瓣膜功能不全、变应性血管炎、丹毒、疮疡等，属中医"臁疮"范畴。

一、缺血性溃疡

对于缺血性溃疡创面的处理，蔡炳勤教授认为需遵循三大原则：一是辨病为先；二是整体与局部治疗结合；三是局部分期并分型治疗。

1. 辨病为先

动脉硬化闭塞症、血栓闭塞性脉管炎、糖尿病足所引起的肢端坏死，属中医"脱疽"范畴。中医认为，"脉道以通，气血乃行"，本病总因脉络闭塞、气血凝滞所致。气血不通除引起局部不同性质、不同程度的疼痛外，还可引起局部怕冷发凉、肤色苍白、酸胀麻木等，甚至由于得不到气血的供养而破溃，发生脱疽。但糖尿病足的坏疽继发于"消渴"，且不同于一般脱疽的趾（指）坏死为先，而以肌腱变性坏死为多见，故上海奚九一教授将这种糖尿病足肌腱变性坏死症命名为"筋疽"。因糖尿病足肌腱变性坏死与其他脱疽病证在处理方面有着显著不同，故蔡教授也把缺血性溃疡分为"脱疽"与"筋疽"两大类。

"脱疽"所包含的动脉硬化闭塞症、血栓闭塞性脉管炎、糖尿病性动脉硬化闭塞症，虽病因、发病机制存在不同，但因三类疾病均存在不同程度的动脉阻塞病变，最终均可导致肢端出现缺血改变，如间歇性跛行、静息痛，以及后期出现的肢端坏疽，其溃疡创面的处理也有相似之处，故将其列为一大类。但需要指出的是，糖尿病动脉硬化闭塞症是"脱疽"中病程较长、治疗较棘手的一类疾病，动脉粥样硬化患者常并发糖尿病，而糖尿病又可加速动脉粥样硬化病变的进程，患者多有末梢神经感觉障碍，出现缺血坏疽和不易控制的感染，缺血、感染及神经病变并存，使疾病愈加复杂。这里所指的糖尿病动脉硬化闭塞症是以肢端缺血为主要特点，有别于以感染为主要特点的糖尿病足肌腱变性坏死症。糖尿病足肌腱变性坏死症主要表现为局部肿胀、潮红、灼热，渐至湿性坏死，但患足血供良好，肢端无明显缺血征象，大多足背动脉及胫后动脉搏动良好，无明显静息痛，多伴有"三高"（高血糖、高血沉、高白细胞）及"三低"（低蛋白、低红细胞、低血红蛋白）。

2. 局部分期、分型治疗

（1）脱疽：脱疽的创面可分为干性坏疽、湿性坏疽，因临床表现不同，其外治处理亦不相同。

①干性坏疽：发生干性局部型坏疽的原因是较小分支动脉的急性栓塞，肢体侧支循环未及时代偿，使局部组织急剧缺血、缺氧所致。临床表现为局限于足趾的一处或多处干性坏疽，分界较清，疼痛较轻。处理方法：坏疽部位搽地金牛酊或红汞药水，周围皮肤搽氧化锌油。待局部血运改善，分界进一步清晰后，行足趾切除术。对于足趾切除后的创面肉芽鲜红者，可于清创后，行一期缝合，术中注意勿损伤趾间动脉，避免邻近足趾的血供受影响，术后伤口需留置胶片引流，术后2~3周拆除缝线。对于创面肉芽不新鲜、渗液较多者，暂不缝合创面，术后用消炎油纱外敷，待创面坏死组织少、渗液不多时，改用生肌油纱外敷以促进肉芽生长，伤口疤痕愈合。溃疡面太大者，可考虑点状植皮术。

②湿性坏疽：发生湿性外伤型坏疽的原因是在肢体缺血的基础上，由于外伤因素（如修剪趾甲、穿鞋不当、天冷冻伤、热水袋烫伤、静脉穿刺损伤等）诱发或加重。多呈湿性，范围较大，皮肤潮红，界面不清，疼痛明显。除用抗生素加强抗感染外，蔡教授采用中药外洗方（大黄30g，乌梅30g，五倍子30g）泡脚，每日1~2次，每次20~30分钟。但需严格控制外洗溶液的温度，以40℃~45℃最适宜，温度太高或太低均会影响患肢的供血，影响治疗效果。泡脚后用双氧水及盐水冲洗伤口，并用优锁溶液外敷以祛腐，亦可用慷舒灵（含银的凝胶制剂抗菌敷料）外敷，局部创面可外用抗生素制剂（如阿米卡星喷雾剂）。如趾间溃疡，应用"隔离法"分离各趾，以防脓性渗液侵蚀邻趾。痂下积脓者，应去痂以充分引流。每次换药时，可采用"蚕食"法分次清除坏死组织。待炎症控制、坏疽局限时，再按干性局限型坏疽处理。

清创术要根据局部缺血的特点，遵循以下几个原则：必须在患肢血运改善，基本能平卧时进行清创；必须在患肢水肿消退，坏死组织分界清楚时，才能清创；施行清创术时，应避免采用局部麻醉，以免麻药压迫血管而加重缺血，蔡教授推崇腰硬联合麻醉方法，术后留置止痛泵，有止痛作用，并能扩张周围动脉，一定程度上改善下肢供血；严格控制一次性大面积清创，以防强烈刺激而致侧支血管痉挛闭塞而引起肢体坏死范围扩大的不良后果。

（2）筋疽：蔡教授按筋疽的病情进展，将其分为急性发作期、好转期、恢复期三期，分期论治，内外结合，并提出祛腐生肌系列疗法。早期充分显露变性肌腱，通畅引流；中期蚕食清除坏死组织，逐步剔除变性失活肌腱，配合中成药或中药外洗浸泡、化管药条引流，祛腐而不伤新；后期遗留溃疡，用祛腐生肌膏外敷，促进溃疡愈合。

①急性发作期：糖尿病足筋疽是导致截肢的重要因素，急性发作期的患肢局部症状明显。初期患足趾肿胀，或呈巨趾、巨跖性肿胀，张力较高，无波动感；局部色红、灼热，逐渐皮下积液，波动感增强，有稀薄棕褐色、腥臭脓液溢出，伴有发热、精神疲倦等全身症状。其病情发展急骤，有明显炎性反应，可蔓延至全足及小腿，有不同程度的肌腱变性、水肿、坏死现象。此期局部治疗以理筋为要，切开"宜早不宜迟"，使邪有出路。处理肌腱变性坏死的主要措施是：纵深切开，通畅引流，药捻提脓，中药灌洗。由于肌腱变性坏死多发生于足趾、掌厚韧部位，病灶深在，必须纵深切开才能清除；又因为肌腱的坏死感染为渐进性向近侧蔓延，一次难以清除干净，所以强调贯穿引流。可用纱条或用中药化管药捻，后者有化腐而不伤新，拔脓而通畅引流的作用。红升丹化管药条具有拔毒排脓之功，药理证实，红升丹对化脓性细菌如绿脓杆菌、大肠杆菌、金黄色葡萄球菌、乙型溶血性链球菌具有很强的杀灭作用，同时对腐蚀不去、脓水不绝、久不闭合组织，能控制感染，并促进肉芽组织生长。蔡教授的经验是用优锁纱条或胶片引流条进行贯穿引流，引流需遵循贯穿脓腔最高及最低位原则。每日坚持中药泡洗（大黄、乌梅、五倍子，用法如前所述），在局部发挥清热解毒、抗炎抑菌、改善血运的效应，尤其对发生于足底组织坚韧部位高糖、多水的病灶，有渗透、吸湿、荡涤、清洁之功，可有效减少局部渗液，促进肉芽生长；优锁纱条需每日更换，胶片引流则可数日更换一次，每日可用双氧水沿引流条冲洗脓腔。

②好转期：此时患者局部感染已经控制，创面渗液不多，坏疽较前局限，可停用抗感染药物，以外治处理为主。对于溃疡内坏死的组织，可适当采用"蚕食清创"：顺应局部血运改善的过程，从远到近，先易后难，由软及硬地微创、多次分部修剪腐肉，以不出血或稍出血、无明显疼痛为度。对已明确坏死的组织，应及时清创。对于界限不清、难以确定是否完全坏死的组织暂时保留，随着全身基础治疗的加强，有些没有完全坏死的组织仍有一定的自愈能力，日后组织进一步坏死，只要创面引流通畅，到时再清创也不迟。对于失去生机的皮下组织、脂肪组织、筋膜、肌肉都应切除。对坏死的肌腱，需待肌腱分界清楚时再清创。为保留患肢功能，应做最大限度的保留，在操作时裸露在伤口的肌腱，切不可拉长后切断，以免肌腱回缩后引起深层感染。对裸露在外的神经，应及时利刀切断，令其自由回缩到创面内，可减轻患者痛苦。对感染严重造成骨质破坏、骨髓炎者，可逐步清除坏死的碎骨片，必要时适时切开窦道；对疑有厌氧菌感染或窦道较深、伤口脓性分泌物多、恶臭者，可用双氧水清洗。切开及引流后，尽量鼓励

患者做足部屈伸运动；病情允许时，可早期下地活动，有利于引流充分。通过上述处理，当患者局部渗液不多、肉芽生长良好时，可拔除引流。

③恢复期：此期患足肿胀消退，腐腱脱净，创面肉芽淡红，上皮生长缓慢。此阶段为肉芽生长阶段，外治时一定要注意保持创面环境的湿润，建立肉芽生长的良好微循环环境。若创面过于干燥，则应注意伤口的保湿，可在湿润的抗生素纱条外覆以凡士林油纱，避免凡士林油纱直接接触创面，以防堵塞分泌物出口，使创面引流不畅。在换药揭除敷料时，避免粗暴操作，以免肉芽组织因每次换药时的细胞剥脱，而重新回到或部分回到创面的炎性反应期，从而使创面愈合延迟。若创面渗液过多，可选用一些吸收能力强、通透性好的新型敷料，增加换药次数，保障创面的清洁和通透性。切忌肉芽组织的过度增长，不适时而过度增长可促进肉芽组织转变为炎性肉芽肿，对上皮组织的生长极为不利。对于已经有迹象形成的炎性肉芽要及时清除，待创面基础条件好转后，再使其长出新的正常肉芽组织。正常肉芽组织形成的先决条件和基础是及时切开引流、适时的坏死组织清创。其正常颜色为粉红色，有光泽。脓腐已净后留下的溃疡，糖尿病足患者较脉管炎患者溃疡愈合更为困难，可用中药祛腐生肌药物外敷，临床及实验证明，广东省中医院研制的生肌膏及生肌油纱有促进糖尿病足溃疡愈合的作用。再配合内治益气养阴，托毒外出；注意饮食合理，营养充分，休息得当，心情舒畅，以居家治疗为主。此外，此期时间较长，需耐心指导患者进行局部创面的清洗和换药，多数患者可自行换药处理。

糖尿病足局部病变存在感染、坏疽、溃疡三个环节，溃疡是终末环节，感染贯穿始终。但有效地降低血糖，使感染变得易以控制；坏疽局部得到恰当处理，就意味着去除了感染源。祛腐生肌系列疗法紧扣糖尿病足局部病变的三个环节，故能取得较好疗效。但在局部外治处理的过程中，如何选择"蚕食"与"扩创"是本病治疗的难点。

3. 截趾或截肢处理

在疾病发展过程中，对于发黑坏死的足趾或手指，需截断处理。为预防感染进展或伤口愈合不良，行趾（指）离断术时，必须等好坏组织分界清晰后才可进行。缺血性溃疡中，对Ⅲ期3级和不能保留残足最低功能的Ⅲ期2级的肢体，以及糖尿病足局部病灶导致全身感染不能有效控制、危及生命者，都应考虑施行截肢术。关于截肢，既要反对片面强调高位截肢的倾向，又不赞同不顾残足功能、疼痛折磨和经济承受能力，而坚持不截肢的观点。一般情况下，宁保肢，不截肢；截肢时，宁低位，不高位，以尽可能保存患肢组织为原则。

4. 难治性缺血性溃疡的处理

对于难治性缺血性溃疡的治疗，仍有赖于血液循环的改善。但现代医家也正在努力尝试和总结，如外缘性表皮生长因子的局部外用促进溃疡面愈合研究、无机活性元素对上皮细胞的增殖与分化及创面愈合的实验及临床研究、慷舒灵（含银的凝胶制剂抗菌敷料）外用的临床研究、高渗葡萄糖外敷处理糖尿病足创面等研究均是目前难治性溃疡创面治疗措施的有力补充。此外，对于下肢缺血的治疗，除了传统的药物、手术、介入等治疗外，近年来，还利用自体骨髓和外周血干细胞移植治疗下肢缺血性疾病逐渐在我国开展起来，具有一定的发展前景。

二、非缺血性溃疡

临床非缺血性溃疡多见于下肢静脉瓣膜功能不全、变应性血管炎、丹毒、疮疡等多种疾病，可由血液循环障碍，淤积性皮炎所致，也可有免疫性疾病所致多种皮肤损害，或软组织感染等多种原因所致。其致病因素不同，处理亦不同，中医可归属"臁疮"范畴。

1. 静脉性溃疡

静脉性溃疡的外治，主要包括以下六方面：①外敷药物，常用丸散剂和油膏类。溃疡初期脓腐未尽者，疮面掺四黄粉等清热解毒燥湿，或外用三黄洗剂。后期脓水将尽，腐脱新生时，疮面可掺生肌散，或涂院内制剂祛腐生肌膏。现代医学也证明，油膏类制剂能够使溃疡面与空气隔离，提供一个密闭而湿润的环境，有利于创面毛细血管的增生，加快表皮细胞移动，促进创面迅速愈合。②湿敷疗法，可选用各种抗生素溶液、浓氯化钠液、呋喃西林液、四黄液或黄柏液等浸泡过的纱布湿敷溃疡面并加盖油纱及敷料包扎，有吸湿抑菌作用。③缠缚疗法，常用绷带包扎溃疡面，再穿弹力袜或小腿缠缚弹力绷带，以促进下肢血液回流，缓解静脉高压状态，从而加速溃疡愈合。④熏洗疗法，常用清热解毒、燥湿通络的药物，如虎杖、苦参、毛冬青、土茯苓、忍冬藤等水煎外洗，可起到清洁疮面、消肿止痒的作用。⑤艾灸疗法，可直接艾灸溃疡面，以热为度。灸三阴交、足三里、承山等穴，有温通经络、活血行气的作用。⑥手术方法，可看作中医外治法的一种，根据不同的基础病选用大隐静脉高位结扎抽剥术，小腿浅静脉、交通静脉结扎术，深静脉瓣膜重建术等。如溃疡面较大，难以愈合者，可行植皮术。

蔡教授认为，静脉性溃疡外治要注意两点：①生肌膏不可过早运用，须待脓腐将尽，疮口出现红色肉芽时方可使用。施之过早、油膏过厚易致肉芽生长过快，胬肉突出，新皮不得覆盖，反影响溃疡愈合。②分泌物较多时，以湿敷为主，四黄液、黄柏液、含氯石灰硼酸液湿敷能够减少脓水分泌，促使腐肉脱落。

2. 免疫性疾病所致难治性溃疡

变应性血管炎、系统性血管炎等是周围血管疾病中难以处理的免疫性疾病。其形成创面皮损多样，反复发作，此起彼伏，治疗困难。除了以上静脉性溃疡所讲的外敷药膏、湿敷、熏洗等常用方法外，还需注重其内治。必要时，需使用大剂量的糖皮质激素冲击治疗以抑制免疫，激素无效者可用秋水仙碱或环磷酰胺，但免疫抑制剂的副作用也是比较大的。蔡教授据多年临床经验，在本病的中医药治疗上也进行了初步探索。他认为本病多因机体内有蕴热，外受毒邪，致营卫失和，湿热蕴蒸，瘀阻脉络，湿热瘀互结熏蒸肌肤，热盛肉腐所致。其病位在皮肤经络，其有皮疹、渗液、溃疡、结痂等多样性的损害。中医认为，其病位在血分，病邪有湿、热、瘀、毒，病性属本虚标实之证。故病机为热毒壅盛，邪伏血分。治以活血解毒、清热利湿为则，自拟五草汤（仙鹤草、紫草、豨莶草、旱莲草、茜草）加减内服，并配合清热解毒中药（如大黄、虎杖、金银花、牡丹皮等）外洗沐足，双氧水、盐水清洁伤口，据皮损形态采用不同药物湿敷，临床取得较好效果。

3. 感染性溃疡

严重的丹毒、类丹毒、疮疡等疾病也可致多种多样的慢性溃疡，其局部处理随皮损形态不同而异。

水疱、血疱的处理：小的水疱、血疱可自行吸收，可不予处理；如较大的水疱、血疱不能自行吸收者，在基础治疗的基础上，严格消毒，用无菌注射器，在水疱、血疱低位处将内容物抽出，使其干瘪，并涂以 2.5% 碘酒或碘伏无菌包扎。

渗液多的创面以油剂外涂为主，如氧化锌油外用；渗液少的创面可使用消炎油纱、生肌油纱、生肌膏、珍珠粉等，还可配合中药熏洗、局部消毒清创、浓盐水湿敷等多种方法。

中医外科在溃疡的处理方面有着源远流长的历史，积累了丰富的经验，中医外治以独特的"煨脓长肉"、"祛腐生新"等方法，可迅速有效地促进溃疡愈合，是中医外科的亮点。但由于传统外用剂型的不规范及作用机制的不明确，也限制中医外用药的进一步发展和推广。如何构建一个完善的溃疡处理方案，如何发展中医外用剂型，是当代中医人应当为之努力的方向之一。

（王建春 黄学阳 林鸿国 刘 明）

第七节 活血化瘀药在周围血管外科中的应用

随着生活水平的提高，饮食结构的变化，社会竞争的激烈，周围动脉血管疾病的发生率越来越高。而周围动脉血管疾病可手术率低，复发率高。据统计，可手术率约20%，总手术成功率70%；而手术后5年血管通畅率50%；介入、支架置入术后再狭窄率37%~50%。目前周围血管病治疗的重点，从开放手术向腔内治疗转移，从血管的重建转为以药物治疗促进侧支循环的建立。由于手术治疗后血管再狭窄的高发生率，故寻求有效的药物治疗十分重要。根据狭窄产生的原因，介入、手术诱发血栓形成是启动因素，血管损伤后活性物质分泌失常是重要环节，血管平滑肌细胞增殖是关键，寻找有"祛瘀生新"、"活血生脉"作用的中医活血化瘀药物，是当前研究的热点。

随着疾病谱的变化，继发性血管损害，纤维化病变逐渐增多，血瘀证是周围血管病的共性。蔡教授结合临床经验，总结活血化瘀药用法主要有三类：即益气活血法、活血化浊法、温经通络法。

一、益气活血法：将益气药与活血药合用

蔡教授认为，根据中医的气血理论，瘀血证形成的过程往往是气虚－气滞－血瘀。以周围血管病为例，动脉缺血的初期，往往以气虚证表现为主，而血瘀证为次。所谓功能障碍，功能指的是气，障碍即气虚、气滞。静脉瓣膜功能不全、脑血管意外恢复期，都属气虚血瘀证。

王清任是益气活血法倡导者，他提出："元气既虚，必不能运于血管，血管无气，必停留而瘀。"据此创立了补阳还五汤，用于中风后遗症的治疗，以半身不遂、口眼歪斜、苔白脉缓或细弱无力为证治要点。方中重用北芪，占全部用量的84%，其他如当归尾、赤芍、地龙、川芎、红花、桃仁等活血通络药只占16%。应用本法时，根据临床需要可适当调整补气药与活血药的比例。同时，补气药与行滞药联用，体现补必兼行的原则，如桔梗、枳壳、香附、延胡索、小茴香、羌活、青皮等。

二、活血化浊法：将性平力专的活血化瘀药与活血泄浊药合用

蔡教授认为，浊与血瘀证关系密切，血浊相当于血黏度升高。《素问·调经论》："血气不和，百病乃变化而生。人之情志调畅，则百病不生，若忧思过度，

嗜欲无穷，则气机不畅，郁而不行，浊气亦随之涩而不行，蓄积血中，清化为浊，是为血浊。"实验证明，长期激怒可引起大鼠全血高黏。大气污染、有害物质由呼吸、饮食进入体内，随血流行，积蓄过多成血浊，故现代人血黏度升高多见。但因血浊致病和缓，伤人体之正气于无形，日久则导致痰、瘀、毒等病理产物的产生才相兼为病。血浊概念提出，符合中医治未病思想，将治疗理念前移，"四诊"延伸，早期用活血化瘀药干预，使瘀血止于瘀滞阶段。血浊是病之始，血结是病之终，其中间病理产物，动脉硬化斑块视为痰浊；还有尿中蛋白、血尿酸升高，可看成是浊毒。所以，活血泄浊法应用广泛。

性平力专常用活血药，有丹参、田七、益母草、鸡血藤、桑寄生、水蛭等。民间用西洋参、丹参、田七，按一定比例研粉冲服，防治高黏血症。

具有祛痰浊作用的药物，如：蒲黄、毛冬青、泽泻、山楂等。这些药物是有降低胆固醇，防止动脉硬化斑块发生、发展的作用。

车前草、土茯苓、秦艽、豨莶草、川草薢、防己等药物有降低血尿酸的作用。

据研究，血府逐瘀汤有调脂、抑制血小板粘附及聚集、抑制血管平滑肌之增生，用于治疗动脉硬化症，防治术后血管狭窄，是活血化浊法的代表方剂。

三、温经通络法：温阳散寒药与活血通络药合用

中医有"久病入络"的说法。络指络脉，也包含关节等深在隐蔽之部位，需用较为峻猛的活血通络药、透托药。中医又有"久病必虚，虚久生寒"之说。临床上将破血逐瘀药与温经散寒药并用，以治疗血管病后期顽固不愈，或涉及血管病变的其他疑难病症。

活血逐瘀药常用虫类药，虫类药为血肉有情之品，生物活性强，作用峻猛，常用如土鳖善于逐瘀软坚、全蝎善祛风搜络、蜈蚣能搜风解痉、穿山甲长于破瘀透毒、蛇擅长搜风透络及祛麻止痛。

温经散寒药常用附子、桂枝、羌活等。附子，辛、甘、大热，走而不守，温通升散，通行十二经，峻补下焦元阳，逐在里之寒湿，散在表之风寒。桂枝，辛散温通，振奋气血，透达营卫，可行于表，解散肌腠风寒，走四肢温通经脉寒痹，且能活血通经、散寒止痛。以上二药最具代表性。

虫类药有一定毒性，温经药易伤阴，应用时应注意配伍及用量。例如古方中附子与知母、黄柏同用；桂枝与芍药同用等均是此意。

近年来，结缔组织病的发病率增加，继发血管损害患者多见，进一步拓宽了

温经通络法的应用范围。应用本法时还需注意以下几点：

1. 注重引经药的应用，不同部位有不同的引经药

上肢：羌活、桂枝；

下肢：独活、牛膝、桑枝；

项背：葛根；

脊背：鹿衔草、狗脊；

腰：杜仲、川断、桑寄生；

胁：柴胡、青皮、川楝子；

胸：郁金、瓜蒌皮、枳壳。

2. 藤类药在络病中的应用

海风藤祛络中之风，络石藤散络中之寒，丝瓜络治络中之湿，忍冬藤清络中之热，天仙藤化络中之瘀，鸡血藤化络中之血，雷公藤治骨关节滑膜炎等。

3. 参照现代药理研究结果用药

骨碎补降血脂，防止动脉硬化斑块形成，抗血管内皮损伤、关节软骨病变。

姜黄降血脂和抑制血小板凝集，增加纤溶活性，抗动脉硬化。

穿山甲、秦艽、甘草有类皮质激素作用。

黄芪、人参、灵芝、花粉、麦冬、石斛有提高免疫功能作用。

田七、红花、鳖甲、柴胡有双向调节免疫功能的作用。

这些研究成果，可作为用药时参考。

（王建春　刘　明）

第三章

其他证治经验

第一节　浅谈消托补的源流

中医外科治疗疮疡病，按疮疡初起、成脓、溃后三个不同发展阶段（即初起为邪毒蕴结，经络阻塞，气血凝滞；成脓期为瘀久化热，腐肉成脓；溃后则为脓毒外泄，正气耗损），确立消、托、补三个总的治疗原则。蔡炳勤教授认为，认识消托补的源流在学习中医外科学中十分重要。

一、消法

运用不同的治疗方法和方药，使初起的肿疡得到消散，不使邪毒结聚成脓，是一切肿疡初起的治法总则。此法适用于尚未成脓的初期肿疡、非化脓性肿块性疾病，以及各种皮肤性疾病。消法包括解表法、清热法、通里法、温通法、祛痰法、理湿法、理气法、和营法等。

《内经》记载"营卫稽留于经脉之中，则血泣而不行，不行则卫气从之而不通，壅遏不得行，故热；大热不止，热盛则肉腐，肉腐则为脓……"指出了外科疮疡病的病机。《素问·阴阳应象大论》中有"其在皮者，汗而发之"的原则，"汗之则疮已"，提出了治法。宋代陈自明的《校注妇人良方》认为，仙方活命饮是"疡门开手攻毒第一方"、"疮痈之圣药"、"外科之首方"。明代申斗恒的《外科启玄·明内消法论》曰"消者，灭也……使绝其源而清其内，不令外发，故云内消"，提出了消法的定义。晚清时期，唐宗海在《血证论》阐述："此方纯用行血之药，加防风、白芷，使达于肌表；加穿山甲、皂刺，使透乎经脉。然血无气不行，故以陈皮、贝母散利其气，血因火而结，以银花、花粉清解其火，为疮证散肿之第一方。"民国时期，张山雷的《疡科纲要》中说"治痈之要，未成者必其消，治之于早，虽有大证而可以消于无形"，提出了消法的重要性。

在长期的医疗实践中，中医外科又有"以消为贵，以托为畏"的说法。清代王洪绪的《外科证治全生集》强调在阴疽的治疗过程中，"初起用托不可，反促阴疽之凝；已溃用托，则溃者易敛，但易重复再生。而唯其用内消之法，最为稳当"，指明了消法的重要性。

二、托法

是用补益气血和透脓的药物，扶助正气，托毒外出，以免毒邪扩散和内陷的治疗法则。托法适用于疮疡病中期，即成脓期。托法是由补益药物与透托药物共同组合而成。补益药与透托药的轻重主次，决定着托法的分类。透托法与补托法系托法的两个分支，它们既有促使脓出毒泄的共同点，也有补益轻重不等之不同点。透托法以透为主，以补为次，主要适应证为邪毒亢盛而正虚不明显之邪盛阶段；补托法以补为主，以托为次，用于正气不足，不能托毒外达，疮形不起难溃，以及疮疡溃而正气不足，不能排毒于外，外溃不敛，虚多邪少者。托法在疮疡中期的治疗作用主要有四：①可使脓疡溃脓泄毒；②可使脓毒移深就浅；③可使脓肿轻者消散；④可使脓肿早日成熟。

明代申斗恒的《外科启玄》说"托者，起也，上也"之意，提出了托法的定义。清代祁坤的《外科大成·内托法》说："托者，起也，已成之时，不能突起，亦难溃脓。或坚肿不赤，或不痛大痛，或得脓根散，或脓少脓清，或疮口不合者，皆气血虚也，主以大补，佐以活血祛毒之品……是为内托也。"对托法的定义进行了补充。清代王维德的《外科证治全生集》说："脓之来必由气血，气血之化必由温也。"元代齐德之的《外科精义》提出"原夫疮肿之生，皆由阴阳不和，气血凝滞"。疮疡"经久不除，气血渐衰，肌寒肉冷，脓汁清稀，毒不出，疮口不合，或聚肿不赤，结核无脓，外证不明者，并宜托里"，以达"脓未成者，使脓早成；脓已溃者，使新肉早生"的目的，指出了托法的作用。《外科精义·托里法》所说"凡为疮医，不可一日无托里之药。大抵托里之法，使无变坏之证"，亦指出了托法的作用。其他医家则提出托法的重要性，如明代陈实功的《外科正宗》指出肿疡"焮肿发热，疼痛有时，脉来浮数无便秘者，宜药托之"。金元时期陈自明的《外科精要》指出："凡为疡医，不可一日无托里之法，脓未成使脓早成，脓已成使新肉早生，气血虚者托里补之，阴阳不和者托里调之。"明代李梴的《医学入门》说："溃后气血大虚，惟恐毒陷，托里之法，一日不可缺也……盖托里则气血壮而脾胃盛，脓秽自排，毒气自解，新肉自生，疮口自敛。"元代朱震亨的《丹溪心法》认为："内托之法，河间治炫肿于外，根盘不深，形证外表，其脉多浮，病在皮肉，外气盛则必侵于内，急须内托以救其里。"《外科精义》曰："如有气已结聚，不可论内消之法，宜用排脓托里之药。"

清代王维德对托里消毒散的运用进行了详细的阐述，如《外科证治全生集·大痈溃后议》："凡大痈溃后，世人每投炙芪、炙草，或用半炙半生。殊不知托里散内用人参者，并非以参补虚，不过以参助芪，添其托毒之力，却无补毒之害……如须芪、草，亦皆用生，不用炙也。惟体虚年老者，投参而芪、草皆炙也。如体旺家贫者，无参亦易收功。""倘毒气未尽，误投炙芪、炙草，或用保元、十全等汤，致毒反得补助，毒攻内腑。"

顾伯康主编《中医外科学》提出："内托法是用透托和补托药扶正达邪，使疮疡毒邪移深就浅，早日液化成脓，使扩散的证候趋于限局。邪盛者，脓毒不致旁窜深溃；正虚者，不致毒邪内陷。"

三、补法

是用补养的药物，恢复其正气，助养其新生，使疮口早日愈合的治疗法则。此法则适用于溃疡后期。

《内经》云："邪之所凑，其气必虚。"《素问·调经论》说："血气不和，百病乃变化而生。"《素问·至真要大论》："虚者补之，损者益之。"《素问·阴阳应象大论》："形不足者，温之以气；精不足者，补之以味。"这些均指出了补法的病因病机。明代申斗恒的《外科启玄·明补法论》曰"言补者，治虚之法也。经云：虚者补之"，提出了补法的定义。其他医家也提出了自己的见解，如明代陈实功《外科正宗》认为"盖疮全赖脾土，调理必要端详"、"得土者昌，失土者亡"，脾胃是"命赖以活，病赖以安，况外科尤关紧要"。清代吴师机《理瀹骈文》言"气血流通即是补，不药补也可"、"非必以参苓为补也"、"寓攻于补，补乃得力。虽少减补力，而气藉以达到，且邪不去，补也无益"、"虚证亦可以用攻者，有病当先去，不可以养患也"。

（王建春　林鸿国　刘　明）

第二节　论　肿　胀

蔡炳勤教授认为，肿胀在外科多见，有脏腑肿、四肢肿、皮下肿、颜面肿等。肿在外属水，胀在内属气；水分阴阳，胀分虚实。因湿热浊瘀致水肿者，为阳水；因肺脾肾虚致水溢者，为阴水。浊气在上为实胀，中气不运为虚胀。

一、病因

寒热、湿痰、气血、郁滞、虫积等致之。

二、病机

经云：三阴结，谓之水（三阴：手太阴、足太阴、足少阴）。肺主气化，脾主运输，肾主藏液。诸湿肿满皆属于脾，其本在肾，其末在肺。

三、病性

经云：脏寒生满病。又曰：诸胀腹大，皆属于热。

四、分类

鼓胀：腹胀身大，腹筋起。

蛊胀：气血久凝，腹形充大，中实有物，非虫即血，非如鼓胀之腹皮绷急，中空无物。

五、治疗大法

健脾导水，通腑疏肝，要在温运，勿用守补，即使正虚，总居而实，慎用补法。代表方为实脾饮。

六、治法分类

1. 分气、水

病在水分，以治水为主，而兼理气，气化水自化。

病在气分，以理气为主，而兼利水，气行水亦利。

2. 辨寒热

阳证必热，热者多实。六淫外客，饮食内伤，忽然浮肿，气来必快，其去也速。溺赤便秘，脉数有力。

阴证必寒，寒者多虚。虚者，情志过劳，酒色过度，酒后气虚，其肿渐至腹泻，脉微无力，为虚。

3. 分部位

表：风水，开鬼门，以越婢汤加减（麻黄、石膏、生姜、甘草、大枣）。

里：洁净腑，以四苓散加减。

脾阳虚，水气上冲——苓桂术甘汤

肾阳虚，水泛于上——真武汤

饮邪盛，饮停心下——泽泻汤

饮停膈间——小半夏加茯苓汤

饮停下焦——五苓散

苓桂术甘汤证为饮停心下胃脘，波及胸胁，部位偏于中上，伴胸胁支满短气，重在温阳健脾逐饮；五苓散是饮停下焦，病位偏于中下，伴脐下悸、吐涎沫，重在化气行水；小半夏加茯苓汤是治疗悬饮停于心下，伴有呕吐、心下痞、心悸等，重于和胃降逆。

湿在下，用分利，以小分清饮加减（《济生方》：厚朴、白术、木瓜、木香、草果仁、大腹皮、熟附子、茯苓、干姜、甘草）。本方为治疗阴水代表方，其证属脾肾虚寒，阳不化水。温养实脾以恢复脾肾制水行水之功。水气相关，利水必行气。本方以干姜、附子为君。干姜辛热，能温肾助阳，化气行水。二味通用，温养脾肾，扶阳益阴为君药。臣以白术、茯苓健脾和中，渗湿利水。木瓜酸温，能于土中泻木，兼以祛湿利水，使木不克土而肝和；气行则湿化，配以川朴宽肠降逆；木香调气去滞；大腹皮行气兼消肿；草果善治湿郁伏邪，五药同用，共奏醒脾化湿、行气导滞之效，是为佐药。甘草调和诸药，用法中加生姜、大枣益脾和中。诸药合用，有温脾暖肾、行气利水之功。常用于术后虚劳，肝硬化腹水，心源性水肿。

证治要点：治疗阴水，身以下肿甚，胸腹胀满，舌淡，苔腻，脉沉迟。

加减法：尿少加泽泻、猪苓，腹胀加陈皮、砂仁，腹痛加延胡索、佛手。心悸怔忡加附子、姜黄、生龙骨、磁石，肝区痛加青皮、三棱、莪术，大便不通加大黄、枳实。

（刘　明　王建春　何军明　桂泽红）

第三节　"提壶揭盖"的涵义及应用

蔡炳勤教授认为，中医学本就是自然学科的一种，讲究"顺乎自然之理"，他仔细观察生活现象，从中探寻中医治病的理念。"提壶揭盖"意即开上窍以通下窍，借日常生活的现象比喻治病的方法，体现中医"天人合一"的观点。

如斟水茶壶，盖上留孔，于出水不畅时，揭盖敞开，让出水口更畅流，这是日常生活中常见的一种物理现象。譬如人体，也有因上窍不开导致水道不通的病症，可以参照"提壶揭盖"的原理，依法施治。

一、宜开肺气，通利水道

人体水液代谢主要涉及肺、脾、肾三脏器，其中肺为水之上源，脾为水之制，肾为水之下关。就六腑而言，小便的排泄与膀胱、三焦关系密切。《内经》云："膀胱者，州都之官，水道出焉。"是以膀胱主藏溺，必待三焦气化，方能出水，故小便不通关于肺，因气为肺所主。气有气滞、气虚之别，风寒闭肺宜宣肺散寒，麻黄、细辛、杏仁之类；痰热壅肺，宜清肺涤痰，竹沥、石菖蒲、黄芩之属；气虚下陷，升降不利等，用升举法，气升则水降，用补中益气汤。肺为华盖，属身体最高位，司气之宣降，宣通肺气，举陷升阳，上窍得正，水道自利，以上治法，寓有揭盖之义。

三焦是水液排泄的通路，若湿热弥漫三焦而致小便不利者，用分消法，甘露消毒饮中的薄荷、射干、藿香、石菖蒲及三仁汤中的杏仁，也是宣开上焦以畅达下焦之意。

二、调理升降，下病上治

广义而言，"提壶揭盖"可延伸为"下病上治"的治疗思路。肾为关居下，"肾司二便"，治疗大便不通，也可循此法。大便不通虽有实秘、热秘、风秘、气秘之分，但虚秘、冷秘不在少数。尤其是老年人，气秘居多。气秘者，气不升降，谷气不行，善噫。枳壳重用，能开胸利气，即朱丹溪开上窍以通下窍之微旨也。久病气虚下陷致便难者，补中益气汤加杏仁、苏梗，体现李东垣升阳举陷的要义。还有治疗肝脾不和、脾运失常，腹痛即泻（肠易激征）之痛泻要方，是《景岳全书》引自刘草窗方，又名白术芍药散。方中用防风，李东垣认为防风味辛而润，是理脾引经药，具有祛风胜湿之功，疏肝而无耗阴之弊，其性升浮，升阳可以止泻。由此可见，"提壶揭盖"可理解为调升降的方法。

三、"提壶揭盖"在外科中的应用

脾主升，胃主降，清阳不升，浊阴不降是外科术后常见的病机，调升降既是治疗脾胃病的重要方法，也是外科术后常用的治疗方法，其中李东垣的升阳益胃汤就是代表剂。名为益胃，实则治脾，用于治疗术后虚劳证。疲乏、口干、纳呆、二便不调，是术后常见的症状。脾虚清阳不能充实四肢则倦怠嗜卧；《素问·灵兰秘典论》"脾胃者，仓廪之官，五味出焉"故不思食，食不知味；《素问·口问》"中气不足，溲便为之变"，故二便不调；脾气不运，停痰生热，则口干多痰。李东垣《脾胃论》："当以辛甘温之剂补其中而升其阳，甘寒以泻其火则愈矣。"方中用陈夏六君健脾理气化湿，黄连泻阴火，泽泻降浊阴，防风、羌活、独活风能胜湿，柴胡、白芍入肝助疏泄。《内经》曰："中有痰，旁取之。中者脾胃也，旁者肝胆也。"肝胆少阳之气升，则脾阳升，全身气机调畅。白芍养肝阴，甘草、大枣和胃。

术后不正常出汗，也是常见的症状，可用升脾降肝的方法治疗。一般认为，自汗为肺卫不固、营卫不和，或邪热郁蒸等证型。汗与气、湿之输布，腠理开闭有关。术后应激，肝当其冲，易致肝阳亢旺，肝木侮金，疏泄太过，腠理开合失常，出汗异常。手术伤脾加之肝旺抑脾，津液不能正常输布，中焦郁阻，故头面汗出、齐颈而还。常用四君、黄芪健脾益气；葛根、桔梗升清；乌梅、山萸肉柔肝，牡蛎重镇降逆，降肝气以平肝；麦芽、陈皮、防风条达生发，使降而不郁。

综上所述，"提壶揭盖"以开上窍通下窍的生动形象，寓意人体下病上治，调理升降治疗水液代谢紊乱的病症，体现中医整体观念、天人合一的治病理念。

（刘　明　王树声　桂泽红）

第四节　防治胆病从"肠"计议

作为六腑之一的"胆"，其对胆汁的受纳排空、虚实交替体现了"六腑以通为用"的基本生理特性。胆一方面受纳肝之余气积聚而成的胆汁，另一方面适时将胆汁排出，注于小肠以"行津液"、"化水谷"（《灵枢》），从而实现胆汁的运转。其充盈饱满和排空萎缩又是形态上虚实交替运转。痛则不通，故临床上胆道疾病多与各种原因引起的胆道梗阻、胆汁排泄不畅有关，如胆囊颈部结石嵌顿引起的急性化脓性胆囊炎、胆总管结石引起的梗阻性黄疸及化脓性胆管炎等，所采取的各种治疗方法也都是以如何恢复胆道的通畅功能为目的。

临床上常发现胆病腹痛急性发作时常伴有一个症状就是"便秘"，通便后往往腹痛也随之有不同程度的缓解。因此，蔡炳勤教授认为，防治胆病应从"肠"计议，提出"胆病从肠治"的学术观点。在这种学术观点的指导下，"通便"成为我们防治胆道疾病一个重要的环节。

在《难经》中，"胆"有"青肠"之谓，与大肠、小肠同名同类同气，胆汁直接降泄入小肠，发挥其辅助消化作用，而"肠肝循环"可将胆汁再利用。同时，胆汁被利用后随粪便排出。便秘使腑气不通，胆汁不能循正常途径排泄，易淤滞而发为腹痛、黄疸。便秘致肠道内压增加，易引起肠道菌群的紊乱和细菌易位，"肠源性感染"导致胆道感染梗阻。通泄大便，使胆汁随大便排除，减轻肠内压力，排除肠道毒素，利于病情的改善，故有"泄肠亦泄胆"之谓。

朱培庭教授提出"胆病从肝治"，各种"疏肝"、"柔肝"、"养肝"之法剑指"肝"，意在开启胆汁排泄之上源，强调"胆前性"的治疗。而临床运用的各种"利胆"法定位于"胆"，意在疏利胆汁排泄之本，强调"胆源性"的治疗。蔡炳勤教授提出的"胆病从肠治"意在疏通胆汁排泄之下游，强调"胆后性"的治疗。诸法间不仅不矛盾，反而构成了针对胆道的一种"链式"治疗体系。具体使用时，遵循"观其脉症，知犯何逆，随证治之"的原则即可。

"胆病从肠治"也为胆道病变的防治提供理论基础和实施思路，对于很多静止期的胆石患者，保证日常大便通畅是重要的防治措施。

（何宜斌　钟小生　何军明　谭志健）

第五节　泻心汤在外科病中的运用

《伤寒论》以泻心汤命名有五，分别是大黄黄连泻心汤、附子泻心汤、半夏泻心汤、生姜泻心汤、甘草泻心汤。蔡炳勤教授运用这五个泻心汤治疗外科疾病，在长期的实践中取得良好疗效，并提出五个泻心汤的临床适应证，论述如下：

一、大黄黄连泻心汤

《伤寒论》原文（154条）："心下痞，按之濡，其脉关上浮者，大黄黄连泻心汤主之。"组成：大黄6g，黄芩5g，黄连5g。功用清热消痞，用于热痞。分析：无形邪热壅聚胃脘，气机不畅，故心下痞满；胃中无痰、食，按之濡软不痛（与结胸鉴别）。以方测证，或有烦渴、尿黄、便干、舌红、苔黄、脉数等热象。蔡教授认为，大黄黄连泻心汤在外科应用适应证中包括以下几点：①胃中积热、火热刑金之肺胃出血；②上焦郁热之口鼻生疮、咽炎、口腔溃疡；③热毒蕴结成痈证；④胆道术后胆汁反流

性胃炎。现代药理学研究也表明，大黄黄连泻心汤有抗菌、提高机体免疫力、抗消化
性溃疡、抗血小板聚集等作用，对于治疗溃疡性疾病及细菌感染导致的局部黏膜损伤
炎症有良好的疗效。

二、附子泻心汤

《伤寒论》原文（155条）："心下痞，而复恶寒汗出者，附子泻心汤主之。"
组成：大黄6g，黄连3g，黄芩3g，熟附子10g。功用：清热消痞，扶阳固表。分
析：邪热内蕴，阳气虚弱，卫阳失固，恶寒汗出，但无其他表证。可由热痞失治
伤及中阳，也可因素体阳虚使然。证属虚实并见，寒热相类，或有舌淡、苔黄、
脉浮或浮数无力的见证。开苦寒药与温热药并用的先河。热结心下则痞，阳气不
足则恶寒汗出，若只用苦寒治痞则阳更伤，单用治寒则痞益甚，故必用苦寒辛温
同用，既苦寒泄痞，又温经护阳。《伤寒论》组方的一个特点，是用相反相成的
方法将寒热、升降、攻补、敛散药物根据病机不同，有机组合达到调和阴阳虚实
寒热之目的，即《内经》"令其调达，而致和平"。蔡教授认为，附子泻心汤证
在外科适应证包括以下几点：①术后胃中灼热，全身阳虚，寒热错杂，胃肠功能
失调证（但欲寐、手足冷等）；②术后交感神经失衡之汗证。

三、半夏泻心汤

《伤寒论》原文（149条）："伤寒五六日，呕而发热者，柴胡汤证具，而以
他药下之，柴胡证仍在者，复与柴胡汤，此虽已下之，不为逆，必蒸蒸而振，却
发热汗出而解；若心下满而硬痛者，此为结胸也，大陷胸汤主之；但满而不痛
者，此为痞，柴胡不中与之，宜半夏泻心汤。"组成：半夏10g，黄芩10g，黄连
3g，干姜10g，人参10g，大枣10g，炙甘草10g。分析：柴胡汤证误下出现以下
三种情况：①邪未入里，柴胡汤证仍在，与柴胡汤；②外邪入里与体内有形之痰
浊、水饮相搏，为陷胸证；③外邪入里，干扰气机运行，为阳气不降、阴气不升
之痞证。小柴胡汤去柴胡、生姜，加黄连、干姜，即为半夏泻心汤。柴胡配黄芩
走表，和解少阳；黄连配黄芩走里，为降阳之用；生姜走表，与大枣调和营卫，
使邪气由表走散；干姜走里，与半夏辛开升阴，调畅气机，故称辛开苦降。半夏
泻心汤是治疗脾胃病常用方，是辛开苦降、阴阳同调、寒温并用、攻补兼施之名
方，以"痞、呕、利"为主症。"欲通上下，交阴阳，必和其中"。《内经》："苦
先入心，以苦泄之……辛走气，辛以散之。"蔡教授认为，半夏泻心汤在外科适
应证包括以下几点：①各种胃炎、溃疡病并幽门梗阻、粘连性不完全性肠梗阻。

②慢性胆囊炎、胰腺炎。这类疾病，温热者固多，但属虚寒者亦不少，若过用抗菌消炎寒凉之品，则终不见愈。故注意调理脾胃，才是治疗之本。③胆热犯胃，胃失和降之食道炎、胃神经官能症、术后胆汁反流性胃炎。国内有学者报道，应用半夏泻心汤治疗胆汁反流性胃炎取得良好效果。还有学者报道，通过大鼠试验证明半夏泻心汤可调节大鼠生长抑素，对于应激性溃疡有明显的治疗效果。

四、生姜泻心汤

《伤寒论》原文（157条）："伤寒汗出，解之后，胃中不和，心下痞硬，干噫食臭，胁下有水气，腹中雷鸣，下利者，生姜泻心汤主之。"组成：生姜12g，干姜3g，半夏10g，黄芩10g，黄连3g，人参10g，大黄6g，炙甘草10g。功用：和胃、散水、消滞治食复证。分析：大病初瘥，胃虚不化，强食过多，食滞内留，则干噫食臭；水湿食滞下渍于肠道，则肠鸣下利。以生姜为主药散水消滞，干姜配黄芩、川连辛苦降，平调寒热以消痞。法半夏燥湿降逆，参枣草益胃和中。生姜与干姜同用，干姜守而不走，生姜走而不守，散水逐饮而止痢，即《金匮》"病痰饮者，当以温药和之"之意。蔡教授认为，生姜泻心汤在外科适应证包括以下几点：①术后过食不化，肠胃型感冒；②胃扩张。国内学者还报道了大样本中西医对比研究及应用生姜泻心汤治疗急性胃肠炎，均取得显著疗效。

五、甘草泻心汤

《伤寒论》原文（158条）："伤寒中风，医反下之，其人下利日数十行，谷不化，腹中雷鸣，心下痞硬而满，干呕，心烦不得安。医见心下痞，谓痞不尽，复下之，其痞益甚，此非热结，但以胃中虚，客气上逆，故使硬也，甘草泻心汤主之。"组成：炙甘草12g，黄芩10g，黄连3g，干姜10g，半夏10g，人参10g，大枣6g。功用：调胃补虚，消痞止利。分析：伤寒误下，损伤肠胃，脾胃虚弱，清阳下陷，下利频作，浊气上逆则干呕、心烦。本方与半夏泻心汤、生姜泻心汤有同者，均为伤寒失治导致寒热夹杂之痞，均有不同程度脾胃虚弱。其不同者：半夏泻心汤以胃气上逆为主，表现呕吐频频；生姜泻心汤以食臭不化为主，干噫食臭显著；本方以脾胃虚弱，清阳下陷为主，故下利频作、完谷不化。干姜生姜同为姜，仅一味药的变换，治疗重心则变更。而本方重用炙甘草，据研究有类激素作用，治疗免疫功能失调、病情复杂病例更相宜。足见仲景用药之精湛。《金匮》用本方治疗狐惑病，"状如伤寒不欲饮食，恶闻食臭，其面目乍黑乍白，蚀于上部则声喝者。"今用治白塞病具体加减：不欲饮食加佩兰；咽喉溃疡加升麻、水牛角；口渴去半夏加花粉；目赤加赤芍；夜眠少、口鼻出气灼热加石膏、知母；胸胁苦满加柴胡；湿盛加赤苓、木通；便秘加大黄；五心烦热加胡黄连；又用《金匮要略》苦参汤外洗及雄黄熏肛门。蔡教授认为，甘草泻心汤主要治疗胃及十二指肠溃疡。

五泻心汤均为心下痞满而设。痞满定义：痞则闭而不开，满则闷而不舒。病位：心下（胸膈气分、胃脘）。成因：《经》云"大阴所至为痞满"、"脏寒生满病"。《保命集》："脾不能行气于肺胃（脾胃阳不振，寒湿内阻），结而不散，则为痞。"病情虚实夹杂，寒热错杂。治则：寒热并调，辛开苦泄。根据病症不同而调整寒热药比例。五泻心汤都是胃虚不能成阳经实热证的病例。在太阳病发病过程中，因胃虚影响抗病能力，表邪内陷，触动胆火，便成少阳柴胡汤证。小柴胡汤证的病机为胃虚胆郁，三焦失枢。若内陷的表邪不触动胆火而再伤胃气，致胃失通降而成上热、中虚、肠寒，寒热错杂的泻心汤证，可见胃气虚弱是泻心汤的中间环节，也是疾病传变的关键所在。腹部术后患者，肠胃损伤，中气虚弱，又有热、瘀、痰、食等诸多病理因素存在，故胃肠寒热夹杂、气机升降失调的病证多见。泻心汤证治法值得效法。

五泻心汤着眼于胃气虚弱，寒热夹杂。此外，还有一类胃气虚弱，上热下寒，阴阳格拒的方证。如治食入即吐的干姜黄芩黄连人参汤；治疗痰浊内阻，肝气犯胃的旋覆代赭汤证，均是泻心汤的类证。方者法也，医者理也，明其理而后用其法，法无不当；知其法而后参其理，理以益明。

清代宁松生《医林选青》："不读书明理，则所见不广，认证不真；不临证看病，则阅历不到，运用不熟。"不但勤于实践，还要读书明理，方能成为好医生。

（王建春　黄学阳　林鸿国　刘　明）

第六节　肝癌术后中医辨治体会

肝癌术后存在恢复缓慢、原病复发及术后并发症等问题，相关的中医辨证论治及论述都较少。近10余年，我院外科施行大量的肝癌手术，蔡炳勤教授对这种大型手术后的中医辨证论治进行了初步探索，可从病因病机及辨证论治两方面讨论。

一、病因病机

根据肝癌的临床表现可归属于中医"癥瘕"、"黄疸"、"鼓胀"等范畴。手术初期，因创伤、胃肠运动及消化功能受到抑制，兼瘀血败浊蕴结腹中，术后早期常有腹胀欲呕、腹痛阵作等气滞腑实表现。若气郁化热，则见口干口苦、发热等。其次，肝癌切除为大型手术，有不同程度出血，患者元气受损，并有引流、渗出等致津液损耗，因而呈现虚实夹杂的病机变化。

二、辨证论治

肝为刚脏，体阴而用阳，肝气肝阳常有余；但肝阴肝血常不足，又存在阴柔一面，易致郁结。故论治时，宜刚柔相济。其次，本病虽为肝病，且与五脏相关，尤其与脾关系密切。肝癌病情复杂，虽然选择无黄疸腹水、肝功能A级的病例施行手术，但有80%左右患者合并肝硬化，多存在脾虚证。

术后早期患者少气乏力、面色苍白，此为术中失血耗气所致，术毕即可滴注参麦注射液急补元气扶正：若患者出现发热、腹胀、尿赤便结、苔黄、脉数等气滞腑实化热见证，即可针刺足三里、内关，并以大承气汤灌肠，待腑气通后口服大柴胡汤疏肝泄热。若涉及下腔静脉、主肝静脉的中央区肝癌手术，阻断肝门时间较长或出血偏多，术后引流渗出较多，会出现不同程度的肝功能损害，如黄疸、腹水等。一方面患者出现腹胀、身目黄疸、苔浊等湿热实证，另一方面又见气微乏力、纳呆、爪甲苍白、舌淡等脾虚证。这是由于手术创伤的术后应激状态，肝首当其冲，如应激过度，肝失疏泄，木旺乘土，影响脾胃功能，而致虚实夹杂。治宜健脾益气、疏肝利胆、清热利湿，可用陈夏六君汤合茵陈蒿汤加减。

肝癌病变属"有形之邪"，通过手术"抽割积聚"，以祛邪救本。但要获得较长生存期，尚需综合治疗。"正气不足，邪气据之，积之成也"。肝癌形成及术后复发都存在正虚邪实因素，术后尤须扶正固本。其一，脾胃为后天之本，所谓"有胃气则生"，肝癌患者因肿瘤消耗正气，手术又致元气受挫，故应健脾补土固本：其二，肝癌有气滞兼痰瘀毒互结等标实证，恐术后再积而成块。故可用四君汤合温胆汤加味标本兼治。

（王 伟 罗士杰 何军明 黄有星）

第七节 肾移植受者中医证候特点初探

自从 1954 年首次成功在孪生子间进行肾移植以来，经过半个世纪的不懈努力，肾移植技术已从探索走向成熟。由于移植技术和免疫抑制药物的更新，患者的近、中期生存率及生活质量已有极大的改善，排斥反应已不再是移植肾早期失去肾功能的常见原因。随着肾移植后患者生存期的相对延长和并发症的增多，肾移植术后患者的生活质量、治疗的副作用，以及移植物的长期存活成为广泛关注的问题，国内外不少专家将目光投向中医药市场。我们在长期临床观察中也发现，长期服药后，其并发症的发生使患者自觉疲惫，没有精力去应对多个社会角色职能；随着时间的推移，患者越来越害怕失去移植肾而导致精神健康的压抑、行为和情感的失控。此外，大多数患者都存在亚健康状态，表现为易感冒、疲倦、食欲差、失眠等主观症状，就中医理论来看，属于脏腑阴阳气血失常的病理状态的外在表现，可能是一些严重疾病的早期信号，但现代医学还无法检测到。

中医作为一门古老的临床医学，自古就重视延长患者生存时间和提高生存质量。近年随着肾移植在我国的普及，针对肾移植术后并发症和抗排斥药物的毒副作用等应用中医药干预，从而提高生存质量、减轻肾移植术后治疗的副作用、延长移植肾和受者寿命的报道也开始增多。广东省中医院外科在肾移植围手术期中医辨治方面积累了丰富的经验，较全面采集肾移植受者的中医四诊信息，初步获得临床肾移植受者中医证候特点及分布规律：

移植前患者属于尿毒症，具有脾肾气虚、湿浊瘀阻的证候特点。调查中发现，此类证候占的比例很高，其中脾肾气虚达72%，湿浊证、水气证和血瘀证分别占72%、90%、96%。肾移植术后的受者是一类特殊人群，其生理病理特点不同于普通正常人，肾移植术后随着移植肾功能的逐渐发挥，正虚邪实的病理状况发生了较大变化，但这一特殊群体仍然具有本虚标实特点。本虚主要是脾肾亏虚，标实主要是瘀血、湿热、湿浊等。在术后 6 个月内，正常恢复的受者基本符合正虚邪实的病理状态，正虚表现为脾肾气虚和气阴两虚，邪实表现为湿瘀内阻，但随着移植肾功能和整体状况的恢复，邪实正虚变化迅速。因为随着移植肾作用的发挥，非蛋白氮及其他毒性代谢产物得以迅速排出，酸碱及水、电解质平衡得以重建，机体内环境得以稳定，各种尿毒症症状明显缓解。所以患者水湿浸淫、湿浊或湿热中阻，气化不利，升降失司，上下格拒的溺毒症状基本消失。但由于湿浊瘀毒对机体长期的损害，各个系统功能，尤其是消化、心血管系统不可能很快恢复，加之术后环孢素 A、激素等药邪对机体的副作用，尤其对肝、肾的毒性，使患者在移植后，主要表现为肾气虚弱、湿热未净的特点。临床证候主要表现为腰酸，倦怠乏力，便溏，舌苔腻，脉滑等证候特点。术后 2 周内，患者主要与尿毒症的后遗症，以及手术对机体的病理生理影响有关。但随着移植肾功能的恢复，受者体内浊毒、水湿迅速得到清除，故相应的证候表现也逐渐减轻。至术后六个月，湿浊证、水气证基本消失，而湿热证、瘀血证占的比例仍很高，分别占 68%、96%。临床表现为腹胀满，舌苔腻，腰痛，头痛，肢麻，色暗等。其原因：一是与病邪本身的特点有关，如湿性黏滞，病程较长；而瘀血属有形之邪，短时间内不易消散。二是与免疫抑制剂，如霉酚酸酯、环孢素等的毒副作用可能有一定的关系，值得进一步研究。对术后湿热瘀血内阻的证候特点，一些医家认为与受者术后的免疫和非免疫的致病因素有密切关系。患者术前为晚期肾功能衰竭，多久病重病，属肾虚血瘀湿滞；手术耗气伤络，供肾离体又生新瘀；术后一度因移植肾功能的发挥，正虚邪实的状况有所改善，但随着时间日久，机体不可避免地产生一系列免疫损伤或非免疫损伤，使血管受阻，血流不畅，形成气滞血瘀、瘀浊互结，以邪实为主的病理状态。临床表现虽然各异，然察其舌象，均见舌质紫暗或紫红，苔白腻或黄腻之象。

虚证的变化方面：脾肾气虚的复合证候有向脾气虚、肾气虚的单一证候转变的倾向，而以向肾气虚证转变的倾向较大，占 33.3%；气阴两虚证候向肾气虚、肾阴虚证转变的倾向，而以向肾阴虚证转变的倾向较大，占 60%。脾肾两虚仍是辨证的关键，且与胃、膀胱、肝相关。而标实的辨证主要表现为余毒未清，主要表现为以下几种类型：①脾虚不运：面色萎黄，身体乏力，胃纳减少，脘腹胀满，嗳气吞酸，下肢微肿，舌体胖嫩或有齿痕，舌淡苔白，脉沉细。②脾肾阳虚，浊阴上逆：形寒肢冷，少尿浮肿，恶心呕吐，舌苔白腻，脉沉细。③阳虚水泛：小便短少，周身浮肿，咳嗽气促，胸闷心悸，腰膝酸软，四肢不温，舌淡苔白，脉沉细。患者术后的证候特点与术前尿毒症的脾肾两虚，湿浊瘀阻的证候特点关系密切。

随着移植肾功能的进一步恢复，机体正气也开始恢复，复合证候向单一证候转变，其中脾气虚的证候改善明显，在临床上也观察到，患者食欲增加、大便正常、四肢肌肉开始逐渐丰满，甚至肥胖，但这和激素的应用有一定的关系；但肾虚的证候反而有增加的趋势，其中以肾气虚、肾阴虚为主，患者表现为腰膝酸软、头晕、耳鸣等，这可能和移植肾没有恢复，以及免疫抑制剂的应用有一定的关系。

归纳总结为：①肾移植受者中医证型特点为本虚标实：本虚证主要是脾肾气虚、肾阴虚、肾气虚，标实主要为湿热、瘀血。②肾移植受者中医证候特点具有动态演变的规律：虚证的演变方面：脾肾气虚的复合证候向脾气虚、肾气虚的单一证候转变，而以向肾气虚证转变较大；而气阴两虚证候则向肾气虚、肾阴虚证转变，而以向肾阴虚证转变较大。实证的演变方面：随着移植肾功能的恢复，受者体内浊毒、水湿迅速得到清除，湿热证、瘀血证占主要比例。

（桂泽红　曹荣华）

第八节　甲状腺疾病的辨证治疗经验

甲状腺疾病是临床常见的内分泌疾病，包括甲状腺炎、结节性甲状腺肿、甲状腺肿瘤、甲亢等，以女性患者多见。甲状腺疾病属中医学瘿病范畴。蔡炳勤教授通过多年的外科临床实践，对甲状腺疾病有全面而深入的认识，对其辨证用药规律颇有心得，体现于以下方面：

一、"痰结"是甲状腺疾病的总病机

蔡炳勤教授认为，瘿病为有形之邪，临床可见颈前肿物，或无不适，或伴局部肿痛，而有形之邪则总归于"痰结"。痰的形成则多归于肝郁，正所谓"无郁不成痰，无痰不成块"，这也符合甲状腺疾病多发于妇人的特点。现代医学也认为，情志对于甲状腺疾病的发病起着重要的作用，因为甲状腺受交感神经及副交感神经支配，各种原因所致的精神过度兴奋或过度忧郁，均可使人体处于高度应激，肾上腺皮质激素分泌升高，可导致甲状腺激素过度分泌及T淋巴细胞功能异常而发病。总之，中医学认为，瘿病的发病是由于情志抑郁，肝失条达，气滞血瘀；或忧思郁怒，肝旺侮土，横逆犯胃，脾失健运，胃脾受伐；脾运失职，湿、食郁滞化成痰浊内蕴；气郁、痰湿、瘀血留注于任脉、督脉汇集于喉，聚而成形。

但不管是肝郁还是脾虚所致的痰邪结块，最终以肿块为临床的主要特征，故治疗以祛除肿块为主，手术是一种祛邪之法，而中医亦可以治标祛邪为主。蔡教授认为，痰结是一切甲状腺疾病形成的最基本原因，故治疗甲状腺疾病，最基本的方法在于化痰散结，而基础方可选择参贝饮，即玄参、贝母（浙贝母）、牡蛎三药。玄参有清热凉血、滋阴降火、解毒散结之功，贝母重于清热化痰、散结解毒，牡蛎则可软坚散结。三者合用，则取其化痰散结并有清热解毒的功用。因人的体质差异，痰可从火化，亦可从寒化，但临床中，甲状腺疾病以痰邪化火者多见，故治疗需临证察机。

二、痰从火化

痰邪可郁久而化火，痰火互结，临床除颈部包块外，可见发热、咽痛、怕热、出汗、脉滑数等症，临床上以甲状腺炎、甲亢及甲状腺手术后初期多见。

1. 亚急性甲状腺炎

亚急性甲状腺炎初期主要以高热、恶寒、甲状腺肿大，伴有疼痛、头痛、咽痛、失眠等不适为主。蔡教授认为，亚急性甲状腺炎的治疗应以六经及经络辨证为基础，甲状腺为任、督二脉所系，亦为少阳、阳明经所络。故起病时，少阳、阳明先受邪，表现有颈部经络行走方向的甲状腺肿大、疼痛，阳明经受邪重则高热、不恶寒，少阳经受邪重则往来寒热、口苦咽干，或出现表证、项背疼痛者，此为太阳经受邪。一般起病初期，均有三阳经受邪表现，但需辨别以何经受邪为主，治疗以清热解表化痰为法，方选小柴胡汤、柴葛解肌汤等，以柴葛解肌汤的应用较广。柴葛解肌汤含柴胡、葛根、黄芩、羌活、白芷、芍药、桔梗、甘草、石膏，其中石膏、白芷入阳明经，柴胡、黄芩清少阳经之热，羌活、桔梗解太阳经之邪，桔梗、甘草合用有利咽之功，治疗亚急性甲状腺炎初期三经受邪者效果甚佳。

2. 原发性甲状腺功能亢进

甲状腺功能亢进者常有甲状腺弥漫性肿大；伴有急躁易怒，汗出心悸，失眠多梦，消谷善饥，口干咽燥，形体消瘦，手部震颤，舌红、苔薄或少苔，脉弦、滑、数等表现。蔡教授认为，甲亢患者多为虚实夹杂之证，其热象兼具虚实。实火为痰邪化火所致，虚火则为肝肾阴虚、阴虚阳亢所致，治疗甲亢需标本兼治，既要清热化痰，亦要滋养肝肾，故可选用参贝饮加二至丸（旱莲草、女贞子）、增液汤（玄参、生地黄、麦冬），其中二至丸有滋养肝肾作用。现代药理学研究认为，二至丸对神经内分泌免疫系统具有调节作用，而免疫系统的异常则是本病发病的主要和直接原因。

3. 甲状腺手术后初期

甲状腺手术目前多采用气管插管全麻，手术室空调的使用使风邪易于侵犯人体。此外，甲状腺位于颈部，属于上焦，风为阳邪，易袭阳位，故容易感受风邪；风邪侵袭，与痰相结，容易化热，故可见术后的应激反应；甲状腺手术初期多表现为发热，咽痒、咽痛，咳嗽咯痰，舌红，苔薄黄，脉弦、滑或浮。手术亦能致局部气血瘀滞，不通则痛，故有疼痛表现，如术口疼痛、咽痛。蔡教授认为，治疗应以疏风清热化痰，兼以活血化瘀为主，方选牛蒡解肌汤为宜。牛蒡解肌汤含牛蒡子、薄荷、荆芥、连翘、栀子、牡丹皮、石斛、玄参、夏枯草，具有解表清热之功。牛蒡子、薄荷还有利咽功效，牡丹皮则可凉血活血，玄参、夏枯草可清热化痰，对于大多数甲状腺手术初期患者是最佳选择。

4. 痰从寒化

蔡教授认为，罹患甲状腺肿瘤（包括腺瘤、甲状腺癌等）的患者多为痰从寒化者。因为此类患者除甲状腺的肿物外，一般无发热、疼痛等热象表现，亦无甲状腺功能亢进的表现。而针对局部甲状腺占位，治疗应重于解毒散结，重用夏枯草、猫爪草、山慈菇三药，均有化痰散结之功。目前药理研究报道，三者均有不同程度的抗肿瘤功效，尤其是夏枯草，其抗肿瘤的作用可能与促进甲状腺癌细胞凋亡有关。

就外科原则而言，甲状腺肿瘤，尤其是甲状腺癌患者，应强调早期手术。而对于分化型甲状腺癌，手术后如何预防复发是关键。目前主张内分泌治疗，即补充甲状腺素以抑制甲状腺的增生。中医药在分化型甲状腺癌术后患者的防复发方面亦起着重要的作用。蔡教授强调，此类术后患者应加重软坚散结解毒之力，类似于现代医学的抑制术后甲状腺增生的治疗，常用中药有牡蛎、山慈菇、土茯苓、夏枯草、鹅管石、白芥子、黄药子等。

亚急性甲状腺炎多发于女性，并以 20～50 岁者发病率最高。病因多数认为与病毒感染有关，可合并甲状腺功能亢进。西医目前一般以糖皮质激素治疗为主，可迅速缓解症状，但停药后病情容易反复。蔡炳勤教授认为，整体观念是中医学的一大特色。对于甲状腺疾病，即瘿病的辨证治疗，需整体与局部相结合，这才是真正意义上的整体观。局部症状就是颈部肿物、疼痛，这是痰瘀化火之象，宜化痰清热、活血化瘀散结；整体表现则为往来寒热、口苦、咽干、脉弦，此为少阳经证，《伤寒论》曰"但见一症，不必悉具"，治需和解少阳。整体、局部相结合，从局部的病位、经络辨证入手，颈前之位乃少阳、阳明所系，颈部肿物伴疼痛，同时出现耳后疼痛，实为少阳之病，故可豁然开朗，一切尽从少阳论治，选用小柴胡汤为主方，并加用清热化痰散结之品，对症下药，病方可愈。

参考文献

[1] 陈国瑞，王深明. 甲状腺外科 [M]. 北京：人民卫生出版社，2005.

[2] 席军，佟力. 二至丸药理作用研究进展 [J]. 中外医疗，2009（21）：98 – 99.

[3] 杜宏道，付强，王强维，等. 中药夏枯草对人甲状腺癌细胞系 SW579 的促凋亡作用 [J]. 现代肿瘤医学，2009，17（2）：212 – 214.

（林鸿国　黄学阳）

第九节　外科手术与养生

蔡炳勤教授已经年过古稀，声洪如钟，耳聪目明，精神矍铄，健步如风，许多患者、同事都向蔡教授请教养生之道，蔡教授言"游乎空虚之境，顺乎自然之理"，养生首先要识度与守度。"度"即衡量事物轻重、长短、多少的统称，古代圣贤对此多有论述。

孙思邈以"饥中饱，饱中饥"为饮食之度。华佗以"人体欲得劳动，但不当使极尔"为劳逸之度。《内经》以"起居有常，不竭不妄"为房事之度。《论语》以"惟酒无量不及乱"为饮酒之度；"乐而不淫，哀而不伤"为悲欢之度；"君子爱才，取之有道"为理财之度；"亲亲而仁民，仁民而爱物"为精神文明之度；孟子以"仰不愧于天，俯不怍与人"为做人之度。孔子《中庸》以"大德必得其寿"、"仁者寿"为养生之度。

然外科手术与养生又有何关联呢？蔡教授认为，手术即手上功夫，养生乃养性慎生。手术似乎离我们很遥远，与日常养生风马牛不相及，其实不然。人一出生就与手术结缘，从原始的顺产接生断脐带，到今天的心脑血管介入、支架置入；从华佗之麻沸散，到今天的复合麻醉；从孙思邈的葱管导尿，到今天的腔镜取石；从关公刮骨疗伤，到今日断肢再植、器官移植。外科手术随着科技的发展而突飞猛进，人们印象中的劈脑、开腹正逐步被微创、内窥镜所代替，对外科手术必须重新审视。

首先必须正确对待外科手术。外科手术是治病的重要手段，随着科技的进步，生活水平的提高，跟现代人的距离越来越贴近。人们为了追求容貌的美丽，需要整形美容手术，但若一味跟着广告跑，一不小心，整容变毁容。现代生活交通事故频发，自然灾害时有发生，意外创伤使得一部分人必须接受外科清创，甚至截肢手术。尤其是当疾病到了危及生命的关头，往往必须面对手术与非手术治疗作一艰难抉择。媒体曾报道有人因为极度抗拒手术，失去手术机会，导致死亡的案例。中医提倡"随境而安"，提倡"以自然之道养自然之身"。就是说，面对生老病死、天灾人祸等各种负性生活事件应以随遇而安的心境去对待，使你处乱不惊、遇烦不忧。

外科手术只是治病的手段之一，并非洪水猛兽，自古即有。民言"开膛破肚，元气大泻"，认为手术对人体损伤极大，能不做就不做。实则不然，手术往往是挽救生命、治病求常的手段，如同打针、吃药一般，必须调整心态，顺而受之。科学发展使得现代手术向微创方向发展，对人体损伤逐渐减小，手术已不是人们生活中的陌生词汇，而是与生活息息相关。听从医生的话，寻求科学支持，积极做好术前准备、术中配合，术后合理调整饮食、康复锻炼、定期随诊、预防疾病复发都是现代外科养生的内容之一。

术前准备包括身体及心理两方面准备，身体调整到最佳状态，以最好的身体机能迎接手术，心态平和，不急不躁，不恐惧忧虑，身心合一，使得手术顺利进行。术中、术后积极配合医护治疗，同时需讲究饮食之道。古语："进补之度，养生之道，贵在后天；后天之道，脾胃为束。"《难经·十四难》"损其脾胃，调其饮食，适其寒温"，"食物自适，以胃喜为补"，"药食同气，食养为先"，"能食者以气血兼补"。清淡、营养、美味为现代饮食的追求，更符合养生及健康的理念。

术后及早锻炼也是养生的重要内涵，动静结合，不可过劳，亦不可过静，饮食起居有常，锻炼身体更为重要。蔡教授认为，锻炼身体即调节人之气机，久卧久劳皆可伤气，而养生即"养气"，人之气机顺畅，机体通泰，则正气存内，邪不可干。心情开朗、愉悦，则精神良好，即"养神"，疾病康复更快。

外科手术亦与养生密切相关，手术祛邪，养生扶正，为中医扶正祛邪治病理念的延伸。不行手术无法祛邪，更何谈生命；外科术后，积极调养，防病复发，身心调和，即养气、养神，自可达养生之目的。

（刘　明　桂泽红　谭志健）

第十节　分"期"分"机"论治重症急性胰腺炎

重症急性胰腺炎（SAP）起病急，进展快，并发症多，病情非常凶险，目前仍然是腹部外科乃至整个外科领域之中的疑难病和危重病。

重症急性胰腺炎分急性反应期、全身感染期和残余感染期。蔡炳勤教授根据重症急性胰腺炎各期的临床表现，分析出各期的病机特点，提出分"期"分

"机"论治的观点。

一、急性反应期

发病第一个星期之内，患者以急性炎症反应为主要病理表现。主要症状为上腹痛，持续加重的腹胀，大便不通，呼吸困难。主要体征为腹部按之硬、痛。

病机分析：符合"心下痞硬、按之痛"之结胸证，病位在心下，病邪以"水"、"热"为主。证属水热互结之"结胸证"。

治疗原则：泄热逐水同施，前后腹腔并重。

常用方药：甘遂末逐水，复方大承气汤、清开灵等泄热。腹部外敷四黄水蜜，腰部外敷芒硝。

甘遂善治水肿性疾病，被誉为"泄水之圣药"。《伤寒论》"太阳病，重发汗而复下之，不大便五六日，胃府燥矣。从心下至少腹硬满而痛不可近者，大陷胸汤主之"。甘遂为大陷胸汤（丸）的主药，苦寒有毒，归肺、肾、大肠经，具有通里攻下、泻水逐饮的作用。"大陷胸汤关键全在甘遂一味，使下陷阳明之邪，上格之水邪，从膈间分解，而硝、黄始得成其下夺之功"，故甘遂作为君药，功善攻逐水饮，泻热破结。尤怡在《伤寒贯珠集》中也曾说："水饮在胃，必兼破饮之长，故用甘遂。"甘遂"逐水"之力与大承气汤等"泄热"之功结合，前敷四黄清热、后敷芒硝吸水并施，实现水热互结之邪分消运转，避免邪滞局部、化浊成毒。此阶段主攻"腹内高压"，"泄热逐水同施，前后腹腔并重"。

二、全身感染期

发病第2~4个星期，在胰腺及其周围组织坏死、感染基础上出现肺功能障碍、肾功能不全等全身炎症反应综合征。蔡教授根据病程不同阶段的临床表现将全身感染期分为早期、中期、晚期。

1. 全身感染早期

如急性反应期未能及时泄热逐水，水热互结，化痰成浊，正盛邪盛，正邪相争，出现腹胀腹痛、大便秘结、口干口苦、发热、舌红苔黄腻、脉洪等气分邪盛之证。且原心下中焦之邪迅速向上焦侵袭，出现上焦纳气功能受累，临床表现为呼吸急促、低氧血症、ARDS等肺功能障碍；后又累及下焦，出现下焦别浊功能受累，临床表现尿少、尿素氮及肌酐升高等肾功能不全。

病位：三焦。

病邪：水、热、痰、浊诸邪。

病机：诸邪弥漫三焦气分。

病证：气分邪盛证。

治疗原则：在"泻热逐水并施，前后腹腔并重"基础上，加用清三焦气分之水热痰浊之药。

常用方药：大柴胡汤、清胰汤等。

2. 全身感染中期

如病情进一步加重，水、热、痰、浊等邪易从气分逐渐侵及血分，表现为神昏、夜烦躁不安、腹腔穿刺引流液呈暗褐色血性液体、舌红绛。血分受邪易成瘀。

病位：三焦。

病邪：水、热、痰、浊、瘀诸邪。

病机：诸邪弥漫血分。

病证：血分热毒证。

治疗原则：在前治疗基础上加用清血分之热毒药。

常用方药：清瘟败毒饮。

3. 全身感染后期

经过积极抗感染，有效地腹腔引流及前述治疗，如病情未再继续进展，会出现"正虚邪渐退"之势。此时临床表现为神志逐渐恢复，尿量逐渐增多，呼吸功能逐渐改善，腹胀未再继续加重。

此时原先三焦弥漫之邪渐去，但正气也大受耗散，不能一鼓作气地鼓邪外出，水、热、痰、浊、瘀等邪乘正虚而深伏膜原。所以，此阶段虽然整体情况趋于稳定和好转，但胰腺及周边组织感染、坏死病灶吸收缓慢，可持续较长一段时间，符合中医"邪伏膜原"特点：邪在伏脊之前，胃肠之后（胰腺），病位深，一般治疗难速愈。

病位：膜原。

病邪：水、热、痰、浊、瘀诸邪。

病机：邪伏膜原。

病证：邪伏膜原证。

治疗原则：透达膜原，兼清余毒。

常用方药：柴胡达原饮。

三、残余感染期

进入残余感染期，患者的病情较前两期明显平稳，处于"正气逐渐恢复，邪气乘虚留恋"阶段。常表现心下痞满饱胀不适,精神疲倦,呼吸短促,咳痰,食后腹胀加重等。蔡教授将此时病机特点归纳为"寒热错综,虚实夹杂"。

病位:心下。

病邪:水、热、痰、浊、瘀诸余邪。

病机:寒热错综,虚实夹杂。

治疗原则:寒热并调,扶正祛邪。

常用方药:泻心汤等。

蔡教授对于重症急性胰腺炎的临床诊治强调分"期"分"机"治疗:急性反应期从"结胸"论治,抓住"水热互结"的病机,关注腹内高压,集中力量以"泄水逐热同施,前后腹腔并重"。全身感染期从"气血"入手,从"膜原"透邪,抓住"邪漫三焦气血"和"邪伏膜原"的病机,运用包括药物内服、静脉输液、中药外敷、手术引流等多种手段以清热解毒、透邪外出。残余感染期强调"邪去更扶正",抓住"寒热错综,虚实夹杂"的病机,按照"观其脉证,知犯何逆,随证治之"原则施治。

(何宜斌 邹瞭南 黄有星 钟小生 何军明 谭志健)

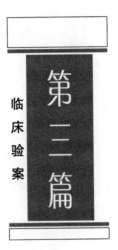

第三篇

临床验案

第一章

肝胆外科医案

第一节 胆囊结石
——胆病从肠治，通腑而利胆

【临床资料】

邱某，女，74岁，住院号：0169083。

因"右上腹疼痛10小时"由急诊收住入院，CT：胆囊多发结石，胆囊炎。

中医诊断：腹痛。

西医诊断：胆囊结石伴急性胆囊炎。

【证治经过】

首诊：2012 - 5 - 5

[临证四诊] 右上腹疼痛、胀痛为主，大便数日未解，舌红苔微黄，脉弦滑。

[理法方药] 大便难解，腑气不通，六腑以通为用，十二脏皆归于胆，腑不通，浊不降而上归于胆，中清之腑受浊而失清，浊滞发为胀痛。按照蔡教授提出的"胆病从肠治"原则，予通腑泄浊之法，降肠浊，还胆清。拟方：

柴胡15g	白芍40g	甘草5g
枳实15g	大黄10g（后下）	延胡索30g
青皮5g	虎杖15g	

[方义药解] 四逆散疏肝健脾；大黄、虎杖通腑泄浊；延胡索活血行气止痛；青皮疏肝破滞。

二诊：2012 - 5 - 7

服方两剂，大便畅解，腹痛随减，诸症平，保守治疗成功出院。

【辨治思路】

作为六腑之一的"胆"，其对胆汁的受纳排空、虚实交替，体现了"六腑以通为用"的基本生理特性，胆一方面受纳肝之余气积聚而成的胆汁，另一方面适时将胆汁排出注入十二指肠以"行津液"、"化水谷",从而实现胆汁的运转。其充盈饱满和排空萎缩又是形态上虚实交替运转。通则不痛,痛则不通,故临床上胆道疾病多与各种原因引起的胆道梗阻,胆汁排泄不畅有关。

临床上常发现胆病腹痛急性发作时常伴的一个症状就是"便秘",通便后往往腹痛也随之有不同程度的缓解。因此,蔡教授认为,防治胆病应从"肠"计议,提出"胆病从肠治"的学术观点。

"胆病从肠治"也为胆道疾病的预防提供了值得借鉴的防治思路。

(何宜斌 钟小生 何军明 谭志健)

第二节 胆囊结石(术后咳嗽)
——地黄饮子化痰开窍醒神

【临床资料】

陈某,男,74 岁,住院号:8703212。

因"上腹部隐痛 1 周,加重 4 天"由急诊收入院。

辅助检查:血常规:WBC:$17.25 \times 10^9/L$, N:82.1%;肝功:TB:$30.5\mu mol/L$。B 超:胆囊壁增厚,胆囊多发结石,胆囊炎,胆囊壁水肿,胆囊周围炎。行急诊腹腔镜下胆囊切除术。既往患高血压病 30 余年、糖尿病 20 余年。5 年前发生脑梗死,遗留右侧肢体不利。吸烟史 40 余年,少量饮酒。

中医诊断:胆胀。

西医诊断:胆囊结石伴急性胆囊炎。

【诊治经过】

首诊:2012 - 6 - 11

[临证四诊] 腹腔镜下胆囊切除术后第 5 天,神疲,日但欲寐,醒后咳嗽,喉间有痰鸣,口干欲饮,饮水不多,眼花耳鸣,腰背痛,形体肥胖,面色晦暗,大便溏。舌红绛少苔,脉短,重按无力。

[理法方药] 高血压、糖尿病、中风病史,形体肥胖,面色晦暗,可知其素体肝肾阴虚、脾虚痰湿内盛。加之手术应激,肝应激而亢,肝亢侮金故作咳;寐为阳气外达之时,此时阳亢更甚,故醒后咳甚。肝亢乘脾,脾虚不化湿,湿滞成痰,痰浊内生而成痰湿内盛之本,手术应激而亢,肝亢生风,风性上扬,夹痰湿上扰清窍,扰髓则神疲神昏欲寐,扰眼则眼花,扰耳则耳鸣;痰

浊阻滞气机，停滞于喉间，故喉间痰鸣。阴虚日久，阴损及阳，虚阳浮于上，衰于下，下焦、腰腑失于温煦，故大便溏、腰腑痛。舌红绛少苔，脉短，重按无力为阴虚阳亢，痰浊瘀阻之象。治以平肝风，化痰浊，益肾阳，补肾阴。拟方地黄饮子加减：

生地黄 30g	山萸肉 15g	益智仁 15g
熟附子 10g	肉桂 3g（焗服）	麦冬 30g
石斛 20g	五味子 10g	石菖蒲 20g
制远志 5g	牡蛎 30g	鳖甲 30g（先煎）
钩藤 10g（后下）	阿胶 10g（烊化）	

［方义药解］地黄饮子：滋肾阴，补肾阳，化痰开窍。方中熟地黄、山茱萸补肾填精；去肉苁蓉、巴戟天之辛热，易为益智仁以温肾暖脾；桂附以助温养下元，摄纳浮阳，引火归原；石斛、麦冬、五味子滋阴敛液，壮水以济火；石菖蒲、远志开窍化痰、交通心肾以治上，则上窍得开。加牡蛎、钩藤、鳖甲加强平肝之力，阿胶一味以滋阴。

二诊：2012 - 6 - 14

［临证四诊］上药服三剂后，精神明显转佳，日但欲寐症状明显改善，咳嗽明显减轻，喉间痰鸣减少，耳鸣消失，腰痛减轻，且胃纳佳，欲饮食。舌干红少苔，脉濡滑。

［理法方药］下元得以温补，浮阳得以敛降，痰浊已去大半，清窍开、脾胃苏醒，故精神好转、胃纳转佳、腰痛减轻、大便实。肝亢得以平敛，故咳减少、无耳鸣。续服原方 2 剂后，诸症进一步减轻，后期以健脾益胃之品调之。

【辨治思路】

术后咳嗽是常见的一种临床症状，有效地缓解咳嗽、咯痰等症状，有利于患者术后的快速康复。一般处理措施不外雾化、消炎、化痰、拍背等治疗，中药方面也往往围绕"肺"做文章。该病例患者在使用地黄饮子之前也使用一段时间温胆汤，但效果不显，改用地黄饮子后，其效即显。究其原因，仍不离临证四诊，尤其是考虑到患者既往疾病和素体情况，结合手术应激的因素，从而以"肝肾同治"的方法取得良效，也验证了《素问·咳论》："五脏六腑皆令人咳，非独肺也。"

地黄饮子出自金元四大家之首刘完素的著作《黄帝素问宣明论方》，简称《宣明论方》。"主喑痱证，主肾虚。内夺而厥，舌喑不能言，足废不为用，肾脉虚弱，其气厥不至，舌不仁。《经》云喑痱，足不履用，音声不出者，地黄饮子主之。治暗痱，肾虚弱厥逆，语声不出，足软不用。"从病因病机上分析，本方证"痱"乃下元虚衰，虚阳上浮，痰浊随之上泛，堵塞窍道所致。下元虚衰，筋骨痿软无力，故四肢无力甚至足废不能用。痰浊上泛，堵塞窍道故舌强不能言。从本方药物组合来分析：熟地黄、山茱萸滋补肾阴；肉苁蓉、巴戟天温壮肾阳，并以附子、肉桂之辛热，协上药以养真元，摄纳浮阳；麦冬、石斛、五味子滋阴敛液，使阴阳相配；菖蒲、远志、茯苓交通心肾，开窍化痰。综观全方，上下并治，标本兼顾，共奏滋肾阴、补肾阳、开窍化痰之功。中医素有"异病同治，同病异治"之法，故临床凡病因病机相同之病症，用本方补肾阴、壮肾阳，使水火相济，皆可获效。本例患者素体阴虚、痰浊内盛之体，加之手术损伤，肝风亢动，导致下元亏虚，虚阳上浮，肝风夹痰浊上蒙清窍，病机相同，拟方地黄饮子加平肝之品，收效明显。

（黄有星　何宜斌　刁竞芳）

第三节　肝胆管结石
——大柴胡汤合豉栀汤治术后不寐

【临床资料】

刘某，女，31岁，住院号：0214991。

中医诊断：胆胀。

西医诊断：肝胆管结石。

【证治经过】

首诊：2012 - 1 - 19

[临证四诊] 肝胆管结石取石术后3天，恶心呕吐，眩晕，难以入睡，心烦，胸闷，便秘，口干口苦。前几天自觉少许感冒症状：鼻塞，流涕。平素眼易干涩，易上火，口腔易溃疡，腰痛，易疲劳，便秘。月经量少。舌红苔微黄，脉弦滑略浮，沉取无力。

[理法方药] 患者素体阴虚，肾水不涵养肝木，肝木失滋养，肝阴不足，肝阳上亢，故眼干涩、口腔溃疡、口干口苦。肠失津润而便秘，血海失充故月经量少。又逢手术刺激，肝之应激而更亢，肝阳上亢，相火扰动君火（心火），故眩晕、心烦、胸闷、不寐。急则治其标，从肝论治，予疏肝解郁、通腑泻热法，方

取大柴胡汤合豉栀汤：

淡豆豉 10g	栀子 15g	白芍 40g
甘草 5g	黄芪 30g	赭石 30g（先煎）
柴胡 10g	牛蒡子 15g	黄芩 10g
大黄 10g		

［方义药解］豉栀汤可以泻三焦火，清心解烦，且淡豆豉还可解表，一药两得；白芍养阴清热凉血，佐甘草成芍药甘草汤酸甘化阴；柴胡、黄芩、大黄取大柴胡汤之意，清上焦，通腑泄热；佐牛蒡子清热通便；黄芪补气，在代赭石重镇引导下，可引所补之气聚于下焦而避免补气上冲而加重上焦闭塞感（效仿张锡纯用药心得）。

二诊：2012 - 1 - 20

服用一剂后，当晚睡眠佳，大便通，心烦消失。

【辨治思路】

该病例素体阴虚肝旺，加之手术刺激，肝之应激而亢，肝阳独亢于上，按照蔡教授"术后应激，从'肝'论治"的治疗原则，选用大柴胡汤治疗，其效即显。

该病例服药一剂而效显症平，也说明中医临证中只要辨证准确，拟方恰当，疗效即显，中医不一定就是"慢郎中"。

（何宜斌　沈展涛　钟小生）

第四节　肝胆管结石（术后腹胀）
——疏肝温下消腹胀

【临床资料】

李某，男，37 岁，住院号：0221622。

中医诊断：黄疸。

西医诊断：①肝胆管结石；②肝左外叶切除＋胆总管切开肝内胆管取石＋T管引流、胆囊切除手术史。

【证治经过】

首诊：2012 - 5 - 3

［临证四诊］肝管切开取石术＋肝部分切除＋胆道镜取石＋腹腔粘连松解术之术后 3 天，腹胀，无力排便，眠差，口苦，口不干。舌淡红、边有瘀斑，苔白

厚腻，脉细滑微弦。

［理法方药］手术刺激，肝之应激而亢，故口苦；肝亢扰心，故眠差；肝气乘脾，脾虚无力运化，故腹胀。治疗以疏肝健脾为法，佐以温下，协助通腑排便。

大黄 10g（后下）	熟附子 15g（先煎）	细辛 3g
茯苓 15g	柴胡 15g	枳实 15g
甘草 5g	杏仁 10g	厚朴 15g
青皮 5g	吴茱萸 5g	黄芪 30g
代赭石 30g（先煎）		

［方义药解］四逆散疏肝健脾；大黄附子细辛汤温下通腑；杏仁宣肺通腑，取提壶揭盖之义；黄芪补气；代赭石引所补之气下行；少佐青皮起补气而不滞之意；吴茱萸、厚朴温中行气。

二诊：2012 - 5 - 4

服方一剂，大便畅解，腹胀明显减轻，口苦不适改善，恢复进食。

【辨治思路】

一方面，手术应激，肝亢而起乘脾，脾虚无力行气，故腹胀；另一方面，中焦太阴脾土喜燥，气得温则行，故拟方上"疏肝与温下同施，补气与行气并行"。方中加代赭石一味，取意张锡纯《医学衷中参西录》中有关代赭石之描述："性甚平和，虽降逆气而不伤正气，通燥结而毫无开破……"且张锡纯常参赭同用，寓意代赭石引参所补之气下趋，以治上盛下虚之证，此方黄芪与代赭石同用，也仿此意，代赭石减黄芪补气偏升之势，增补气下行之力。

（黄有星 何宜斌）

第五节 先天性胆总管囊肿（术后发热）
——白虎汤灌肠，古方新法

【临床资料】

梁某，女，45 岁，住院号：0221983。

中医诊断：腹痛。

西医诊断：先天性胆总管巨大囊肿。

入院后持续数日午后至傍晚发热，曾予积极抗感染治疗，病情缓解不明显，有少许畏寒，咳嗽，痰略黄，舌红，苔微黄腻，脉浮滑数。考虑外寒内热，予麻杏石甘汤 2 剂后，发热症状消失，顺利接受手术治疗。

【证治经过】

首诊：2012 - 4 - 29

[临证四诊] 先天性胆总管囊肿切除 + 胆管 - 空肠吻合术术后第 2 天，神疲乏力，发热，汗出，口干，肛门未排气排便，舌暗红，苔黄微腻，脉滑数。

[理法方药] 术前一段时间发热，正邪已相争一段时间，正气有所亏耗，加之手术耗气伤血，气分、血分更虚，空调病房可使患者寒温不适，寒邪乘虚而直入气分和营血。高热、汗出、口干，符合气分热盛证；舌暗红，大便未解，兼有热入营血之象。予白虎汤加减：

石膏 30g（先煎）	知母 30g	甘草 15g
连翘 30g	青蒿 30g	大黄 30g
牡丹皮 30g	虎杖 30g	

用法：灌肠（因术后早期禁食禁饮，故采用灌肠之法）。

[方义药解] 大黄、虎杖通腑泄热，丹皮、青蒿清血分之热，连翘透气分之热。

二诊：2012 - 4 - 30

[临证四诊] 灌肠而便解，热退而未再反复。

【辨治思路】

典型气分热盛证，但由于术后早期禁饮之限制，临证思变，改为白虎汤灌肠治疗，殊途同归。《临证指南医案·凡例》："看此案，须文理清通之士，具虚心活泼灵机，曾将《灵》《素》及前贤诸书参究过一番者，方能领悟其中意趣，吾知数人之中，仅有一在知音者，潜深默契。若初学质鲁之人，未能踏等而进，恐徒费心机耳。"在中医临证诊治中，同样需要虚心、活泼、灵机。

（何宜斌 郑志鹏 钟小生 何军明 谭志健）

第六节　胆总管囊肿

——"腹痛钻入心，温运破寒冰"

【临床资料】

徐某，男，43 岁，住院号：3024089。

因"腹痛一月余"于 2012 年 2 月 14 日入院治疗。

发病经过：2012 年 1 月 20 日（农历辛卯年腊月二十七，大寒节气前一天）

与友饮酒（白兰地）至凌晨 5 时，后出现上腹部疼痛，痛处固定，位于上腹部正中，持续性闷痛，阵发性加重，加重时伴腰背部胀痛不适，进食后或夜间疼痛加重，先后前往某人民医院、某大学附属第一医院、某医学院附属医院就诊治疗，分别使用曲马多、度冷丁、多瑞吉等止痛，但效果都不理想，患者因疼痛而惧怕进食，且因疼痛彻夜难眠，常倚床顶腰，难以平卧。1 月来患者体重减轻 30 余斤。主要的辅助检查：全腹 CT 提示胆总管下段囊肿。

中医诊断：腹痛。

西医诊断：胆总管囊肿。

【证治经过】

首诊：2012 - 2 - 14

[临证四诊] 上腹部疼痛，闷痛，向后背放射，间有少许恶心欲呕感，与进食关系较密切，多在进食半小时后出现；夜间疼痛明显，影响睡眠，疼痛发作时喜屈曲位，不能平卧，喜用手顶腰或倚床顶腰；伴少许汗出，自行冲热水澡后疼痛可有所缓解。目前少许怕冷，无自汗盗汗，因害怕疼痛影响进食，十余天未明显进食，大便七日未解，肛门有排气，口不渴。舌淡红，苔白厚腻如积雪，脉左细右细紧。（彩图 1）

[理法方药] 1 月 21 日恰逢大寒节气，凌晨寒邪最甚，加之饮酒致胃肠一时酒热络开，大寒之邪乘络虚而直中胃肠起病。虽辗转数家医院治疗，但由于未经发汗或涌吐治疗，邪上不能从太阳汗而解之，下不能从阳明便而解之，寒夹酒湿之邪伏于半表半里的膜原（胃肠之后，伏脊之前），故上腹部正中疼痛，向后背放射。发作时喜用热水冲浴，舌淡红，苔白厚腻如积雪，脉紧符合寒湿凝滞之象。证属：寒湿凝滞。病位：中焦膜原。治以温运透运：温中化湿，散寒止痛，佐透达膜原之邪。方取良附丸合理中汤合达原饮加减。

高良姜 15g	香附 10g	细辛 3g
吴茱萸 5g	草果 15g	槟榔 10g
厚朴 15g	白术 20g	白芷 15g
炙甘草 5g	花椒 5g	连翘 10g
桂枝 10g		

外治法：①吴茱萸 250g + 花椒 50g + 麻黄 50g + 粗盐 250g，炒热外敷腹部疼痛处；②艾灸阳陵泉、足三里、中脘穴；③嘱进食姜粥，服药后即刻沐足助出汗。

[方义药解] 良附丸温胃散寒止痛；吴茱萸、细辛、花椒既可散寒，也可防

寒邪入厥阴、少阴；桂枝、白术健脾温中化湿；达原饮透达膜原之邪，引邪外出。加一味连翘，起反佐，避免化湿散寒之温热药性上扰心神；也借连翘发表之力，开通邪从肌表所出之路。

寒湿凝滞，如同局部有寒冰，故借温药破冰散寒化湿，必出现类似破冰之激烈变化，引起疼痛加重，将此变化事先告知患者及其家属，让其有心理准备。是否有疗效要看疼痛加重的同时有无呕吐或大量出汗或大便增多，如果有相关变化，则提示病情有转机。

二诊：2012 - 3 - 6

[临证四诊] 服方1剂，当晚疼痛持续一宿（体查已排除急腹症），汗出明显，恶心欲呕，今晨解大便一次，量多，质软，便后疼痛顿觉减轻，自觉周身如释重负，进食早餐后上腹部少许隐痛不适，中午开始患者酣然入睡4小时，睡醒后诉上腹部少许隐痛不适。白腻苔较昨变薄。

[理法方药] 患者服用中药后疼痛加重，汗出，大便解，符合用药预期，且能酣然入睡4小时，病情呈现转机之象。守前方继续温运破寒冰。

三诊：2012 - 3 - 8

[临证四诊] 服药3剂，疼痛较入院减轻，但间有反复，自觉腹部辘辘肠鸣，且出现明显饥饿感，欲饮食，大便较前增多偏烂，上腹部少许隐痛不适。舌淡红，苔腻较前减退，脉细滑。

[理法方药] 温运破中焦寒冰，冰化成水湿，故腹部辘辘肠鸣明显、大便烂。寒冰渐化，脾胃中土复苏，故食欲恢复。在睡前加服一剂小建中汤以建中州之气，同时加大白芍用量以增加缓急止痛之功，半夏燥湿逐水，加吴茱萸和细辛以温化寒湿，葛根解酒酪之伏毒（发病之诱因是饮酒）。

桂枝20g	酒白芍50g	防风10g
大枣10g	炙甘草10g	生姜10g
法半夏15g	吴茱萸5g	细辛3g
煨粉葛30g		

外治法：另改用外敷之方，加强祛寒止痛药物：

吴茱萸100g	乳香50g	醋没药50g
白芥子50g	生川乌50g	制天南星50g

四诊：2012 - 3 - 9

更方服药一剂，眠可，进食后无疼痛不适，未再使用多瑞吉止痛贴止痛；大便3次，质稀，量一般；无发热，无呕吐，上腹部少许隐痛不适，自觉整体病情较前明显改善。效不更方，守前方继续用药。

五诊：2012 - 3 - 12

[临证四诊] 患者前晚外出散步受寒，后出现鼻塞、头痛不适，上腹部疼痛再作，伴腰背部酸胀不适。舌红苔薄微黄，脉滑。（彩图2）

[理法方药] 患者傍晚外出散步受寒，加之近两天天气骤变，寒潮来袭，寒湿之邪再次凝聚，故患者病情反复，腹痛再作。治疗继予温中散寒止痛，在前方基础上加用黄芪补气固表。久病必有瘀，故加一味水蛭以增强破瘀止痛之功；同时水蛭破瘀而不伤正，配合黄芪可起补而不滞之效，正如《医学衷中参西录》中论述水蛭："故但破瘀血而不伤新血。且其色黑下趋，又善破冲任中之瘀，盖其破瘀血者乃此物之良能，非其性之猛烈也。《神农本草经》谓主妇人无子，因无子者多系冲任瘀血，瘀血去自能有子也。其味咸为水味，色黑为水色，气腐为水气，纯系水之精华生成，故最宜生用，甚忌火炙。凡破血之药，多伤气分，惟水蛭味咸专入血分，于气分丝毫无损。且服后腹不觉疼，并不觉开破，而瘀血默消于无形，真良药也。"另方中加怀山药一味可在一派温药之中起到固护脾胃之阴之功，避免温药过燥伤阴。

高良姜 15g	香附 5g	草果 15g
槟榔 15g	厚朴 15g	白术 20g
炙甘草 5g	炒白芍 40g	法半夏 15g
延胡索 20g	黄芪 30g	水蛭 6g
山药 30g		

夜间加服一剂桂枝汤合大建中汤以建中州之气，调和营卫，且加大白芍用量，缓急止痛：

桂枝 20g	酒白芍 50g	防风 10g
大枣 10g	炙甘草 10g	生姜 10g
法半夏 15g	吴茱萸 5g	细辛 3g
煨粉葛 30g		

外治法：外敷药物加用五灵脂以增强止痛化瘀之功：

吴茱萸 100g	乳香 50g	醋没药 50g
白芥子 50g	生川乌 50g	制天南星 50g
五灵脂 30g		

服药后腹痛未作，病情好转，带药出院。

【辨治思路】

蔡教授在临床诊治过程中，对于脾胃病变，非常注重"脾升胃降，气机运转"。治疗上强调"气得温则行"，以"运"法中的温运为脾胃治疗大法。该病例的证治始终贯彻蔡教授的"温运"之法，从临床症状方面收到了良效，减轻了患者的钻心之痛。而"温运"之法形式多样：除了中药汤剂的内服外，还运用了包括艾灸、中药热奄包外熨、沐足在内的等种形式。对病机的形象化描述也是该病例处理过程中的一个特色，用"寒冰"形象地说明中焦寒湿凝滞证，也通过"破冰"形象地解释了温化寒湿过程中出现"腹痛加重、大便稀溏、腹部辘辘肠鸣"等现象，让患者及家属对病情和治疗有了一个直观的了解，对病情变化有了形象的理解。

蔡教授指出，虽然通过目前治疗暂时减轻了患者的病痛，但由于患者此前腹痛性质为痛有定处、持续不缓解。这种疼痛多是器质性病灶引起的疼痛，从"治病求本"的角度看，该患者根本性的治疗还需通过手术切除病灶，让符合生理特点的解剖重建来代替其病理的解剖畸形。由于患者及家属暂不选择手术治疗，故此次腹痛症状改善后患者选择带药出院。

（何宜斌　郑志鹏　钟小生　何军明　谭志健）

第七节　肝脓肿
——清泄托毒法治肝痈

【临床资料】

梁某，男，41岁，住院号：3008593。

因"发热10天"入院，肝胆脾胰彩超、CT均提示：考虑肝左叶脓肿。发病前长期大量食用羊肉、牛肉等肥甘厚腻之品，长期酗酒。

中医诊断：肝痈。

西医诊断：肝左叶脓肿。

【证治经过】

首诊：2010 - 5 - 10

[临证四诊] 每日约16时左右体温升高，在38℃左右，无恶寒，汗出多，口干喜冷饮，无身目黄染，无腹胀腹痛，无恶心呕吐，纳一般，眠差，大便烂，小便黄。舌红，苔黄干，脉细数。

[理法方药] 患者长期饮食不节，损伤脾胃后天之本，又因长期居住于岭南

潮湿之地，易感湿毒之邪，脾弱气虚表不固，无力抗邪，湿毒入里化热，热毒壅盛于肝经，不通则痛，故见肝区疼痛；少阳热毒，故每日下午 16 时左右体温升高；患者病情迁延 10 天左右，汗多，脉象细数，未见洪大脉象，体温升高但无高热，均为正气亏虚、无力抗邪之象。目前肝痈热毒之邪壅盛，扰及睡眠，当予清热凉血解毒为主；但正气亏虚，则须配合托法。方药选用犀角地黄汤＋透脓散加减。

水牛角 30g（先煎）	黄连 5g	生地 15g
丹皮 10g	黄芪 30g	大黄 10g
当归 10g	皂角刺 10g	金银花 15g
甘草 5g	石膏 30g（先煎）	

二诊：2010－5－13

[临证四诊] 精神较服药前好转，无发热恶寒，右胁肋部闷痛不适，无身目黄染，少许汗出，口干不苦，纳眠一般，大小便正常，舌红，苔厚而干微黄，脉弦细略数。

[理法方药] 患者汗出减少，多日无发热，为热毒之邪渐去的表现，但目前舌象仍红、苔干厚略黄，右胁肋部闷痛不适。考虑余热未清，病在少阳，方选大黄泻心汤加减。兼以益气托毒，选用透脓散中的黄芪、皂角刺等品。

大黄 10g	黄连 5g	黄芩 10g
法夏 15g	赤芍 10g	黄芪 30g
陈皮 10g	金银花 15g	甘草 10g
皂角刺 10g		

三诊：2010－5－15

[临证四诊] 右侧胸胁少许胀闷，无腹痛，夜间汗出，无口干口苦，无发热恶寒，无腹胀，纳眠一般，二便正常，舌红，苔薄黄，脉弦。辅助检查：血常规基本正常。腹部 CT：肝左叶病灶较前明显缩小。

[理法方药] 患者复查血象示白细胞正常，舌苔较前薄，考虑热象退，仍有夜间汗出，乃气虚之象，中药须适当减少清热利湿之品。此外，可加用防风，取其风药胜湿之功，兼有疏肝之能；右侧胸胁胀闷，加延胡索、柴胡、青皮、佛手等兼以疏肝理气。

黄芪 20g	防风 10g	苍术 15g
丹参 15g	延胡索 10g	柴胡 10g
赤芍 10g	浙贝 15g	炙甘草 5g

| 青皮 10g | 黄芩 15g | 佛手 10g |

四诊：2010 – 5 – 18

诸症改善，自觉无不适，康复出院。

【辨治思路】

蔡教授认为：中医"肝痈"属广义"疮疡"范畴、狭义的"痈"范畴。其发生、发展、变化过程是与气血、脏腑、经络等方面有极其密切的关系，因而在治疗中既要重视疮疡的局部病变，又要重视患者整体情况，分清寒热、虚实、表里、阴阳。消、托、补等诸法随证而施。其中"托法"是中医外科内治法的一大特色，即用补气、活血、透脓药物，扶正托毒，使邪毒外泄而正安的方法。根据正气强弱分托毒法和补托法，但这仅对于"外痈"而言。而对像"肝痈、肠痈"之类的"内痈"，治疗思路上需要做些调整。"外痈"位于体表，毒外泄即离体而向愈；但"内痈"如毒外泄，则入腹腔致毒邪弥漫，反而加重病情。所以，"肝痈、肠痈"之类"内痈"成脓期既要透脓又要防外泄，既要活血又不可动血。本例"肝痈"，高热、汗出、口渴、便溏，处于成脓期，既要透脓但不能使脓流入腹腔，既要活血又不能让毒邪从血中扩散。故治疗上采取"清泄托毒法"，取透脓散中的黄芪、当归补气活血，去川芎动血之品；仍取少量皂角刺托毒，去穿山甲之透脓；重用水牛角、生石膏、丹皮、生地以清热凉血；大黄、金银花泄热，使毒邪从大便排出。加入防风既有风药胜湿，又有疏肝之能，颇有新意。

（王松 仇成江 何宜斌）

第八节 肝 吸 虫
——乌梅丸解 16 年腹痛顽疾

【临床资料】

王某，女，34 岁，住院号：0209231。

因"腹痛反复发作 16 年"入院。腹痛以右上腹及胃脘部明显，向背部放射，不发作时如常人。疼痛发作与进食有关，一般进食 1 小时后出现，伴恶心欲呕，自行催吐后可减轻。疼痛也与便秘有关，如多日未解大便，疼痛发作频率就高。腹部 CT 检查：肝右后叶肝内胆管多发小结石，肝右后叶胆管轻度扩张。粪便常规：未发现虫卵。肝吸虫抗体：阴性。

中医诊断：腹痛。

西医诊断：①腹痛查因；②肝胆管结石。

【证治经过】

首诊：2012 - 2 - 14

[临证四诊] 右上腹及胃脘部连胸前区闷痛不适，放射至肩背部；伴恶心欲呕，无恶寒发热，口稍干，无口苦，无腹泻，纳眠差，小便调，入院后解少量偏干大便，此前 3 天未解大便。舌红，苔白，脉弦滑。

[理法方药] 心下满，按之不痛，谓之痞。治以辛开苦降，和胃止痛。方取半夏泻心汤加减：

法半夏 15g	黄连 5g	黄芩 10g
党参 15g	瓜蒌子 20g	钩藤 5g（后下）
苦杏仁 5g	木蝴蝶 15g	橘络 5g
茯苓 20g	炙甘草 5g	

[方义药解] 加钩藤平肝降逆止呕；橘络通络止痛；瓜蒌宽胸理气，并润肠通便；苦杏仁宣上，寓意提壶揭盖，润肠通便；茯苓益气健脾；木蝴蝶疏肝和胃止痛。

二诊：2012 - 2 - 16（蔡炳勤教授查房）

[临证四诊] 服前方 2 剂后，胃脘部及右上腹腹痛有所减轻，仍自觉胸前区闷堵不适，进食后胃脘部饱胀明显，大便较前略有改善，但仍不顺畅，量少偏干。舌苔脉同前。

[理法方药] 结合患者疼痛发作特点，与《伤寒论》中厥阴蛔厥证相似："蛔厥者，其人当吐蛔，今病者静而复时烦者，此为脏寒，蛔上入其膈，故烦，须臾复止，得食而呕，又烦者，蛔闻食臭出，其人常自吐蛔，蛔厥者，乌梅丸主之。"尤其是"进食后疼痛发作，恶心欲呕，间歇发作，不发作时如常人"与"得食而呕，又烦者，蛔闻食臭出"相似。更方为乌梅丸加减：

乌梅 15g	肉桂 3g（焗服）	黄连 5g
花椒 10g	关黄柏 10g	干姜 10g
细辛 3g	当归 10g	熟附子 15g（先煎）
党参 15g	蜜枇杷叶 15g	

[方义药解] 加一味蜜枇杷叶起和胃止呕之功。

三诊：2012 - 2 - 17

[临证四诊] 更方服药一剂后，自觉药物口感偏麻，但诉大便极其顺畅，这种感觉多年未曾出现，胸闷等不适明显改善，进食后少许胃胀不适。夜梦较前增多。舌红，苔较前略黄，脉弦滑。

[理法方药] 患者苔较前略黄，夜梦增多，热象有所明显。前方减干姜量以减温热之性。

四诊：2012-2-18

[临证四诊] 大便顺畅，腹痛、胸闷未发作，进食后少许胃胀不适，诉夜梦多、梦话多。舌红，苔微黄，脉弦滑。

[理法方药] 花椒、附子、细辛、肉桂等药温热之性强，易扰心神，故加连翘清心火。加代赭石一味，仿张锡纯喜用代赭石取其引药性下趋之用。

乌梅 15g	肉桂 3g（焗服）	黄连 5g
花椒 10g	关黄柏 10g	连翘 10g
细辛 3g	当归 10g	熟附子 15g（先煎）
党参 15g	蜜枇杷叶 15g	代赭石 30g（先煎）

五诊：2012-2-24

行 ERCP 提示：胆总管下段狭窄，炎性可能性大。

六诊：2012-2-25

鼻胆管引流液中可见肝吸虫，明确诊断为：肝吸虫病。

七诊：2012-2-28

肝吸虫病，与中医"蛔厥证"相符，乌梅丸治疗有效，腹痛未发，诸症改善，带药出院，门诊随诊。

八诊：2012-3-10

门诊复诊，病情平稳，腹痛未再发作。

【辨治思路】

蔡教授在临床上强调"反复发作，经久不愈的病变多具备'寒热错综，虚实夹杂'的临床特点"。此外，蔡教授也特别强调抓住"特征性的临床表现"是此类反复发作病史患者辨证论治的关键。该患者"特征性的临床表现"是：进食后疼痛，恶心欲呕（自行催吐，其烦可知），间歇发作，不发作如常人（有别于外科的一般感染）。其对应了《伤寒论》中蛔厥证的临床表现，也符合"寒热错综、虚实夹杂"的临床特点。用药后患者症状的明显改善也验证了辨证方向的正确。服药一剂即出现大便畅解，很好地说明中医临床只要辨证准确，用药对证，其效即显，充分体现中医药简、便、灵、验的优势。

在通过鼻胆管引流引出肝吸虫之前，相关影像学和血液、粪便检查一直未能明确有无吸虫感染，治疗方案仍围绕肝内胆管结石、胆道感染治疗，效果一般。此时中医药介入，通过四诊分析，认为符合中医"蛔厥证"，进而借助中药及时缓解患者的病痛。该病例的处理可以为临床上如何选择中医药介入最佳时机提供借鉴思路。引进 ERCP 这种"诊断性治疗"手段：既可明确诊断，又是一种有效积极地引流手段，符合中医"邪有出路"的治疗思路，是中医"四诊"与"八法"的延伸与拓展。

（何宜斌　刁竞芳　黄有星）

第九节　肝癌（术后发热、腹胀、不寐）
——肝宜疏运，脾宜温运

【临床资料】

钟某，男，52 岁，住院号：0220043。

中医诊断：肝积（术后）。

西医诊断：肝右叶巨块型肝癌（术后）。

【证治经过】

首诊：2012 - 3 - 23

［临证四诊］右半肝切除术术后第三天，眠差，半夜自觉发热，烦躁，腹胀，肛门未排气。舌红，苔白厚腻，脉细滑。

［理法方药］肝切除手术属于腹部外科大手术，能引起机体强烈的应激反应，"肝"作为将军之官首当其冲，应激而亢，肝亢相火扰君火，故眠差、烦躁；阳亢而热，故发热；肝亢乘脾，加之手术伤脾，脾虚无力运化，易生湿，故苔白厚腻；阳亢于上，衰于下，下焦虚寒，气不得温则滞，故脉沉取细而无力，气滞则腹胀。治予疏肝健脾以运气，温中行气以化湿。方取四逆散合实脾饮加减：

柴胡 15g	赤芍 10g	酒白芍 15g
枳实 15g	炙甘草 10g	熟附子 15g（先煎）
茯苓 20g	白术 15g	干姜 10g
木瓜 20g	草果 15g	厚朴 15g
瓜蒌子 15g	法半夏 15g	

外治法：①吴茱萸 250g + 花椒 250g + 粗盐 250g，炒热外敷腹部；②大黄附

子细辛汤保留灌肠。

[方义药解] 四逆散疏肝健脾，调和肝脾，肝气条畅则不亢，脾气健则气有生化之源；实脾饮温阳健脾，湿得温则易化，气得温则易行；瓜蒌子清上焦湿热，合半夏化痰安神；大黄附子细辛汤温下通阳促排便。

二诊：2012 - 3 - 25

[临证四诊] 服上方2剂后，肛门排气排便可，腹胀明显减轻。诉尿频，夜间心烦，眠差。舌苔白厚腻较前减轻但中微黄。

[理法方药] 湿得化，从小便走，故尿频；气得行，故排气、排便。但温化之药易燥热扰心，故在前方基础上去半夏，减干姜量以减温燥之性，加用连翘、淡豆豉清心火。

三诊：2012 - 3 - 26

[临证四诊] 腹胀不显，肛门排气排便，心烦有所减轻，夜觉潮热，少许汗出，少许咳嗽。舌较前红，苔中部偏黄，脉较前略弦滑。

[理法方药] 术后湿阻，日久化热蕴蒸，故更方三仁汤清化湿热；佐青蒿、茵陈清肝热；丹皮入血分，清血分虚热；白术、茯苓健脾，取意"见肝之病，知肝传脾，当先实脾"[1]

茵陈20g	白术15g	茯苓15g
泽泻15g	苦杏仁5g	豆蔻10g（后下）
薏苡仁30g	通草5g	淡竹叶10g
法半夏10g	青蒿15g	牡丹皮10g

[附注] [1] 引自《金匮要略·脏腑经络先后病脉证》："夫治未病者，见肝之病，知肝传脾，当先实脾，四季脾旺不受邪，即勿补之；中工不晓其传，见肝之病，不解实脾，惟治肝也。"

四诊：2012 - 3 - 30

[临证四诊] 服前方后，心烦减轻，但眠仍差，夜盗汗，口干。舌红，苔薄黄，脉弦细。

[理法方药] 经过一段时间的温运利湿，湿象不显，阴虚之象渐显，故出现眠差、盗汗、口干。更方为四逆散＋阿胶鸡子黄汤疏肝柔肝：

柴胡10g	枳实15g	白芍40g
甘草5g	赤芍10g	络石藤30g
茯神15g	牡蛎30g	生地黄20g
决明子15g（先煎）	茵陈15g	钩藤10g（后下）

阿胶 10g（烊化）

五诊：2012 - 4 - 3

心烦减轻，夜眠改善，口干、盗汗均好转。

【辨治思路】

术后胃肠功能的恢复对患者健康的恢复有重要的影响。如较长时间不能排气排便，一方面腹胀，腹腔压力升高，增加术口张力，且腹胀，膈肌上抬，影响呼吸；另一方面，腹胀，肠道菌群易位，增加感染几率。

蔡教授认为，术后早期"肝之应激"是引起术后诸多不适的启动因素，如术后失眠、术后烦躁、术后汗出异常、术后发热、术后胃肠功能恢复缓慢。其病机：手术对人体是强烈的刺激，引起机体的应激反应，"肝"作为将军之官首当其冲，应激而亢，肝亢相火旺则上扰君火，故眠差、烦躁；阳亢而热，故发热；阳加于阴故汗出；肝亢乘脾，脾虚无力运化，易生湿；阳亢于上，衰于下，下焦虚寒，气不得温则滞，故肛门未排气，气滞故腹胀。针对此病机，蔡教授以"运"法为核心，采用疏运、温运相结合，疏肝健脾以运气，温中健脾以化湿，肝气条畅则不亢，脾气健则气得生。湿得温则易化，气得温则易行。

随着治疗的深入，病机在发生变化，该例患者经过一段时间的温运利湿，使湿象不显。但湿去阴易伤，故又出现阴虚之象，加上原发性肝癌本属肝阴不足，方药上又做出了调整。这种转变也是"运"法的体现，是不同治疗方法之间的运转。"法随证转，方随法立"，遵循的治疗原则是"观其脉证，知犯何逆，随证治之。"

（黄有星　何军明　谭志健）

第十节　肝　癌
——术前温运解腹痛术后疏运促康复

【临床资料】

张某，男，63 岁，住院号：0194094。

中医诊断：肝积。

西医诊断：①肝恶性肿瘤（原发性肝癌术后）；②腹腔转移瘤。

【证治经过】

一、术前——温运治腹痛

首诊：2012 - 2 - 10

[临证四诊] 患者 2 月 7 日 11 时左右在广东省中医院大学城医院行 PET - CT 检查时，因饮一杯冷水突发下腹剧烈疼痛，痛至汗出，经休息和热水袋外敷后稍缓解。近两晚每逢夜 12：00～1：00 之间就规律性出现下腹疼痛，痛时汗出明显，喜暖，喜按，伴头两侧稍痛，口干，纳差，眠差。近两日大便难解，小便稍黄。眼圈黧黑，面色晦暗。自诉平常怕冷，四肢欠温，腰酸痛，喜食暖饮，易发脾气，大便溏。舌淡紫胖大润，边有齿痕，苔薄白。脉浮，中取滑，沉取紧。

[理法方药] 患者平素怕冷，喜食暖饮，腰酸痛，大便烂，眼圈黧黑，符合脾肾阳虚之证。素体脾肾阳虚，肾阳无力蒸煦肾精上涵肝木，肝失濡养，肝阴亏虚，肝阳上亢，故易发脾气，两侧头痛。阳虚无力温运血液，血易停而成瘀，故舌淡紫。综合分析，患者平素体质偏于阳虚血瘀。此次腹痛起病，饮用冷水为诱因，属外来之寒邪，由于患者平素脾肾阳虚，肝阳上亢，故经口入之寒水之邪避实就虚，避上焦之肝阳虚火，直入下焦之少阴。辨证属脾肾阳虚为本，外邪（寒湿）直入少阴。以"温运"为法：温阳散寒止痛，运邪外出。方取桂枝附子汤，加细辛祛少阴寒邪，加柴胡开通少阳之路，利于少阴之邪透出过程中不在少阳半表半里阻滞：

桂枝 15g	酒白芍 20g	生姜 15g
红枣（大枣）10g	炙甘草 10g	熟附子 20g（先煎）
细辛 3g	柴胡 10g	

外治法：吴茱萸热奄包外敷（晚 12 时左右）

特殊嘱咐：中药在晚 12 时左右发病前服用，服药后即予热水沐足，如能出汗，则可见效。此意是借助中药汤剂内服和吴茱萸热敷透少阴寒邪至太阳，再借沐足发汗，使在太阳之邪从汗而解。

二诊：2012 - 2 - 11

服药一剂，晚间 12：00 至 1：00 腹痛未作（但患者未遵从服药后沐足之法），半夜少许汗出，凌晨 4：00 至 5：00 间出现腹部隐痛，疼痛性质较前减轻。四诊方面的变化：脉沉取偏紧之象有缓和之变。效不更方，今继续服用，同时再次强调一定要服药后沐足。但患者大便仍不通，故"温下"法运肠通便，加服大黄附子细辛汤：

大黄 10g（后下）　熟附子 15g（先煎）　细辛 3g

三诊：2012 - 2 - 12

患者服上方 2 剂，期间又加用大黄附子细辛汤温阳通便，并遵嘱沐足，昨晚周身大汗出，腹痛未再作，大便顺畅略烂。腹痛缓解，停用中药，同时治疗重点再次回到下一步手术治疗。

二、术后——"运"调术后应激证，促快速康复

首诊：2012 - 2 - 15

[临证四诊]腹腔转移瘤切除 + 小网膜后脊柱旁腹膜后转移瘤切除 + 腹腔粘连松解术术后第 1 天，上半夜出汗多，以上半身明显，眠差，口干无口苦，纳差，乏力，肛门有矢气，小便黄。脉浮，中取滑，沉取偏紧。

[理法方药]手术作为一种重要的祛邪手段，在临床发挥着重要的作用，但手术本身对人体也存在一定的损伤，易耗气伤血，故术后易出现神疲乏力。且术后早期人体会出现应激反应，此时作为将军之官的"肝"易亢奋，疏泄过度，气火上逆，则汗出偏多，集中上半身。肝为一身气机调节之主脏，为抵御外邪之将军，身体一有不适则肝随而应激，应激太过则见一系列症状，比如汗出多、眠差、口干等。"肝"之应激过度为腹部外科术后早期基本病机特点，故蔡教授提出术后汗症的病机是"应激而汗"。在治疗上强调抓住"肝之应激"这一始动因素，提出"应激而汗，论治从肝"的治疗原则，常以四逆散为基本方随症加减：

柴胡 15g　　　枳实 10g　　　白芍 15g
赤芍 15g　　　甘草 8g　　　络石藤 30g
茯神 15g　　　牡蛎 30g（先煎）　　　盐竹茹 15g
钩藤 10g（后下）

[方义药解]四逆散疏肝解郁，调畅气机；加一味赤芍活血化瘀兼凉血；络石藤通络，疏通气机之路；茯神宁心安神；牡蛎敛阴止汗；钩藤柔肝息风；竹茹清胆化痰，开通上焦气机。

二诊：2012 - 2 - 16

服药一剂后，汗出减少一半，眠较前改善，仍腹胀，肛门未排便。

三诊：2012 - 2 - 17

[临证四诊]大便不通，腹胀，恶心欲呕。舌淡红，苔中黄微腻，脉寸关浮滑、沉取无力。全腹CT：小肠肠梗阻。

[理法方药]腹部大手术后，以"寒热错综，虚实夹杂"为特点，符合《伤寒论》痞证之论述：心下痞，按之不痛，其脉关上浮滑者，大黄黄连泻心汤主之。

大黄 10g（后下）　　　黄连 5g　　　黄芩 10g
熟附子 15g（先煎）

四诊：2012 - 2 - 18

服药后，腹胀少许缓解，余症未除。

五诊：2012 - 2 - 20　蔡炳勤教授查房

[临证四诊] 肛门无力排气感，眠差，腹胀，欲食而不敢食，口干，小便偏黄。舌淡暗，中有黄腻苔，脉浮滑，沉取无力。

[理法方药] 术后多气虚、气滞。今患者腹胀，以气滞为主。手术证实腹膜后转移，中医定位腹膜可从"膜原"分析，属于伏脊之前，病位深，病情难速愈。可更方为理气之四磨汤合透达膜原的达原饮加减，加用黄芪以兼顾气虚。配合大黄、熟附子、莱菔子灌肠通腑消胀：

槟榔 15g	沉香 5g	乌药 15g
党参 15g	草果 15g	厚朴 15g
白芍 15g	陈皮 5g	黄芪 20g

外用灌肠方：

大黄（川军）30g　　熟附子 20g　　莱菔子 30g（灌肠）

六诊：2012 - 2 - 21

服上方一剂后解稀便三次，腹胀减轻。达原饮透邪外出，符合"透运"之法。

七诊：2012 - 2 - 22

[临证四诊] 诉晚间 11 时至 2 时全身燥热明显，心烦，难以入眠，微汗出。舌淡暗胖润，苔白腻中略黄，脉浮滑略数，沉取无力。

[理法方药] 半夜热盛，心烦，符合血分有瘀有热之象，夜间 11 时至 2 时，为"卫外之阳"入"内守之阴"而寐之际，阳入阴，与阴分之瘀热之邪相争，故发热。久病必郁，少阳半表半里之路不畅，故阳加阴为汗；但汗之出路不畅，故微汗出。证属瘀热入络。治以透运，即透阴分瘀热；佐以疏运，即疏肝解郁。方取青蒿鳖甲汤加减：

知母 20g	鳖甲 30g（先煎）	青蒿 15g
生地黄 20g	赤芍 10g	牡丹皮 15g
肉桂 3g（焗服）	柴胡 10g	郁金 5g

嘱咐：①服药时间：夜间 11 时症状发作前；②服药后即刻沐足；③能周身汗出为佳。

[方义药解]《温病条辨》："青蒿鳖甲汤，用小柴胡法而小变之，却不用小柴胡之药者，小柴胡原为伤寒立方，疟缘于暑湿，其受邪之源，本自不同，故必变通其药味，以同在少阳一经，故不能离其法。青蒿鳖甲汤，以青蒿领邪，青蒿

较柴胡力软，且芳香逐秽开络之功，则较柴胡有独胜。寒邪伤阳，柴胡汤中之人
参、甘草、生姜皆护阳者也；胃热伤阴，故改用鳖甲护阴，鳖甲乃蠕动之物，且
能入阴络搜邪。柴胡汤以胁痛、干呕为饮所致，故以姜、半夏通阳降阴而清饮
邪。青蒿鳖甲汤以邪热伤阴，则用知母、花粉以清热邪而止渴，丹皮清少阳血
分，桑叶清少阳络中气分。宗古法而变古方者，以邪之偏寒偏热不同也，此叶氏
之读古书，善用古方，岂他人之死于句下者，所可同日语哉。"此处用青蒿鳖甲
汤透阴分邪热，起"透运"之功；柴胡、郁金疏肝解郁开通半表半里之路，起
"疏运"之功；赤芍活血化瘀兼凉血退热，起"化运"之功；患者平素体质为阳
虚质，故加一味肉桂护元阳，避免上述过分寒凉药物伤及元阳，起"温运"
之功。

八诊：2012 - 2 - 24

[临证四诊] 服前方 2 剂，并按嘱咐之时间服药、沐足，出现周身大汗出，
发热明显减轻，能深睡 2 小时左右，但诉头晕、起身明显、周身乏力。舌淡暗，
苔白腻中黄、较前减退，脉濡。

[理法方药] 汗出太过，易伤阳、伤气、伤阴，加之正值雨水季节，天气潮
湿，外湿易趁汗出腠理疏松之际袭阳位，气虚、阳虚兼湿阻，故头晕、脉濡。因
此，调整用药思路，以"温运"为法：温化痰湿，佐养阴宁心安神。方取二陈
汤加减：

苍术 20g	茯苓 20g	法半夏 15g
橘络 5g	赤芍 10g	络石藤 30g
茯神 20g	连翘 5g	决明子 20g
钩藤 5g（后下）	首乌藤 30g	合欢皮 30g

[方义药解] 二陈汤温化痰湿，并将白术更为苍术，取苍术擅长运脾燥湿之
功，兼取解表之效，祛除在表之湿邪；仍加赤芍一味清血分余邪；连翘一味解表
清心宁神；络石藤、决明子、钩藤等养肝阴，敛肝阳，防阴虚风动致上扰清阳、
加重头晕及上扰心神、加重不寐。

九诊：2012 - 2 - 25

[临证四诊] 更方服药一剂后，半夜未再发热，睡眠较前进一步改善，无汗
出，无头晕，但诉半夜口干明显，昨日大便未解。舌淡暗，苔中白微腻，脉濡减
轻略细弦、沉取无力。

[理法方药] 术后患者多"寒热错综，虚实夹杂"，重在"调运"。从临床表
现及脉象变化看，患者存在伤阴之象，伤阴之源与手术耗伤气血有关，也与前周

身大汗出有关，故今日加服一剂中药滋养阴分：

牛蒡子20g　　　　　山药20g　　　　　　芦根30g

百合20g　　　　　　乌梅30g

[方义药解] 牛蒡子、山药合用取意张锡纯之滋阴方资生汤[1]，滋养脾胃之阴，且牛蒡子能通便；芦根既可养阴生津，又可清热利湿，养阴而不留邪；百合清润心肺之阴；乌梅柔肝养阴。全方共养诸脏之阴。

[附注] [1] 引自张锡纯《医学衷中参西录》之资生汤：治劳瘵羸弱已甚，饮食减少，喘促咳嗽，身热脉虚数者。亦治女子血枯不月。生山药（一两），玄参（五钱），于术（三钱），生鸡内金（二钱，捣碎），牛蒡子（三钱，炒，捣）。热甚者，加生地黄五六钱。

【辨治思路】

该病例从术前对腹痛的处理到术后诸症的治疗，始终遵循"恢复机体气血的正常运转，恢复阴阳的平衡调和"这一原则。术前强调"体质"因素，针对"阳虚血瘀"这一体质特点，定下"温运"基调。术后强调"手术刺激，肝之应激"的病机，从疏肝着手，时时顾及后天脾胃之本，健脾气，养胃阴之法随症施之。整个治疗贯穿了"运法"的核心理念：治中焦如衡，治中焦以运。

蔡教授认为，手术是以一种符合生理功能的解剖畸形来替代一种病理的解剖畸形，这种变化势必带给患者心理和生理的变化。通过该病例的诊治，说明"中医中药"在调整心理和生理功能变化方面大有用武之地：①术前，患者因饮冷水后出现腹痛，持续发作两个晚上，极大地影响了患者的休息和情绪，也使患者对下一步手术迟迟难以作出决定，此时通过中医中药从症状上解决患者的疼痛，进而树立患者的治疗信心。这也体现蔡教授术前提倡对患者的"暖心"治疗。②术后，针对"术后汗症、术后肠功能障碍、术后发热"等术后诸症，蔡教授将术后应激反应作为重要的病机，进而提出"术后应激证"概念：源于手术对人体的刺激，激发人体的应激反应，引起人体汗出异常、睡眠障碍、情志改变、胃肠功能障碍等症候群。并结合"肝"之生理和病理特点，提出"术后应激，从肝论治"，围绕着疏肝、柔肝之法，明显改善了症状，促进了患者术后快速而顺利的康复。

（钟小生　沈展涛　何军明　谭志健）

第十一节　肝移植（术后中医辨证施治）
——医案举隅，抛砖引玉

【临床资料】

赵某，男，49 岁。

因"门腔静脉分流术后身黄烦躁 5 天"入院。

乙肝、肝硬化病史，多次并发上消化道大出血，经胃镜食道胃底曲张静脉套扎止血，因出血不止而行门腔静脉端侧分流术，术后出现身黄烦躁。

中医诊断：黄疸。

西医诊断：①肝功能衰竭；②慢性乙型肝炎，肝硬化，肝功能失代偿期（child 分级 c 级）；③门脉高压综合征；④肝性脑病；⑤肝肾综合征；⑥门腔端侧分流术后。

2005 年 8 月 3 日行同种异体肝移植术（背驮式）。术后实施免疫抑制方案：普乐可复 + 霉酚酸酯 + 美卓乐。

【诊治经过】

首诊：2005 - 8 - 9

[临证四诊] 精神疲倦，时有烦躁不安，发热，身目黄染，色如橘皮，腹部胀满，胃纳差，尿如浓茶，口苦，大便三日未行。舌红苔黄干，脉弦数。

[理法方药] 肝病日久，累及脾胃，正所谓"见肝之病，知肝传脾"；加之多次手术，后天脾胃之气更加亏耗，气虚则精神疲倦，脾虚则乏力纳差、腹部胀满。脾虚继而湿聚蕴热，日久发为黄疸，正如张仲景《金匮要略·黄疸病脉证并治》："黄家所得，从湿得之。"再加肝移植之大手术刺激，肝应激而亢，故烦躁不安、舌红苔黄干、脉弦数。从中医临床四诊角度可认为术后早期是以"湿、毒为主"：湿为脾湿，毒为热毒。《伤寒论》："伤寒六七日，身黄如橘子色，小便不利，腹微满者，茵陈蒿汤主之。"拟方：

大黄 10g（后下）	枳实 15g	槟榔 15g
法半夏 10g	柴胡 10g	雷公藤 30g
黄芩 15g	广木香 10g（后下）	白芍 15g
太子参 15g	茵陈 15g	山栀子 15g

外治法：中药灌肠。

大黄 30g	枳实 30g	芒硝 30g

厚朴 30g　　　　　　　莱菔子 30g

[方义药解] 大柴胡汤合茵陈蒿汤通腑泄浊，清热利湿；加雷公藤清热解毒，通经活络。

二诊：2005 - 8 - 19

[临证四诊] 以上方治疗十余日，精神较前佳，身目黄染减轻，腹胀满，胃纳有所改善。仍疲倦乏力，气短懒言，心烦不寐，唇燥咽干，低热，夜间为甚，自汗，时有呕恶，舌黯淡苔花剥，脉细数。

[理法方药] 前方通腑泄浊，清热利湿，湿、毒之邪渐化。但清热通腑之品易耗气伤阴，加之湿毒之邪黏滞缠绵，又难速除，故呈现余热未清、气阴两伤之证。《伤寒论》："伤寒解后，虚羸少气，气逆欲吐，竹叶石膏汤主之。"

竹叶 10g　　　　　炒苡仁 10g　　　　　法半夏 10g

丹参 20g　　　　　生石膏 30g（先煎）　　太子参 15g

浙贝母 10g　　　　甘草 5g　　　　　　麦冬 15g

鹿衔草 10g　　　　雷公藤 30g

上方服用十余日，患者神清，精神好，无发热，汗出减少，略有气短，无头晕，无心烦，无口干口苦，诸症渐平，康复出院，随访恢复良好。

【辨治思路】

自 1963 年美国 Starzl 施行世界第一例人体原位肝移植以来，经过近 50 年的发展，肝脏移植在全世界已步入成熟时期，使肝移植手术成为终末期肝脏疾病的有效常规治疗手段。广东省中医院自 2004 年 7 月成功实施第一例肝移植术以来，秉承医院"中医走在前沿，现代医学跟踪得上"的发展理念，在蔡教授带领下，不断探索中医药在肝脏移植术围手术期的应用价值。

1. 肝移植围手术期的中医病因病机特点

有关肝移植的中医病因病机，通过临床观察认为肝移植患者多属正虚邪实，虚实夹杂。正虚是指肝移植前由于种种慢性肝脏疾病的存在，日久致机体正气虚衰，符合"久病则虚"，或由于手术对机体的创伤及肝移植后免疫抑制的应用而使机体的虚变状态加重，以表现为气阴两虚或脾肾两虚为主。邪实是指肝移植患者患病日久，迁延不愈符合"久病入络"，或由于手术创伤而致脉络瘀阻，或由于离体肝脏的植入，使肝脏血循环阻断而被认为是一种"瘀血肝"，使机体处于"瘀血"状态；肝移植术后，从异体肝发展成为宿主体内正常的肝脏，中间经历一个新稳态重建的过程。1958 年，Brent 等证明移植免疫反应是一种迟发性变态反应。器官移植后存在宿主对移植物的排斥反应和移植物的抗宿主反应

（GVHIR）。为了更好地减少 GVHR 和排斥反应，必须提高受体的正气，降低机体的"内毒"含量，使之达到动态平衡，形成新的稳态，亦即使之达到免疫耐受。肝移植术后移植肝中的白细胞抗原进入受体体内，作用于受体的免疫系统，免疫应答产生细胞因子和炎症介质。临床表现为胆红素、肝转氨酶的异常升高，黄疸加重，不明原因高热、白细胞计数增加、舌绛、脉弦数等毒瘀内蕴表现，相当于中医之内毒的范畴，属毒邪致病，是外来疫毒与内生之湿毒、瘀毒等相互作用。中医认为病邪内伏，郁遏肝气，肝气不舒致胁痛；郁而化热见心烦、口苦、尿黄；肝郁气滞，血行不畅而致血瘀，可见积聚；肝气横逆犯脾则胁痛、纳呆、脘腹胀满；聚湿生痰，气、血、湿、痰互结致臌胀；蕴湿化热，出现黄疸。据此，肝移植术后中医病机可概括为"虚、瘀、毒、湿"四端，从而确立了肝移植术后辨证治疗的重要依据。

2. 肝移植术后的分期辨证

辨证论治既要有整体观，服从于疾病的基本矛盾；又要注意阶段性，侧重在主要矛盾上。这样才能急其所急，缓其所缓，恰合分际，不失机宜。根据肝移植术后临床表现及肝移植急性排斥反应好发时间为术后 5～15 天，并结合术后近期总胆红素的变化特点呈倒"S"型曲线，即术后 1～3 天血总胆红素立即下降，术后 1 周内开始上升，2 周时达高峰，3 周时开始下降，4 周时达术前水平，3 个月后可接近正常值。我们将肝移植术后粗略分为三个阶段：第一阶段为术后 2 周，临床以湿、毒为主；第二阶段为术后 2 周至 1 个月，临床以毒、瘀为主；第三阶段为术后 1 个月以后，此阶段以虚、毒为主。其实，在疾病的整个发展过程中，毒、瘀贯穿其中，临床辨证在基本矛盾基础上善抓主要矛盾。但患者起病急骤，病情重笃，进展迅速，变证较多，并多伴全身衰竭证候。因此，肝移植术后中医辨证虽粗略分为三个阶段，但每个阶段持续时间仍变化较快，病机变化多端，治疗难度较大。

本院根据有限病例进行了个案的临床总结和探讨，初步提出肝移植的中医病因病机和分期辨证治疗，希望可以抛砖引玉，而进一步论证尚需大规模的临床研究印证。

（桂泽红　何宜斌　刘　明）

第二章

胰腺外科医案

第一节　重症急性胰腺炎医案三则

案1　全胰腺坏死性重症急性胰腺炎

【临床资料】

赖某，女，60 岁，住院号：0217066。

因"腹痛伴恶心呕吐"于 2011 年 12 月 28 日入住某医院治疗，诊断为急性胰腺炎，经呼吸机辅助通气、床边 CRRT、腹腔穿刺引流、泰能抗感染、输血及对症支持治疗后，病情未得到缓解，于 2012 年 1 月 2 日转入广东省中医院治疗。APACHEII 评分大于 12 分，Ranson 评分大于 3 分，BalthazarCT 评分为 IV 级。

中医诊断：脾心痛。

西医诊断：①重症急性胰腺炎；②多器官功能障碍综合征。

【证治经过】

1. 急性反应期和全身感染期

首诊：2012 - 1 - 2

[临证四诊] 患者气管插管中，药物镇静状态，右下肺呼吸音消失，左下肺可闻及散在湿啰音，心率 144 次/分，颜面、腰骶、四肢水肿明显，腹部膨隆，腹肌紧张，全腹压痛、反跳痛，移动性浊音（+），肠鸣音消失。气管插管中，舌象未观，脉沉细滑数。

[理法方药] 蔡教授对于重症急性胰腺炎急性反应期，提出要按"水热互结"之结胸证论治，牢牢抓住"腹胀——腹内高压"这一主症，采用"泄热逐水同施，前后腹腔并重"的治疗思路，并以"大便的次数是否增多（次数，量），腹胀有无加重或减轻"作为用药后病情观察的重要指标：①"甘遂末"胃管注入。②大承气汤灌肠通腑、大柴胡汤胃管注入以清热解毒，通腑泄热；四黄水密外敷腹部，芒硝外敷腰部。

经上述处理，患者突出的临床表现是：大便次数增多，腹胀未有持续性加重，病情得到了有效控制。

二诊：2012 - 1 - 9

[临证四诊] 有效控制了"腹内高压"，病情相对稳定在一个正邪对峙的局面，临床表现为病情稳定在一个状态，未继续加重，但也未出现快速好转之象，药物难以速愈。舌象未见（气管插管中），脉浮滑数，沉取无力。

[理法方药] 蔡教授提出，此时当从"邪伏膜原"理论认识病情，吴又可《温疫论》中论到："邪自口鼻而入，所客内不在脏腑，外不在经络，舍于伏脊之内，去表不远，附近于胃，乃表里之分界，是为半表半里，即《内经》所谓横连募原是也。"《重订通俗伤寒论》说："膜者，横膈之膜；原者，空隙之处。外通肌腠，内近胃腑，即三焦之关键，为内外交界之地，实一身之半表半里也。"邪伏膜原，具有病位深，药物难以速达病灶，邪也难以速出病灶。予柴胡达原饮透达膜原之邪：

柴胡 15g	黄芩 20g	槟榔 15g
厚朴 30g	草果 10g	青皮 10g
桔梗 10g	郁金 15g	白芍 10g

[方义药解] 草果、槟榔、厚朴为达原饮主要组成药物，《温疫论》："槟榔能消能磨，除伏邪，为疏利之药，又除岭南瘴气；厚朴破戾气所结；草果辛烈气雄，除伏邪盘踞，三味协力，直达其巢穴，使邪气溃败，速离膜原，是以为达原也。"方中再加柴胡和黄芩取小柴胡汤和解半表半里之意，开通膜原之邪外出之路；青皮、桔梗开宣肺气，肺气宣，则腑气易通，寓"提壶揭盖"之意；郁金清热解烦；在宣通之药中反佐白芍，起敛阴之功，既可减草果、槟榔、厚朴等温燥药物伤阴之害，也可缓和柴胡劫阴之弊。

三诊：2012 - 1 - 12

[临证四诊] 服前方后，大便次数多，且大便从初始的腥臭逐渐变为酸腐，臭味减轻，腹胀逐渐减轻。2012 年 1 月 20 日拔除气管插管，见舌干红无津略短缩，脉细数，沉取无力。

[理法方药] 久病伤阴，在前方基础上加用鳖甲、玄参滋补肾阴，同时取鳖甲软坚散结之效，玄参清热解毒之功：

柴胡 15g	黄芩 20g	槟榔 15g
厚朴 30g	草果 10g	青皮 10g
桔梗 10g	郁金 15g	白芍 10g

鳖甲 30g（先煎）　　玄参 20g

经过上述治疗，病程出现重大转机。表现在：感染控制，腹胀明显减轻，成功拔除气管插管，恢复自主呼吸，肾功能恢复正常，疾病进入残余感染期。

2. 残余感染期

首诊：2012 – 1 – 30

[临证四诊] 神清，疲倦，乏力，面色萎黄无华，半坐卧位，气促、气短懒言，语音低微，欲饮食，但食后易腹胀，恶心欲呕，夜烦，眠不安。胃脘部按之饱满不适。舌淡红略胖中少许微黄苔，脉浮中取两关部以上微浮而滑、沉取无力。

[理法方药] 目前临床呈现正虚邪恋之象："神疲、气促、气短懒言、语音低微"等为气虚征象，"食后易腹胀，恶心欲呕，舌淡红略胖"提示脾胃气虚。苔微黄提示少许内热。腹腔引流液仍有引出提示内有余邪未尽。当前整个病机符合大病之后（严重感染）出现的"寒热错综，虚实夹杂，阴阳不调"的特点，抓住"食后易腹胀"主症，对应《伤寒论》"心下满而硬痛者，为结胸；但满而不痛，名为痞，宜半夏泻心汤"。

法半夏 15g	黄连 5g	黄芩 10g
干姜 10g	甘草 10g	红枣 15g
黄芪 30g	桂枝 10g	白芍 15g
鸡内金 10g	旋覆花 10g（包煎）	赭石 30g（先煎）

[方义药解] 脾虚湿阻中焦明显，气机进而受阻，脾阳不升，浊阴不降，故可取半夏泻心汤辛开苦降、化湿和胃降逆、调和阴阳，同时加用黄芪建中汤扶助脾阳，内含芍药、甘草，酸甘化阴，柔养胃阴。并加旋覆代赭汤，旋覆花可化痰利水，去痰湿之邪；代赭石引中上焦之邪下行。

服上方一剂后，诉眠有改善，烦躁减轻，解墨绿色稀便数次，量较多，无发热，欲饮食，食后少许腹胀不适，恶心欲呕感减轻。服方二剂后，咳嗽较前明显，痰较前多，难咳出，能下地行走一段时间，仍诉疲劳感明显，下肢无力感明显。中医辨证：大病元气耗伤，故疲倦、咳痰无力，加用人参、西洋参气阴双补，补益元气。

二诊：2012 – 2 – 2

[临证四诊] 痰多难咳，食后少许腹胀满，间中少许隐痛不适，无呕吐，无汗出，少许心烦，疲倦，乏力，大便偏溏。舌淡红略胖中白腻微黄，脉关部浮滑略数。

［理法方药］患者总体趋向好转，因大病至虚之候，补气难免带来补而不消，滞而化痰、化热之象，故出现上腹胀满，间有疼痛，咳嗽，咳痰，出现"痰热互结上焦"之征，前法基础上加以清热化痰，加用小陷胸汤。

法半夏 15g	黄连 5g	黄芩 10g
干姜 10g	炙甘草 10g	红枣 15g
黄芪 30g	桂枝 10g	白芍 15g
鸡内金 20g	旋覆花 5g（包煎）	升麻 5g
苦杏仁 10g	瓜蒌子 20g	

［方义药解］小陷胸汤出自《伤寒论》，以黄连、半夏、瓜蒌入药，主治小结胸病。《医宗金鉴》载："黄连涤热，半夏导饮，瓜蒌润燥下行，合之以涤胸膈痰热，开胸膈气结，攻虽不峻，亦能突围而入，故名小陷胸汤。"方中增加鸡内金量以增强健脾消积功效，加升麻去代赭石以调整补气方向，使所补之气上提补肺，杏仁开宣肺气，使补而不滞。

三诊：2012－2－3

［临证四诊］服方一剂后，咳嗽咯痰明显减轻，能下地绕病房走廊行走一圈，进食较前改善，但食后仍上腹部饱胀不适，间中少许隐痛不适，无呕吐，无汗出，心烦，疲倦，乏力，大便日解一次，偏烂。舌淡红略胖中白腻微黄，脉关部浮滑数。

［理法方药］目前处于邪去正虚阶段，以扶正为主，但"至虚有盛候"，此时补益方面不宜一味峻补，仍要抓住中焦脾胃升降功能的恢复，后天之本得以正常运转，则清阳升，浊阴降。继续以泻心汤调升降，因出现咳嗽、咳痰、上腹满胀、少许隐痛不适，出现"痰热互结"之小陷胸汤证，昨加用小陷胸汤后祛痰止咳效果明显，可续服。患者目前心烦，病机方面考虑大病正邪相争之时，作为君主之官的心神奋而护正抗邪，大病之后，心神耗散，心失所养，故心烦，加用莲子一味，既可养心气，又可清心热：

法半夏 15g	黄连 5g	黄芩 10g
干姜 10g	炙甘草 10g	红枣 15g
黄芪 30g	桂枝 10g	白芍 15g
鸡内金 20g	旋覆花 5g（包煎）	升麻 5g
苦杏仁 10g	瓜蒌子 20g	莲子 10g

四诊：2012－2－6

［临证四诊］病情反复，气促明显，咳逆倚息，气短不能平卧，痰结难咳。

舌淡红苔中微黄腻，脉浮细滑数。

[理法方药]《金匮要略·痰饮咳嗽病脉证并治》："咳逆倚息，短气不得卧，其形如肿，谓之支饮。"患者目前处于正虚邪恋期，虽逐渐恢复饮食，但脾运化之力仍虚，脾无力充分运化水谷精微，脾为生痰之源，肺为储痰之器，脾虚土弱，土不生金，肺虚无力咳痰外出，日久痰浊阻肺，发为支饮，而苔微黄腻、脉滑数提示有内热，故中医辨证考虑支饮热证。在前方基础上去黄芪、桂枝等温性药物，加用葶苈大枣泻肺汤泄肺热，逐痰饮。《千金方衍义》："肺痈已成，吐如米粥，浊垢壅遏清气之道，所以喘不得卧，鼻塞不闻香臭。故用葶苈破水泻肺，大枣护脾通津，乃泻肺而不伤脾之法，保全母气以为向后复长肺叶之根本。然肺胃素虚者，葶苈亦难轻试，不可不慎。"加用柴胡、青蒿、竹茹清虚热，化热痰。

葶苈子 5g	红枣 15g	法半夏 15g
瓜蒌子 20g	黄连 5g	黄芩 15g
橘络 5g	枳壳 10g	鸡内金 20g
六神曲 10g	柴胡 15g	青蒿 15g
竹茹 10g		

五诊：2012 – 2 – 8

[临证四诊] 气促减轻，咳嗽，咯痰，痰黏难咳，色黄，无汗出，大便2次，偏烂，口干不欲饮。舌淡红苔中黄腻，脉寸关浮滑数。

[理法方药] 患者余邪未清，痰热互结中上二焦，本虚标实，气虚为本，痰热为标，病位在中上二焦。前方去葶苈大枣汤减少葶苈子破气之弊。加用泻白散泻肺清热，止咳平喘；加用莱菔子通腑消胀；加用浮海石清肺热，化老痰；浙贝母化痰散结。

法半夏 15g	瓜蒌子 20g	黄连 5g
黄芩 15g	鸡内金 20g	柴胡 15g
青蒿 15g	竹茹 10g	莱菔子 15g
北沙参 10g	浮海石 15g	浙贝母 15g
桑白皮 10g	地骨皮 15g	

六诊：2012 – 2 – 10

[临证四诊] 气促进一步减轻，咳嗽、咯痰减轻，但腹胀腹痛反复，大便日行1次，量少难解。舌淡红苔中黄腻，脉寸关浮滑数。

[理法方药] 前方基础上加大黄荡胸泻热通腑；并加用甘遂泻热逐水，避免余邪积聚力量反攻正气。

法半夏 15g	瓜蒌子 20g	黄连 5g
黄芩 15g	鸡内金 20g	柴胡 15g
青蒿 15g	竹茹 10g	莱菔子 15g
大黄 15g（后下）	浮海石 15g	浙贝母 15g
桑白皮 10g	地骨皮 15g	

七诊：2012 - 2 - 13

[临证四诊] 近2天加用甘遂泻热逐水，出现二便增多，咳嗽咯痰较前减轻，气喘减轻，舌苔较前明显变薄。舌淡红，脉寸关部细弦略紧略浮、沉取无力。

[理法方药] 加用甘遂末后，使郁结中上二焦之痰热水湿之邪从下焦二便出，病情有所改善，今可取"治上焦如羽"思路，改泻白散为麻杏石甘汤，取麻黄宣发之力，杏仁开上焦，希中上二焦之邪从上焦就近外出。另下焦二便多，脉沉取无力，需顾及元阳，加温阳药物沐足以从涌泉穴补益肾阳。

法半夏 15g	瓜蒌子 20g	黄连 5g
黄芩 15g	鸡内金 20g	柴胡 15g
竹茹 10g	莱菔子 15g	大黄 15g（后下）
浮海石 15g	浙贝母 15g	麻黄 9g
苦杏仁 15g	石膏 30g（先煎）	甘草 5g

沐足方：

| 制川乌 30g | 独活 30g | 花椒 30g |
| 酒川牛膝 30g | | |

服方一剂后，半夜大汗出，咳嗽咯痰明显好转，气喘明显减轻。

八诊：2012 - 2 - 15

[临证四诊] 夜无明显咳嗽，气促减轻，胃纳不香，食后腹胀，肛门排便少，无明显腹痛不适。舌淡红，苔较前明显变薄、薄黄，脉细沉取无力。

[理法方药] 痰热互结之邪渐去，气虚之象渐显，尤以脾气虚为主，久病大病之后难免伤及体内阳气，阳虚不温煦中焦，"清阳不升，浊阴不降"，故腹胀、肛门排便少，脉沉取无力也提示肾阳不足之象。以蔡教授"治中焦如衡，治中焦以运"为法，予苏子降气汤运气消滞：苏叶、前胡、法半夏运上焦痰湿，苏子、生姜、红枣、厚朴运中焦气滞，肉桂温煦下焦之阳，全方共奏"运通三焦"之效：

| 紫苏子 15g | 法半夏 10g | 红枣 5g |
| 肉桂 3g（焗服） | 生姜 10g | 前胡 10g |

厚朴 15g	当归 10g	炙甘草 5g
紫苏叶 10g		

沐足方：

制川乌 30g	独活 30g	花椒 30g
酒川牛膝 30g		

九诊：2012 - 2 - 17

[临证四诊] 食后仍腹胀，肛门排便成条，但量不多，无明显腹痛不适。舌淡红，苔较薄白，脉细滑略数沉取无力。

[理法方药] 继续守前方运气消滞，加用瓜蒌仁开胸化痰，通腑行气。

紫苏子 15g	法半夏 10g	红枣 5g
肉桂 3g（焗服）	生姜 10g	前胡 10g
厚朴 15g	当归 10g	炙甘草 5g
紫苏叶 10g	瓜蒌子 20g	

十诊：2012 - 2 - 21

[临证四诊] 咳嗽少许，痰少许，食后少许腹胀，肛门排便成条，但量不多，无明显腹痛不适。舌淡红，苔较薄、较前略黄，脉细滑略数、沉取无力。

[理法方药] 守前方运气消滞，开胸化痰，通腑行气。并加浙贝化痰散结，川贝润肺化痰。

紫苏子 15g	法半夏 10g	红枣 5g
肉桂 3g（焗服）	生姜 10g	前胡 10g
厚朴 15g	当归 10g	炙甘草 5g
紫苏叶 10g	瓜蒌子 20g	浙贝母 15g
川贝母 5g		

十一诊：2012 - 2 - 24

[临证四诊] 咳嗽少许，咯少许白色痰，能平卧，仍以腹胀明显。舌淡红，苔中微黄腻，脉浮细滑略数、沉取无力。

[理法方药] 大病之后，后天脾胃元气大伤，母病及子，肺虚气滞，滞而不运，子病又累母，这种脾肺之间的恶性循环导致病情反复和迁延难愈，且痰湿黏滞也是引起病情迁延难愈之因素，仿名医焦树德之"麻杏二三汤"。予麻黄、杏仁开宣肺气，且杏仁还可通腑；二陈汤健脾化湿，去生痰之本；三子养亲汤顺消化痰消滞。加用苍术起运脾之功，大黄、礞石取滚痰丸之意化老痰内结。

蜜麻黄 10g	苦杏仁 10g	法半夏 15g

陈皮 5g	茯苓 20g	甘草 10g
紫苏子 15g	芥子 10g	莱菔子 15g
苍术 10g	金礞石 15g（先煎）	大黄 10g

2012 – 2 – 24 腹腔脓肿引流术

经过一段时间的扶正，全身情况得到改善，但由于"邪伏膜原"的特点，药物难以速达病灶，予腹腔脓肿引流术，使邪有出路。（彩图 3）

十二诊：2012 – 2 – 27

[临证四诊] 咳嗽不明显，能平卧，仍短气乏力，口干，食后腹胀，大便日一次，量少。舌淡红，苔中微黄，脉细滑、沉取无力。

[理法方药] 在前方基础上去苍术，减半夏、麻黄量，以减药物温燥之性，加四磨汤以补气降气。

十三诊：2012 – 2 – 29

[临证四诊] 病情反复，腹胀明显，气短，咳嗽，咯痰不易咳。舌淡红，苔中微黄，脉细数沉取无力。

[理法方药] 正虚邪恋，无力鼓邪外出，予调整用药思路，补正以托毒，取方升阳益胃汤。李东垣《脾胃论》："脾胃之虚，怠惰嗜卧，四肢不收，时值秋燥令行，湿热少退，体重节痛，口苦舌干，食无味，大便不调，小便频数，不嗜食，食不消。兼见肺病，沥沥恶寒，惨惨不乐，面色恶而不和，乃阳气不伸故也。当升阳益胃，名之曰升阳益胃汤。"方中重用黄芪、太子参补气，并继续予达原饮透达膜原余邪外出：

黄芪 50g	太子参 30g	炒白术 15g
黄连 8g	陈皮 10g	法半夏 10g
茯苓 20g	柴胡 10g	白芍 10g
羌活 10g	泽泻 15g	川楝子 5g
厚朴 15g	槟榔 15g	防风 10g

外治法：艾灸涌泉。

十四诊：2012 – 3 – 3

扶正托毒，内邪外出，加行腹膜外脓肿引流术，加强引邪外出之功。

十五诊：2012 – 3 – 7

[临证四诊] 纳差，无明显气喘，咳痰不明显，眠可，无腹胀腹痛。舌淡红，苔薄，脉沉细。（彩图 4）

[理法方药] 前方重用黄芪补正气，但大病、久病脾胃之气大受劫伤，难以

速补，故纳差。前方基础上增加健脾开胃之品，以求后天得助则气化有源。

黄芪 50g	炒白术 15g	鸡内金 15g
佛手 10g	法半夏 10g	茯苓 15g
柴胡 10g	羌活 5g	益智仁 10g
槟榔 15g	三棱 10g	莪术 10g
炒六神曲 10g		

[方义药解] 张锡纯喜用、擅用三棱、莪术，他在《医学衷中参西录》中论述十全育真汤时提到："三棱、莪术与参、术诸药并用，大能开胃进食，又愚所屡试屡效者也。"在论述理冲汤时，提到"用三棱、莪术以消冲中瘀血，而即用参诸药，以保护气血，则瘀血去而气血不至伤损。且参能补气，得三棱、莪术以流通之，则补而不滞，而元气愈旺。元气既旺，愈能鼓舞三棱、莪术之力以消痕，此其所以效也"。此方中三棱、莪术与黄芪同用正是起活血而不伤正气，补气而不留瘀滞，助开胃纳食之功。

十六诊：2012 - 3 - 12

[临证四诊] 少许干咳，气稍喘，大便量少，无腹痛，胃纳差，尿频，面色较前鬶黑，无汗出，舌淡红，苔褐黑偏燥，脉沉细。

[理法方药] 患者病情反复，尤其面色较前鬶黑，舌苔变褐黑，叶天士在《温热论》中提到："若舌黑而滑者，水来克火，为阴证，当温之。若见短缩，此肾气竭也，为难治。欲救之，加人参、五味子勉希万一。舌黑而干者，津枯火炽，急急泻南补北。"此时呈现久病耗及元阳元阴之象，与深伏膜原之邪耗气伤正有关，单纯靠内服药物补气托毒已不能力挽狂澜，需积极考虑再次手术引流急泻之，促邪外出，效仿"急下存阴"之意。此外，中焦脾失运化，上焦肺，肺失宣布，则气喘；津液失肺之输布，故径直下趋膀胱而尿频；上焦肺气不宣，肺与大肠相表里，大肠无力通腑，故大便量少；上下二焦不通，中焦满而不运，故纳差、腹胀。治疗上在健脾益气基础上，调整用药思路，上用麻黄、杏仁、瓜蒌皮、橘络开宣肺气，借莲梗交通上下二焦，且杏仁、瓜蒌也有润肠通便之功，此取提壶揭盖之意。加一味水蛭，张锡纯在《医学衷中参西录》中这样论述水蛭："故但破瘀血而不伤新血。且其色黑下趋，又善破冲任中之瘀，盖其破瘀血者乃此物之良能，非其性之猛烈也。《神农本草经》谓主妇人无子，因无子者多系冲任瘀血，瘀血去自能有子也。特是，其味咸为水味，色黑为水色，气腐为水气，纯系水之精华生成，故最宜生用，甚忌火炙。凡破血之药，多伤气分，惟水蛭味咸专入血分，于气分丝毫无损。且服后腹不觉疼，并不觉开破，而瘀血默消于无

形,真良药也。"此正效仿张锡纯之用药心得,取水蛭破瘀毒但不伤正气,协助黄芪补气的同时起到补而不滞之功。

黄芪 50g	鸡内金 20g	益智仁 15g
炒六神曲 10g	苦杏仁 10g	蜜麻黄 6g
炙甘草 5g	莲梗 10g	橘络 5g
瓜蒌皮 10g	水蛭 9g	

十七诊:2012 – 3 – 14

腹腔镜检查术(后腹腔镜胰腺坏死组织清除 + 引流术) + 胰腺脓肿引流术(腹膜后脓肿)。经过扶正脱毒,蚕食引流等治疗,病情进入最后正邪决战之际,通过腹腔镜直捣病巢,充分清创引流。(彩图 5)

十八诊:2012 – 3 – 16

[临证四诊] 干咳、痰少、纳差、尿频较前改善,精神面色较前转佳。舌淡红,苔灰黑,脉沉细。

[理法方药]:舌苔灰黑,真阴亏竭之象,改用养阴清肺汤合麻杏二三汤,肺脾肾三脏同治。

生地黄 30g	麦冬 30g	醋鳖甲 30g(先煎)
牡丹皮 10g	浙贝母 15g	龟甲 30g(先煎)
薄荷 10g(后下)	甘草 5g	蜜麻黄 10g
苦杏仁 10g	法半夏 15g	橘络 5g
茯苓 20g	白芥子 5g	黄芪 50g

十九诊:2012 – 3 – 18

[临证四诊] 夜咳喘明显,不能平卧,咳出白痰。诉口干,纳差,腹胀,无腹痛。舌质较前偏红,苔焦黑厚腻,脉浮滑数,沉取无力。(彩图 6)

[理法方药] 久病及肾,肾虚不纳气,故睡前加服一剂肾气丸。同时加用海蛤壳纳气平喘,益智仁温肾纳气兼开胃健脾,少佐黄连与肉桂合成交泰丸以交通心肾之意。

肉桂 1.5g(焗服)	黄连 5g	熟附子 15g(先煎)
生地黄 30g	山药 30g	盐山萸肉 30g
茯苓 20g	泽泻 20g	牡丹皮 15g
海蛤壳 15g(先煎)	益智仁 20g	

二十诊:2012 – 3 – 23

[临证四诊] 气喘气促明显改善,能平卧安睡,胃纳一般,无腹痛,面露隐

隐红色。舌黑苔褪去一半，舌较前淡红而润，脉沉而略滑。（彩图 7）

[理法方药]：三焦同治，上用三拗汤宣肺，中用北芪、茯苓、鸡内金健脾益气开胃，下用山萸肉、附子、肉桂补肾阴肾阳，加用鳖甲、龟板使所补之阴阳归原，海蛤壳纳气。

醋鳖甲 30g（先煎）	醋龟甲 30g（先煎）	炙甘草 5g
蜜麻黄 5g	苦杏仁 10g	茯苓 20g
黄芪 50g	盐山萸肉 30g	益智仁 20g
肉桂 3g（焗服）	熟附子 15g（先煎）	鸡内金 20g
海蛤壳 15g（先煎）		

二十一诊：2012 - 3 - 24

无明显气喘气促，精神可，呼吸顺，无腹痛，夜眠可，平卧而睡，舌黑苔褪尽，舌淡红而苔薄黄，脉沉而略滑。带药回家。

【辨治思路】

此例重症急性胰腺炎，从广东省中医院接手诊治时，已处于急性反应期后期和全身感染期，出现多器官功能障碍综合征，经过多学科医务工作人员的积极抢救，终于让患者转危为安。该病例救治过程有以下几个特点：

1. 该病例整个救治过程充分体现了蔡教授对于重症急性胰腺炎的分"期"分"机"论治观点：

（1）急性反应期从"水热互结"之"结胸证"论治，牢牢抓住"腹内高压"这一主症，采用"泄热逐水同施，前后腹腔并重"的治疗思路。

（2）全身感染早、中期从"邪漫三焦气血"论治，予清热解毒诸法，后期从"邪伏膜原"论治，予达原饮透邪外出。

（3）残余感染期病机具有"寒热错综，虚实夹杂"特点，采取"观其脉证，知犯何逆，随证治之"原则。

2. 该病例是蔡教授"祛邪为匡正，邪去更扶正"中医外科治疗观的充分运用，"积极药物扶正，择机手术祛邪"相结合的治疗思路贯彻始终：

（1）"药物扶正托毒，手术引毒外出"：发挥各自的优势，药物擅长扶正托毒，手术擅长引毒外出。

（2）"药物随证治之，手术蚕食引流"：药物使用随证而施，手术引流分步蚕食。

（3）药物与手术间的联系："药物扶正助手术步步引流，手术引流促正气点点来复"，药物与手术间相辅相成。

3. 手术的选择

手术是重要的"祛邪手段"，是"邪有出路"的积极措施，在该病例中更体现其"扭转乾坤，转危为安"的决定性治疗作用。在残余感染期病情加重之际，逐步、分次、蚕食式手术每每力挽狂澜，促使病情向好的方向发展。

（何宜斌　刁竞芳　彭建新　黄有星　何军明　谭志健）

案2　"甘遂、玄明粉、白矾"治疗重症急性胰腺炎

【临床资料】

张某，女，61岁，住院号：0219662。

因"上腹部持续性胀痛7小时"于2012年3月2日入院，胀痛以剑突下及左上腹为主，呈持续性，伴恶心呕吐，呕吐物为水涎，气促。辅助检查：血淀粉酶：2560U/L；血常规：WBC：30.3×10^9/L，NEUT%：90.9%；CT平扫：胰腺增粗，渗出明显，可见二区以上液体积聚，CT评分为D级。

中医诊断：脾心痛。

西医诊断：重症急性胰腺炎。

【证治经过】

首诊：2012 - 3 - 3

[临证四诊] 上腹胀痛，气促，恶心呕吐，呕出痰涎样物质。舌红，苔中部稍白腻，脉细滑略数。

[理法方药] 按照蔡教授提出的重症急性胰腺炎急性反应期从"结胸"论治，抓住"水热互结"的病机——水热互结心下，气不得通，故见心下痞满而痛，甚则从心下至少腹；肺气上逆而气促，肺气不降而便秘。水热互结，热性炎上，夹水湿上泛而见呕出痰涎样物质。采取"泻热逐水同施，前后腹腔并重"治疗思路，予甘遂末胃管注入，峻下逐水，使水不与热结，四黄水蜜外敷腹部，芒硝外敷腰部，大承气汤灌肠等治疗以减轻腹腔内高压。

二诊：2012 - 3 - 5

[临证四诊] 服用甘遂末后，解大便少许，仍腹胀明显，气促。查体：神清，颧稍红，口干欲饮。舌红，苔中部稍白腻，脉细滑略数。

[理法方药] 甘遂末擅长峻下逐水，水虽泄，但热未解，故口干、颧红、脉数。加用性寒之玄明粉，擅长清热软坚润肠。予玄明粉10g + 甘遂末2g，胃管注

入，每日 1 次。重点仍关注患者排便情况及腹胀变化情况。

三诊：2012 - 3 - 7

[临证四诊] 服用甘遂末合玄明粉后，半天解稀便 17 次，腹胀明显减轻，无腹痛，无呕吐，但口干，呼吸仍促。舌红苔中部白腻脉细滑略数。

[理法方药] 使用甘遂末合玄明粉泻热逐水之效显，但重症急性胰腺炎由于全身炎症反应，引起肺部病变，出现胸腔积液，甘遂重在泄水，玄明粉意在软坚通腑泄热；而病变波及上焦肺脏，水易成痰，加用白矾，取其化痰之效，以阻止水向痰转化之势，且白矾兼有收涩之力，在泻热逐水的同时反佐白矾之收涩，符合中医"使药以和"之原则。

玄明粉 2.5g + 甘遂末 0.5g + 白矾 1g　qd 胃管注入

五诊：2012 - 3 - 8

[临证四诊] 服用前方后，大便次数较前减少，腹胀减轻，无腹痛，气促减轻。明显改变有：①汗出明显；②咯出较多白色稀痰涎；③欲饮粥水；④舌色红较前淡，苔中部白腻较前松动；⑤气促减轻。

[理法方药] 加用白矾后，上焦痰邪渐化，难成痰热互结之势，病情得到改善，效不更方。

六诊：2012 - 3 - 9

[临证四诊] 无腹胀腹痛，气促改善，不需面罩吸氧，胃管注入粥水后无不适，咯出白色痰涎，解大便 8 次，褐色糊状。舌淡红，苔中部薄白，脉细滑。

[理法方药] 患者病情进一步改善，病情得到扭转，予拔除胃管，同时继续予甘遂末 + 玄明粉 + 白矾口服。

七诊：2012 - 3 - 12

[临证四诊] 神清，精神可，无腹痛不适，进食后少许胃脘部饱胀不适，无发热，无呕吐，大便 3 次左右，偏烂，间中咳嗽，无痰，诉口干。舌红少苔色白，脉寸部稍浮滑，余部细滑。

[理法方药] 经过前段时间泄热逐水化痰治疗，病情向好，目前可按"心下满而硬痛者，为结胸；但满而不痛，名为痞，宜半夏泻心汤"思路辨证施治。因口干，舌红少苔，改党参为太子参以加强益气养阴之功，加杏仁一味宣肺通腑，芦根一味生津而不敛邪。

2012 - 3 - 16　服药后，诸症平，康复出院。

【辨治思路】

该病例得益于尽早采用包括甘遂逐水、玄明粉泄热、白矾化痰在内的多种治疗手段，有效地执行了蔡教授对重症急性胰腺炎急性反应期所提出的"泄热逐水同施，前后腹腔并重"治疗原则，及时有效地阻止了水热互结，且阻断了水热互结之邪向痰、浊、瘀的演变，让病情得到了扭转，快速恢复。

（何宜斌 刁竞芳 黄有星）

案3 "甘遂、玄明粉、白矾"分消"水、热、痰"

【临床资料】

薛某，女，78岁，住院号：0220266。

因"中上腹持续性疼痛6小时"于2012年3月15日入院。中上腹部胀痛，以剑突下为主，呈持续性，伴恶心呕吐3次，呕出胃内容物，身目黄染。辅助检查：血淀粉酶：799U/L，血常规：WBC：17.85×10^9/L，NEUT%：95.6%，上腹部CT平扫：①双下肺炎症；②肺淤血；③胰头改变，考虑急性胰腺炎，并胰胆管扩张。

中医诊断：脾心痛。

西医诊断：重症急性胰腺炎。

【证治经过】

首诊：2012 - 3 - 16

[临证四诊] 上腹胀痛，气促，恶心欲呕。舌红苔薄白，脉细滑略数。

[理法方药] 水热互结，气不得通，故见心下痞满而痛，予甘遂末胃管注入泻热逐水，四黄水蜜外敷腹部，芒硝外敷腰部，大承气汤灌肠。

二诊：2012 - 3 - 17

[临证四诊] 解大便少许，腹胀未加重，但仍气促，频繁干呕，时有咳嗽，口干。舌红苔薄，脉细滑略数。

[理法方药] 水阻心下，清阳不升，津不上承故口干，浊阴不降故干呕。予生甘遂粉1g + 玄明粉5g + 白矾1g，起泄热、逐水、化痰之功。并予半夏泻心汤和胃止呕，寒热并调。

甘草10g	白芍40g	竹茹10g
法半夏10g	黄连5g	黄芩10g
太子参30g	大枣5g	醋鳖甲30g（先煎）
丹参10g	牛蒡子10g	山药20g

（胃管注入）

［方义药解］吴昆《医方考·卷一》："伤寒下之早，胸满而不痛者为痞，此方主之。伤寒自表入里……若不治其表，而用承气汤下之，则伤中气，而阴经之邪乘之矣。以既伤之中气而邪乘之，则不能升清降浊，痞塞于中，如天地不变而成否，故曰痞。泻心者，泻心下之邪也。姜、夏之辛，所以散痞气；芩、连之苦，所以泻痞热；已下之后，脾气必虚，人参、甘草、大枣所以补脾之虚。"

三诊：2012 - 3 - 18

［临证四诊］服药后最大的变化时，整夜从口中不断吐出大量白色稀痰涎，解褐色糊状稀便4次，每次量约50ml，腹胀减轻，口干欲饮。舌红干裂无津，苔薄黄，脉细滑略数。

［理法方药］加用养胃阴之方，避免逐水太过伤胃阴。

有瓜石斛 30g	牛蒡子 20g	山药 40g
白芍 30g	甘草 10g	（胃管注入）

四诊：2012 - 3 - 19

［临证四诊］患者服用前方后口中痰涎不断呕出，大便5次，每次量约45ml，腹胀进一步减轻。舌较前明显变润，舌质淡红，舌苔薄白中微黄，脉细滑。

［理法方药］继续予半夏泻心汤和胃止呕。加用瓜蒌，合成小陷胸汤清热化痰；加用苍术、茯苓健脾化湿。

炙甘草 5g	姜竹茹 10g	法半夏 15g
黄连 5g	黄芩 10g	党参 20g
大枣 10g	牛蒡子 10g	干姜 10g
瓜蒌子 10g	苦杏仁 5g	苍术 15g
茯苓 20g		

五诊：2012 - 3 - 20

［临证四诊］腹胀进一步减轻，无腹痛，肛门排气排便可，已无呕吐，但口中痰涎仍多。

［理法方药］早期使用甘遂末逐水、玄明粉清热软坚通腑、白矾化痰，三药分运水、热、痰，难成水热互结、痰热互结之势，病情得到遏制和扭转，予拔除胃管。恢复进食后，二便调，无腹胀腹痛，无气促，无呕吐。带药康复出院。

【辨治思路】

该病例与案2病例相同之处：通过"泄热逐水同施，前后腹腔并重"的原则在急性反应期就很好地阻断了病情的发展。不同之处在于：该病例在使用白矾上较案 2 病例更积极、更主动。也说明运用甘遂逐水、玄明粉清热软坚通腑、白矾化痰，三药合用使"水、热、痰"分消，难成水热互结、痰热互结之势，有利于病情的快速康复。而在治疗过程中使用养阴之药，则是遵循蔡教授提出的"逐水当顾阴"观点，符合蔡教授"祛邪为匡正，尽量少伤正，最好不伤正"治疗理念。

通过该病例和案 2 病例，对于甘遂 + 玄明粉 + 白矾三药合用，其临床起效表现可归纳为"下则大便增多，上则或咳或呕痰涎"。

（何宜斌　彭建新　黄有星）

【编按】

重症急性胰腺炎（SAP）起病急，进展快，并发症多，病情非常凶险，目前仍然是腹部外科乃至整个外科领域之中的疑难病和危重病。

2007 年中华医学会外科学分会胰腺外科学组所发布的《重症急性胰腺炎诊治指南》将重症急性胰腺炎病程分期为急性反应期、全身感染期、残余感染期。

蔡教授在重症急性胰腺炎治疗方面积累了丰富的临床经验，将现代医学对重症急性胰腺炎的病程分期与中医"临证察机、辨证施治"相结合，提出重症急性胰腺炎的分"期"分"机"治疗：急性反应期从"结胸"论治，抓住"水热互结"的病机，关注腹内高压，集中力量"泄水逐热同施，前后腹腔并重"。全身感染期从"气血"论治，从"膜原"定位，抓住"邪漫三焦气血"和"邪伏膜原"的病机，运用包括中药内服外敷、静脉用药、手术引流等多种手段清热解毒、透邪外出。残余感染期强调"邪去更扶正"，抓住"寒热错综，虚实夹杂"的病机，按照"观其脉证，知犯何逆，随证治之"原则施治。

通过以上三例重症急性胰腺炎的救治可以看出：早期抓住"水热互结"，关注"腹内高压"，采取以"甘遂"为主，配合白矾、玄明粉，以"前后腹腔并重"为治疗靶向，对水热互结，进而聚痰化浊成瘀这一病理进程实施阻断，有利于扭转胰腺炎的病程进展，减少其向全身炎症反应综合征、多脏器功能衰竭演变，案例 2、3 相比案例 1 就说明了尽早中医药的介入治疗对病程及愈后的影响。

案例 1 已进入全身感染期，表现为全身炎症反应综合征、多脏器功能衰竭的患者，除了从"水热互结"之源头治疗外，关注"三焦"分期分机论治，突出"邪伏膜原"这一病位特点。观其脉症，思其病机，知犯何逆，随证治之。

案例 2 与案例 3 相同之处：通过"泄热逐水同施，前后腹腔并重"的原则在急性反应期就很好地阻断了病情的发展。不同之处在于：案例3在使用白矾上较案例2更积极、更主动。也说明运用甘遂逐水、玄明粉清热软坚通腑、白矾化痰，三药合用使"水、热、痰"分消，难成水热互结、痰热互结之势，有利于病情的快速康复。而在治疗过程中使用养阴之药则是遵循蔡教授提出的"逐水当顾阴"观点，符合蔡教授"祛邪为匡正，尽量少伤正，最好不伤正"治疗理念。此外，通过案例2和案例3的观察，对于甘遂＋玄明粉＋白矾三药合用，其临床起效表现可归纳为"下则大便增多，上则或咳或呕痰涎"，可作为临床疗效观察的一个方面。

（何宜斌　何军明　谭志健）

【附注】

甘遂

【别称】猫儿眼、化骨丹、甘泽、萱根子。

【性味归经】苦，寒；有毒。归肺、肾、大肠经。

【古文论述】

1.《本草新编》：甘遂，破癥坚积聚如神，退面目浮肿，祛胃中水结，尤能利水。此物逐水湿而功缓，牵牛逐水湿而功速，二味相配，则缓者不缓，而速者不速矣。然而甘遂亦不可轻用也，甘遂止能利真湿之病，不能利假湿之症。水自下而侵上者，湿之真者也，水自上而侵下者，湿之假者也。真湿可用甘遂以开其水道，假湿不可用甘遂以决其上游。真湿为水邪之实，假湿乃元气之虚，虚证而用实治之法，不犯虚虚之戒乎，故一决而旋亡也。

2.《本草衍义》：甘遂，今惟用连珠者，然《经》中不言。此药专于行水，攻决为用，入药须斟酌。

3.《本草经疏》：甘遂，其味苦，其气寒而有毒，善逐水。其主大腹者，即世所谓水蛊也。又主疝瘕腹满、面目浮肿及留饮，利水道谷道，下五水，散膀胱留热，皮中痞气肿满者，谓诸病皆从湿水所生，水去饮消湿除，是拔其本也。甘遂性阴毒，虽善下水除湿，然能耗损真气，亏竭津液。元气虚人，除伤寒水结胸不得不用外，其余水肿鼓胀，类多脾阴不足，土虚不能制水，以致水气泛滥，即刘河间云诸湿肿满属脾土，法应补脾实土，兼利小便。不此之图，而反用甘遂下之，是重虚其虚也。水既暂去，复肿必死矣。必察病属湿热，有饮有水，而元气尚壮之人，乃可一施耳，不然祸不旋踵矣。

4.《本草崇原》：土气不和则大腹，隧道不利则疝瘕。大腹则腹满，由于土不胜水，外则面目浮肿，内则留饮宿食，甘遂治之，泄土气也。为疝为瘕，则癥坚积聚，甘遂破之，行隧道也。水道利则水气散，谷道利则宿积除，甘遂行水气而通宿积，故利水谷道。

5.《汤液本草》：甘遂可以通水，而其气直透达所结处。

6. 张寿颐：甘遂苦寒。攻水破血，力量颇与大戟相类。故《本经》、《别录》，主治腹满浮肿，下水、留饮，破癥坚积聚，亦与大戟主治大同小异，但兼能消食，通利谷道，稍与大戟不同，则攻坚之力，殆尤为过之。所主疝瘕，盖以湿热壅结者言之，而寒气凝滞之症，非其所宜。《别录》又申之以热气肿满一句，则此之能泄水肿，皆以湿热实证言，而脾肾虚寒，以致水道不利诸症，误用此药，实为鸩毒，从可知矣。五水者，盖言五脏经脉中停留饮水气耳。

7.《珍珠囊》：水结胸中，非此（甘遂）不能除。

玄明粉

【别称】风化硝、元明粉。

【归经功效】胃、心、肺、大肠经。具有泄热通便，软坚散结，清热解毒，清肺解暑，消积和胃的功效。

【古文论述】

1. 王好古：《本草》注云，玄明粉治骨蒸五劳，惊悸热毒风等。

2.《本草蒙筌》：风化硝轻而不降，乃膏粱家易化顽痰捷方。

3.《本草纲目》：《神农本草》言，朴硝炼饵服之，轻身神仙。盖方士窜入之言。后人因此制为玄明粉。煅炼多遍，佐以甘草，去其咸寒之毒，遇有三焦肠胃实热积滞，少年气壮者，量与服之，亦有速效。风化硝，甘缓轻浮，故治上焦心肺痰热而不泄利。

4.《本草经疏》：玄明粉，其色莹白，其味辛咸，沉而降，阴也。其治邪热在心烦躁者，《经》曰，热淫于内，治以咸寒，佐之以苦，并主五藏宿滞癥结者，即燥粪结痰瘀血宿食之谓，辛能散结，咸能耎坚，兼能润下，苦能下泄，故主之也。目为血热所侵，必亦肿作痛异常，硝性峻利，加以苦辛咸寒之极，故能散热结、逐热血，目病既去，必自明矣。退膈上虚热者，当作实热邪解，心凉故热退也。消肿毒者，即软坚散结之功化。

5.《本草备要》：泻痢不止，用大黄、玄明粉以推荡之，而泻痢反止。盖宿垢不净，疾终不除，《经》所谓通因通用也。

6.《本经逢原》：风化硝，治经络之湿痰，但重着而非酸痛者，用之有效，指迷茯苓丸治痰湿流于肩背之阳位，而隐隐作痛，最为合剂。然惟体肥气实者为宜。

7.《本草求真》：玄明粉，功用等于芒硝，皆有软坚、推陈致新之力。然煅过多遍，其性稍缓，不似芒硝其力迅锐，服之恐有伤血之虞耳。若佐甘草同投，则膈上热痰，胃中实热，肠中宿热，又克见其治矣。

白矾

【别称】矾石、羽涅、理石、明矾、雪矾、云母矾、生矾。

【性味】酸涩，寒；有毒。

【归经】肺、脾、肝、大肠、膀胱经。

【古文论述】

1.《本草纲目》：矾石之用有四：吐利风热之痰涎，取其酸苦涌泄也；治诸血痛，脱肛，阴挺，疮疡，取其酸涩而收也；治痰饮，泄痢，崩带，风眼，取其收而燥湿也；治喉痹痈疽，蛇虫伤螫，取其解毒也。

2.《本经》：主寒热泄痢，白沃，阴蚀恶疮，目痛，坚骨齿。

3.《别录》：除固热在骨髓，去鼻中息肉。

4.《药性论》：治鼠漏，瘰疬，疗鼻衄，生含咽津，治急喉痹。

5.《日华子本草》：除风去劳，消痰止渴，暖水脏。治中风失音，疥癣。和桃仁、葱汤浴，可出汗。

6.《本草衍义》：火枯为粉，贴嵌甲，牙缝中血出如衄者，贴之办愈。

7.《本草蒙筌》：禁便泻，塞齿疼，洗脱肛涩肠，敷脓疮收水。

8.《医学入门》：治耳卒肿出脓，目赤，目翳，胬肉，口舌生疮，牙齿肿痛出血，历久碎坏欲尽，急喉风痹，心肺烦热，风涎壅盛，作渴泄痢。兼治蛇蝎、恶犬、壁镜、驴涎、马汗毒伤。

9.《医林纂要》：生用解毒，煅用生肌却水。

10.《本草经疏》：矾石，味酸气寒而无毒，其性燥急收涩，解毒除热坠浊。盖寒热泄痢，皆湿热所为，妇人白沃，多由虚脱，涩以止脱故也。阴蚀恶疮，亦缘湿火，目痛多由风热。除固热在骨髓坚齿者，髓为热所劫则空，故骨痿而齿浮，矾性入骨除热，故亦主之。去鼻中息肉者，消毒除热燥湿之功也。白矾，《本经》主寒热泄痢，此盖指泄痢久不止，虚脱滑泄，因发寒热。矾性过涩，涩以止脱，故能主之。假令湿热方炽，积滞正多，误用收涩，为害不一，慎之。妇人白沃多由虚脱，故用收涩以固其标，终非探本之治。目痛不由胬肉及有外障，亦非所宜。除固热在骨髓，仅可资其引导，若谓其独用，反有损也。矾性燥急，而能劫水，故不利齿骨，齿者骨之余故也。

11.《长沙药解》：矾石，入足太阴脾、足太阳膀胱经，善收湿淫，最化瘀浊，黑疸可消，白带能除。《金匮》矾石丸治妇人带下经水闭不利，脏坚癖不止，中有干血，下白物。矾石化败血而消癖硬，收湿淫而敛精液，杏仁破其郁陷之滞气也。硝矾散治女劳黑疸，以其燥湿而利水也。《千金》矾石丸治脚气冲心，以其燥湿也。矾石酸涩燥裂，最收湿气而化瘀腐，善吐下老痰宿饮，缘痰涎凝结，黏滞于上下窍隧之间，牢不可动，矾石收罗而扫荡之，离根失据，脏腑不容，高者自吐，低者自下，实非吐下之物也。其善治痈疽者，以中气未败，痈疽外发，肉腐脓泄，而新肌生长，自无余事，阳衰土湿，中气颓败，痈疽不能外发，内陷而伤腑脏，是以死也，矾石收腑脏之水湿，土燥而气达，是以愈也。

第二节　胰头癌（术后虚劳）
——生脉益气补虚，厚朴温中化湿

【临床资料】

张某，男，66 岁，住院号：0163196。

中医诊断：黄疸。

西医诊断：胰头癌。

【证治经过】

首诊：2009 - 6 - 14

[临证四诊] 胰十二指肠切除术后第 12 天，精神疲倦，自觉乏力，胃部稍感灼热，口干明显。舌红，苔少，脉濡。

[理法方药] 手术耗气伤阴，气虚无以濡养四肢，故见乏力；阴虚，津液无以上承口舌，故口干。气虚宜补气，主要是补肺、脾、肾之气，因脾胃为元气生化之源，肺为脾土之子，脾气不足，最易导致肺气升降失常；肾为先天之本，主藏精气，又为气化之司。拟生脉散加减：

麦冬 15g	党参 20g	五味子 5g
茯苓 10g	白术 10g	石斛 10g
葛根 10g	陈皮 5g	

[方义药解]"益气脉复，故名生脉"。按传统中医理论认为：方中人参性温，味甘，微苦，入肺、脾、心三经，具有大补元气，补脾益肺、生津、安神的作用，主治劳伤虚损、久虚不复及一切气血津液不足之证。麦冬味甘、微苦，性微寒，入肺、胃、心三经，具有养阴益胃、润肺清心的功效，主治肺燥干渴、热

病津伤、口燥咽干之证。五味子性温，味酸甘，入肺、心、肾三经，具有益气生津、补肾养心、收敛固津之功效，主治肺虚咳喘、口干作渴、自汗、劳损之证。三药合用，人参甘平益气复脉、生津止渴、振兴元气为君；麦冬甘寒润肺、养阴、清心除烦、益胃生津为臣；五味子酸温、固表止汗、生津止渴、敛肺益气为佐使。生脉散组方巧妙，一补一润一敛，配伍严谨，疗效显著，是益气养阴、生津敛汗的代表方。术后乏力、口干为手术损伤脾气，气虚不能生津，同时患者舌红苔少，脉濡为阴虚内热之征象，方中加用白术、茯苓健运脾气；加石斛、葛根生津止渴，兼取其清内热之效；同时患者胆囊空肠吻合术后，长期卧床，易致气机运行不利，加陈皮在补气的同时佐以理气，使补而不滞。

二诊：2009 - 06 - 18 蔡炳勤教授查房

[临证四诊] 精神疲倦较前好转，仍自觉乏力，面色㿠白，四肢不温，时有恶心呕吐，胃纳差。舌红苔少，脉沉细。

[理法方药] 乏力，面色㿠白，四肢不温为脾阳不振之征：脾主升清，脾阳不健，清气无以上升，阳气不能达于四末，故四肢不温、乏力。脾虚而纳差，脾失水谷充养而脾更虚，脾胃相表里，脾气不升，胃失和降，故恶心呕吐。舌红少苔，脉沉细为阴虚之征。究其根本，病因为术后损伤脾胃，脾胃受损，运化无权，水湿内停，湿从内生，湿邪侵入人体之后，常视人体脏腑功能不同、体质的差异等而有不同的转化，患者系术后自觉乏力，为气虚之征；气虚日久，久病及阳，导致阳气亏虚，湿从寒化，同时患者术中及术后纳差，术后引流损伤津液，导致津液丢失，故目前病机主要在于脾阳亏虚，中焦气机壅滞，兼有阴虚。治疗上当以扶正为主，兼以祛邪。湿从寒化，伤及脾阳，当用温热药助阳以燥湿，同时辅以温运脾阳之品，患者兼有阴虚内热，辅以养阴清热。拟方厚朴温中汤为主方，同时配合养阴清热之药。

西洋参30g（另炖）	厚朴15g	陈皮6g
茯苓10g	甘草6g	草豆蔻10g
干姜6g	法半夏10g	白芍10g
羚羊角10g（先煎）		

[方义药解] 厚朴温中汤见于李东垣的《内外伤辨惑论》，由厚朴、橘皮、甘草、草豆蔻、茯苓、木香、干姜共七味药所组成。方中厚朴苦辛而温，温中理气，燥湿散满；橘皮理气调中；草豆蔻暖中燥湿；干姜温脾祛寒；茯苓健脾渗湿；木香调气止痛；甘草调和诸药。共奏温中祛寒，燥湿散满之功。术后气虚气弱，恐木香辛香破气，故去木香；加半夏化痰，合陈皮成二陈汤以燥湿；白芍滋

阴柔肝；西洋参补气生津。患者兼有阴虚，易生内热，故加羚羊角清肝热，息肝风，平术后肝亢。

三诊：2009－06－22

患者服药后，精神转佳，乏力感减轻，面色渐红润，四肢较前暖，胃纳增加，二便调，舌红苔薄白，脉弦细。诸症平而顺利出院。

【辨治思路】

腹部大手术，脾胃直接受到影响，进而引起气血生化的匮乏，水湿代谢的异常，表现为乏力、腹胀、纳差等症状，如何尽早恢复后天脾胃功能是术后快速康复的重要基础。"湿"的运化是脾胃功能一个重要体现。

治疗湿邪当注意以下几点：①治湿应根据"脾虚"和"湿盛"的主次，权衡轻重，灵活运用。以湿盛为主者，应施以除湿之法，或芳香化湿，或苦温燥湿，或淡渗利湿，不必妄加补虚之品；以脾虚为主者，当健脾与化湿之剂配合作用。②湿从寒化，伤及脾阳，当用温热药助阳以燥湿，同时辅以温运脾阳之品；湿从热化，伤及胃阴，当选用养阴药物与化湿药物配伍，以清热化湿而不伤阴、生津养阴而不助湿为原则。③治湿用药应以轻疏灵动为法，可使湿邪得以透达，脾运得以健旺。④对于寒热错杂的患者，当根据患者病情，权衡轻重，分清主次，辨证用药，方可达到"阴平阳秘，精神乃治"。

（仇成江　陈　荣　钟小生　何宜斌）

第三章

胃肠外科医案

第一节 阑尾炎（术后高热）
——薏苡附子败酱散扶阳透邪

【临床资料】

郑某，女，16 岁，住院号：0177321。

因"阑尾炎术后 20 天，高热不退 3 天"入院。

中医诊断：肠痈术后发热。

西医诊断：急性化脓性阑尾炎术后高热查因。

【证治经过】

首诊：2009 - 08 - 21

[临证四诊] 患者于 2009 年 8 月 1 日因急性阑尾炎行腹腔镜下阑尾切除术，术中见阑尾穿孔，腹腔大量积脓。术后予以内服中药清热解毒、抗感染及腹腔引流治疗，一周后无特殊不适，顺利出院。出院后一周出现低热，纳差，右下腹隐痛，8 月 19 日出现高热，最高体温达 40℃，伴寒战，血常规：白细胞计数 20.16 $\times 10^9$/L，中性粒细胞：91%。血沉：73mm/h。C 反应蛋白：1310mg/L。B 超：肠袢间少量积液。临证见高热、疲倦、乏力、面色㿠白，纳差、口渴不欲饮，小便正常，大便溏，有里急后重感，全身多汗，右下腹隐痛不适。舌淡红，苔白厚，脉细数。

[理法方药] 患者阑尾术后，余毒未清，迁延日久，脓毒伤阳，湿浊滞肠。治以益气温阳，泄浊通腑。方用薏苡附子败酱散合五磨饮子加减：

生苡仁 20g	熟附子 15g	败酱草 30g
大黄 15g	沉香 5g	枳实 10g
草蔻 10g	槟榔 15g	滑石 30g
台乌药 15g	甘草 5g	

[方义药解] 薏苡附子败酱散源自《金匮要略》，原方为薏苡仁 30g，附子

6g，败酱草15g，具有排脓消肿之效，主治："肠痈内脓已成，身无热，肌肤甲错，腹皮急，按之濡，如肿状。"本方所治肠痈，是由素体阳虚，寒湿瘀血互结，腐败成脓所致。方中主要用薏苡仁利湿排脓，辅以败酱草逐瘀消肿，轻用附子扶助阳气，以散寒湿，温经止痛。三味配合成方，共奏利湿排脓、破血消肿之功。五磨饮子源于《医方考》卷六，原方由木香、沉香、槟榔、枳实、台乌药组成，具有解郁降气之效。《医方考》言："气上宜降之，故用沉香、槟榔；气逆宜顺之，故用木香、乌药；佐以枳实，破其滞也；磨以白酒，和其阴也。"

二诊：2009-08-25

[临证四诊]患者热退，右下腹隐痛不明显，面色较前稍红润，四肢转温，余症同前。原方薏苡仁加量以增强祛湿排脓之力。四肢转温，面色好转，可在前方基础上减附子用量。热已退，去大黄苦寒之品防伤脾胃之气。

生苡仁30g	熟附子10g	败酱草30g	沉香5g
枳实10g	草豆蔻10g	槟榔15g	滑石30g
台乌药15g	甘草5g	陈皮5g	茯苓15g

三诊：2009-08-28

[临证四诊]体温已正常，胃纳改善，口稍干，大便软。舌红，苔薄黄，脉细数。上方去附子、沉香、台乌药等香燥之品，加怀山以益脾阴。

生苡仁30g	败酱草30g	枳实10g	草豆蔻10g
槟榔15g	甘草5g	陈皮5g	茯苓15g
怀山药10g			

上方一日两剂，连服3天。患者无发热、无腹痛，进食增多，恢复良好出院。

【辨治思路】

急性化脓性阑尾炎术后盆腔积脓致高热不退，仍可按《金匮要略》肠痈辨证治疗。肠痈随患者体质状况不同可热化，也可寒化。肠痈热化相当于急性阑尾炎蕴脓期，以发热寒战、自汗出、少腹肿痛、拘急拒按、小便自调为主症，治以苦寒泻下、清热除湿、破血散瘀，方以大黄牡丹汤加减。肠痈寒化多见于肠痈内脓已成，体虚邪恋，腹皮急，按之软，压痛不明显，并见面色苍白、四肢肤凉、脉虚等证候；此因寒湿痈脓内结于肠，气血运行受阻所致；治当排脓消痈，振奋阳气，方以薏苡附子败酱散加减。《金匮玉函经二注》记载："血积于内，然后错甲于外，经所言也。肠痈何故亦然耶？痈成于内，血泣而不流也。惟不流，气亦滞，遂使腹皮如肿，按之仍濡。虽其患在肠胃间，究非腹有积聚也。外无热而见数脉者，其为痈脓在里可知矣。然大肠与肺相表里，府病而或上移于脏，正可虞也，故以保肺而下走者，使不上乘。附子辛散以逐结，败酱苦寒以祛毒而排脓。务令脓化为水，仍从水道而出，将血病解而气亦开，抑何神乎。"《金匮要略心典》言："薏苡破毒肿，利肠胃为君；败酱一名苦菜，治暴热火疮，排脓破血为臣；附子则假其辛热以行郁滞之气尔。"

本例为化脓性阑尾炎穿孔，腹腔大量积脓。虽手术切除病灶，但盆腔痈脓未净，此时元气已伤，正虚邪恋，又因术后过用清开灵、抗生素等寒凉之品伤阳，出现术后虚实寒热夹杂等情况，持续高热但口渴不欲饮，四肢不温，神疲倦怠，面色苍白，脉细微无力，一派热毒伤阳之象。若一味清热，阳气更伤，一味温阳则热更炽，用薏苡附子败酱散加减，可寒温并调。重用败酱草、薏苡仁清热解毒，排脓消肿；用五磨汤清除术后气虚气滞之象。术后发热证，往往病机复杂，必须复法治疗，数方化裁，不求速效，以缓图治。

患者阑尾切除术后一周，主要症状消除，符合出院指征。但因盆腔积脓未完全吸收，余毒未清，一旦出现低热、疲乏、纳差、便溏等症，就应考虑蕴热成毒，毒入营阴，遂发寒战、高热，不得不再次入院。可见阑尾穿孔、化脓重症，虽手术切除病灶，但余毒未清，术后追踪复查，后续中医治疗十分重要。否则，若体质虚弱者，便会复发而再次入院。

（刘　明　陈　荣　仇成江　何宜斌）

第二节　阑　尾　炎
——柴胡桂枝汤治疗腰麻后头痛

【临床资料】

梁某，女，44岁，住院号：0151526。

因"反复右下腹隐痛5年，加重2月"入院。

中医诊断：①肠痈；②头痛。

西医诊断：①慢性阑尾炎；②术后头痛。

【证治经过】

首诊：2007 - 12 - 27

[临证四诊] 2007年12月19日在CSEA麻下行阑尾切除术，术后出现持续头痛不适，每日大量补液，卧床休息，头痛仍未缓解。临证见神清，疲倦乏力，

起则头痛，汗出较多，怕冷，四末发凉，腰酸软，纳可，眠一般，二便调。舌淡红，有齿痕，苔薄白，脉滑弱。

[理法方药] 反复头痛不能缓解，经麻醉师一起查房，考虑腰穿至脑脊液丢失，积极补液治疗，卧床休息。中医考虑术前患者脾胃本虚，加之手术打击，金刃所伤，更加耗气伤阴，脾胃更弱，"脾为营之源，胃为卫之本"，脾胃虚弱，营卫俱乏，故神疲乏力；阴阳失调，卫虚不能护外，营弱不能内守，故汗出；卫虚温煦功能失调则怕冷、四末发凉；头为诸阳之汇，卫虚阳位易受袭，故头痛；营弱不能濡养先天肾精，则腰部酸软。证属营卫失和，阴阳失调。治以调和营卫，滋阴潜阳，拟方柴胡桂枝汤加减：

柴胡 15g	桂枝 10g	黄芩 10g
法夏 10g	白芍 15g	干姜 5g
大枣 10g	甘草 5g	花粉 10g
牡蛎 20g（先煎）		

二诊：2007 - 12 - 30

服药方 3 天后，头痛较前改善，可间断起身，仍诉汗出，口干，畏寒，腰酸，纳眠较前改善，二便调。舌淡红，有齿痕，苔薄白，脉滑弱。在前方基础上增加桂枝用量，增强温通调营卫之力，改用炙甘草以增强调和之功：

柴胡 15g	桂枝 20g	黄芩 10g
法夏 10g	白芍 15g	干姜 5g
大枣 10g	炙甘草 5g	花粉 10g
牡蛎 20g（先煎）		

三诊：2008 - 1 - 2

患者头痛缓解，诸症渐平，病愈出院。

【辨治思路】

腰麻术后头痛是中医临床出现的新课题。腰麻时穿刺针刺破硬脊膜后，脑脊液持续大量从针孔中外溢，颅内压下降。一般卧床休息，大量饮水或静脉输液后可缓解。中医认为头为诸阳之会，若六淫外侵，精华内痹，郁于空窍，清阳不运，其痛乃作。一般按伤寒六经辨证，用药上可加用风药，李东垣曰"头痛每以风药治者，高颠之上，惟风可到"。此外，中医强调整体观念，不是单纯的"头痛医头"，更重视从四诊收集资料，整合分析。

本例所用柴胡桂枝汤由经典方剂桂枝汤演变而来，出自《伤寒论》，又名柴胡加桂汤、柴胡加桂枝汤、桂枝柴胡各半汤，主治伤寒六七日，发热微恶寒，支节烦痛，微呕，心下支结，表证未解者。本方为《伤寒论》中治疗太阳和少阳并病的方剂，原方是由小柴胡汤合桂枝汤各半量而组成，主要用于太阳少阳合病引起。用桂枝汤调和营卫、解肌辛散，以解太阳之表；用小柴胡汤和解少阳、畅枢机，以治半表半里。现代药理研究显示，该方有抗癫痫及镇静、抗溃疡、保肝、抗炎等多种作用，现代临床可用来治疗十二指肠溃疡、癫痫、反复感冒、病毒感染性发热、神经衰弱、脑缺血等疾病，现探索应用于腰麻后头痛，值得进一步总结。

（王　松　仇成江　陈　荣）

第三节　粘连性肠梗阻
——温下解肠结

【临床资料】

伍某，男，28岁，住院号：3004150。

因"阑尾术后半月，腹痛2天"于2009年6月23日住院治疗。

中医诊断：腹痛。

西医诊断：①粘连性肠梗阻；②手术史（阑尾切除术后）。

【证治经过】

首诊：2009 - 6 - 24

［临证四诊］患者于2009年6月9日因急性化脓性阑尾炎并穿孔在外院行手术治疗，6月21日开始出现腹部胀痛，以中上腹为主，伴恶心呕吐，留置胃管可引出淡绿色胃液1400ml左右，三天肛门无排气排便，无发热。舌红，苔微黄，脉弦滑。入院X光示：中上腹部见多发液气平面，呈阶梯状排列。

［理法方药］患者家属拒绝手术，入院后予以静脉补液、胃肠减压等基础治疗，考虑阑尾切除术后半月，有形之邪已去十之八九。此为余邪残留而致肠道水肿失运，发为肠结。此时粘连不甚、不结，可试借方药之力而通，以行气通腑为法，拟大承气汤灌肠治疗。

大黄30g　　　　芒硝30g　　　　厚朴30g　　　　枳实30g

外治法：吴茱萸热熨腹部以温中行气，电针双足三里通阳明经，行气通腑止痛。

二诊：2009 - 6 - 28

［临证四诊］患者灌肠解大便后腹痛略减，腹胀、恶心欲呕，时有反复，留置胃管可引出淡绿色胃液 550～1370ml，偶有矢气。舌红，苔微黄，脉弦滑。复查 X 光：梗阻情况同前相仿。

［理法方药］考虑患者反复腹胀，灌肠多次梗阻未解除，肠腔水肿严重，拟完善碘水造影明确梗阻部位，暂停中药灌肠，预防肠穿孔，并改营养袋加强营养支持。中医外治法改四黄水蜜外敷右下腹局部以活血行气，针刺双侧内关、足三里、三阴交、上巨虚等穴位。

三诊：2009 - 7 - 2

［临证四诊］患者腹胀减轻，间有阵发性腹痛，无恶心呕吐，日解大便 4 次，量少，质稀，留置胃管可引出淡绿色胃液 510ml。舌红，苔微黄，脉弦滑。碘水造影示：考虑小肠低位（近回盲部）不完全性肠梗阻。

［理法方药］目前梗阻症状较前减轻，胃液减少，中医仍以外治法为主，治疗同上。

四诊：2009 - 7 - 4

［临证四诊］患者神清，精神可，无明显腹胀痛、无恶心呕吐，胃管未见明显引流液，四肢不温，诉既往素体怕冷，喜暖饮，时有大便溏。舌较前淡，苔白厚腻，脉沉细滑。

［理法方药］"缓则治其本"，患者素体一派脾阳不足之象，此次急性起病，入院时舌红、苔黄、脉弦滑，经过通腑泄浊治疗，邪渐去，正虚渐显，故舌显其淡红之本色，苔白厚腻，脉沉细滑，符合阳虚湿阻之证。胃管引流液明显减少，胃之浊阴可降，可予温下之法，拟方：

干姜 10g	大腹皮 15g	大黄 10g（后下）
冬瓜仁 20g	瓜蒌皮 15g	苡仁 20g

水煎服 100ml，分次胃管注入。外治法同前，继续四黄水蜜外用及针灸治疗。

［方义药解］干姜温脾阳，清阳得升，浊阴自降；大黄乘势泄浊；大腹皮、冬瓜仁、瓜蒌皮、苡仁化湿浊，取意叶天士"通阳不在温而在利小便"。

五诊：2009 - 7 - 07

［临证四诊］患者神清，精神佳，少量进食后无腹胀痛，日解大便 4 次，量中等，畏寒减轻，胃管引流量少。舌淡红，苔白厚腻，脉沉。

［理法方药］考虑梗阻明显缓解，可拔除胃管。继续以前方口服，温中行气通腑，并予蓖麻油口服润肠通便。中医外治法同前。

2009 - 7 - 11

[临证四诊] 患者神清，精神佳，无腹胀痛，排便畅，拔胃管后进食好，食后无腹胀。舌淡红，苔白厚腻，脉沉。复查 X 光：气液平明显减少。

[理法方药]《伤寒论》"有胃气则生，无胃气则死"，有一分胃气，就有一分生机。服前方后胃纳香，食后无腹胀不适，胃气来复，生机勃勃之象，李东垣《脾胃论》提出"人以胃气为本"、"百病皆由脾胃而生也"。治疗上抓住后天脾胃之本，煎服中药在前方基础上加强补益脾胃之功。

干姜 10g	大腹皮 15g	瓜蒌皮 15g
苡仁 20g	陈皮 10g	制半夏 10g
丹参 30g	茯苓 15g	白术 15g
炙甘草 5g		

外治法可停用四黄水蜜外敷，继续针灸治疗。

[方义药解] 一味丹参即可助胃消食，又可助温中之药开通胃肠脂膜血络，补而不滞，还起反佐之意，避免温热之品扰心，起清心之用。

六诊：2009 - 7 - 13

神清，精神佳，无发热恶寒，无腹胀痛，纳眠佳，二便调，康复出院。

【辨治思路】

肠梗阻手术时机的判断是临床的一个要点，对于机械性肠梗阻，当手术而不手术，往往会引起感染性休克、肠坏死、短肠综合征等严重并发症。而对于术后出现的炎性肠梗阻、麻痹性肠梗阻，往往通过保守治疗能治愈。至于粘连性肠梗阻，何时手术，何时保守，则需通过密切观察病情变化，反复斟酌才能适时做出治疗方案的调整。该例患者阑尾术后半月出现肠梗阻，之所以选择保守治疗，一方面考虑术后粘连还不甚严重，另一方面保守治疗能改善病情。

肠为"传道化物之腑，以通为用"，阑尾术后，损及脾胃，脾气亏虚，水湿津液运化失司，湿邪内聚，郁而化热，湿热壅滞于肠道，而发肠结。因气血运行不畅，腑气不通，而见腹痛、腹胀、呕吐等症。治疗当以行气通腑为主，方以大承气汤灌肠，四黄水蜜外敷。大承气汤具有通腑泄热、行气活血之效，灌肠使药物由肠黏膜直接吸收，提高了药物吸收和利用率，同时对肠道局部有一定的促进蠕动和润滑作用，外敷四黄水蜜，具有消肿止痛之效。针刺双侧内关、足三里、三阴交、上巨虚等穴位强刺激，促进肠蠕动，缓解腹部疼痛症状。在治疗过程中，结合肠梗阻的西医处理原则，不可避免地应用抗生素，难免碍伤脾胃，加重水湿津液运化的失司。加之患者素体怕冷，病久体虚，故见大便溏、舌淡红、苔白厚腻、脉沉，辨证为阳虚湿阻，治以温中化湿为法。予干姜温补中阳化湿，大黄通降湿浊，辅以冬瓜仁、瓜蒌皮、苡仁、大腹皮等，一则利水渗湿，使湿浊从小便而去；二则利小便而实大便，减轻腹泻症状。患者腹胀痛消失，腹泻消失，小便调，舌淡红，苔白厚腻，脉沉，中医辨证属脾虚寒湿中阻，在上方基础上去瓜蒌皮、苡仁合六君子汤加减治疗，六君子汤益气健脾，燥湿除满，易人参为丹参，增加通经之功，以防壅滞，与上方合用，共奏化湿、补气、行气之功，使正气得补，邪气得除，病消身愈。

整个治疗过程体现"急则治其标，缓则治其本"的中医基本治疗原则，同时在临证辨证中结合了患者体质因素，是"辨病 – 辨证 – 辨体"相结合的一个典型病例。

（陈　荣　何宜斌　王建春　黄学阳　谭志健）

第四节　粘连性肠梗阻
—— "问而知之谓之工"

【临床资料】

赵某，女，35 岁，住院号：0140240。

因"腹痛 10 天"入院，腹痛以左腹部和上腹部明显，向双侧腰部放射，伴进食后呕恶泛酸。既往 2005 年曾因粘连性肠梗阻在外院行腹腔镜粘连松解术。

中医诊断：腹痛。

西医诊断：粘连性肠梗阻。

【证治经过】

首诊：2007 – 3 – 20

[临证四诊] 左上腹部疼痛，拒按，并向两侧腰部放射，进食后恶心泛酸，口干苦，无恶寒发热，无恶心呕吐，无身黄目黄，无体重减轻，纳差，眠欠安，大便干结，小便调。舌淡暗，苔黄腻，脉弦细滑。

[理法方药] 左上腹部疼痛，疼痛拒按，不通则痛，为实证的表现；口干苦，为少阳热盛的表现；大便干结，为阳明腑实表现，且进食恶心。综合其有手术史，虽未伤及小肠，但可连及脾胃，为脾胃虚弱、肝木旺盛之表现。脾胃虚弱则舌淡，病久则成瘀而暗；阳明有热则苔黄，少阳湿热则腻。四诊合参，证当属少阳、阳明合病。治以和解少阳，通腑泄热为法，方以大柴胡汤加减。

柴胡 15g	黄芩 10g	郁金 12g
虎杖 15g	法夏 10g	白芍 15g
枳实 12g	槟榔 12g	生姜 10g
大枣 10g		

［方义药解］方中黄芩、柴胡解少阳之邪；郁金、虎杖清肝胆经之湿热；白芍养阴，使法夏燥湿而不过燥；枳实、槟榔理气行滞，气机调顺，阳明腑通。

二诊：2007-3-23 蔡炳勤教授查房

［临证四诊］腹痛未减，时腹胀，少许口苦，口干，大便略干，日一行。舌淡，苔黄较前减轻，目前偏白厚，脉弦滑。

［理法方药］追问病史，得知 2005 年腹腔镜术时发现其先天性结肠冗长。现患者腹痛喜暖，得温则减，痛时喜俯卧位，则腹痛当属虚寒之症，故喜暖，得温则减，喜俯卧位，正是虚证的表现。腹胀，为脾胃虚弱，气机枢纽不利，气滞于内，苔白厚，脉弦滑，皆为湿浊内停之象，《丹溪心法·腹痛》"或曰痰岂能痛？曰：痰因气滞而聚，既聚则碍其路，道不得通，故作痛也"。故辨证为脾失健运，湿浊内停，当理气导滞止痛。外用吴茱萸热敷，艾灸足三里，内服方以四磨汤合四逆散加减：

党参 30g	乌药 10g	槟榔 15g
沉香 10g	柴胡 15g	白芍 15g
草果 10g	甘草 5g	枳实 15g
厚朴 10g	莱菔子 15g	

［方义药解］方中四磨汤理气行滞；四逆散调和肝脾，疏利气机；更用厚朴、草果燥湿和中，去除湿浊之邪；莱菔子理气降气，则脾胃恢复，湿浊可去，气机通利。吴茱萸性热，盐炒热敷，增强温中之力，《素问·举痛论》"寒气客于肠胃，厥逆上出，故痛而呕也"。李东垣《脾胃论》有云："腹中诸痛，皆由劳役过甚，饮食失节，中气不足，寒邪乘虚而客人之，故卒然而作大痛。"艾灸足三里，可以强健脾胃，现代医学认为可以增强免疫力。

三诊：2007-3-27

［临证四诊］药后腹痛明显减轻，无口苦口干，二便调。舌淡，苔薄白，根稍腻，脉弦滑。

［理法方药］湿浊渐去，气机通畅，尚有余邪，兼之久病脾胃失调，宜祛除余邪，调和阳明。上方去槟榔、草果、乌药、沉香、莱菔子，加白术 15g 健运脾胃，茯苓 15g 化湿安神，生姜 10g 和中以善其后。

[方义药解] 病至三诊，诸症缓解，前方效可，但标邪大半已去，再用槟榔等行走之药，恐有妨碍正气恢复之嫌，且本病皆因前番多次手术致脾胃正气受损而受病之疑，故此次需用白术、茯苓、生姜等健运脾胃之药，培养脾胃中焦，后天生化之源恢复，方可进水谷之精微，达到"正气存内"之功效。

【辨治思路】

纵观整个病程，以问诊最为重要，且病情变化，不得不查。其刚刚入院之征象与其后发展所见，所辨之证截然不同，就其原因，患者入院时口干口苦、腹痛拒按、大便不畅、起病急骤，诊为少阳阳明合病，正盛邪实，用大柴胡汤和解少阳、泻下热结，为急则治标之法。标实之象有所减缓，再循求其病之本，得知其有乙状结肠冗长症病史。结肠冗长，若气虚推动无力更易致宿便阻塞肠道引起梗阻，而其腹痛绵绵、喜俯卧、得暖则舒等症状特点，其中气不足，脾胃虚寒显见。患者属年轻女性，肠梗阻反复发作，其恐惧、忧患、郁闷情绪可想而知。《读医随笔》："凡脏腑十二经之气化，皆必籍肝胆之气化以鼓舞之，始能调畅而不病。"故用四磨汤合四逆散以疏肝理气，降逆通腑；配合吴茱萸熨敷以加强温中散寒、行气止痛之功。由于辨证准确，药到病除，善医者，不可不查。正如《难经·六十一难》所云："望而知之谓之神，闻而知之谓之圣，问而知之谓之工，切而知之谓之巧。"望闻问切，医者不可偏废也。

（刘　明　王　伟　何宜斌）

第五节　上消化道出血
——归脾汤，血行安

【临床资料】

周某，男，55 岁。

中医诊断：血证——呕血、便血。

西医诊断：①肝硬化门脉高压并上消化道出血；②门脉高压性胃病；③门脉高压并食管胃底静脉重度曲张；④慢性病毒性乙型肝炎。

【证治经过】

首诊：2007 - 7 - 26

[临证四诊] 呕血，呈喷射状，夹有血块，腹胀明显。舌红，苔黄干，脉滑。

[理法方药] 肝病日久，肝阴亏耗，子病及母，肾阴继而亏虚，肝肾阴虚，

阴虚则生内热，热伤胃络而致胃络破损出血。脾土不得木疏，且肾阴虚而及肾阳衰，脾土不得肾阳温煦，故脾虚，脾虚失摄，脾不统血，血液妄行，血溢脉外而致呕血、便血。瘀血停积，胁络痹阻，瘀血阻于肝脾脉络之中，致水气内聚，故腹痛腹胀。总体病机乃肝肾阴虚，脾虚胃热之象。出血急症，以"急则治其标"为治疗原则，予中药田七末从胃管注入以止血散瘀。

二诊：2007 - 7 - 27

[临证四诊] 用药后呕血止，精神疲倦，时觉头晕，少许腹胀，无腹痛；解大便一次、质烂，初始黑便，后为黄色烂便；小便可。舌淡红，苔薄黄，脉细。

[理法方药] "缓则治其本"，疲倦，腹胀，大便烂，符合脾虚证，以归脾汤加减。

黄芪 30g	白术 15g	茯神 15g
酸枣仁 10g	党参 20g	远志 15g
当归 10g	龙眼肉 9g	白芍 15g
甘草 6g	木香 10g（后下）	大枣 10 枚

三诊：2007 - 7 - 30

[临证四诊] 服药后腹胀减，精神较前改善，无腹痛，仍纳差，下肢较浮肿，无呕血，大便成形，日行一次，小便正常，舌淡红，苔薄白，脉细滑、重按无力。

[理法方药] 患者疲倦，仍腹胀，双下肢水肿，舌淡红，苔薄白，脉细滑、重按无力，脾虚之证仍存，其脾虚湿聚下趋而水肿，在健脾基础上加强祛湿之力，予半夏厚朴干姜甘草人参汤加减。

法夏 10g	厚朴 15g	党参 30g
甘草 5g	云苓 15g	陈皮 5g
干姜 10g		

四诊：2007 - 8 - 3

腹胀少许，下肢水肿减轻，胃纳较前改善，精神可，无呕血，无便血及黑便。诸症平而出院。

【辨治思路】

血证是人体一切出血性疾病的总称，即凡血液不循常道，上溢于口鼻诸窍、下出于二阴，或溢于肌肤所形成的疾患，如吐血、衄血、便血、崩漏等以出血为主症的疾病，均称为血证。血证为临床常见病之一，在各年龄段均可发病，发生在各部位的出血各有其特殊性，其病因病机可归纳为三大类：①实热迫血妄行，或阴虚火旺；②脾虚不能统血，气虚不能摄血；③瘀血内阻，血不循经。治疗血证的基本原则为：调其气血，补其不足，损其有余，制亢阳之乖张，救水火之将涸。该患者先为感受邪毒，致脏腑亏虚，肝肾阴虚化热，则迫血妄行，故见呕血、黑便。经治疗后，出血症状缓解，但因耗伤阴血量多，必致脾气亏虚，固摄无权，血液不循常道，正如《难经·四十二难》曰："脾裹血，温五脏。"裹即固摄，统摄，不致外逸。脾气健旺，则气血充盈，固摄有权。反之，则生化无源，气血亏虚，固摄无权，血液不循常道，溢于脉外，致成各种出血证候。故本患者用归脾汤加减以健脾益气、止血敛阴。重用黄芪以补气为先，同时配用补血、理气之品，启用了过去治出血少用的白芍。丹溪有言："产后不可用白芍，以其酸寒伐生发之气也。"其实不然，治疗血证，非但不忌，而实为治血之要药，其因白芍入肝脾，味酸，可益气敛阴而养血，味酸不仅敛阴，也敛正气，起扶正祛邪并举作用。后患者腹胀好转，双下肢水肿，脉细滑，有湿邪留滞，故用半夏厚朴干姜甘草人参汤加陈皮行气。对失血之患者，务必邪气尽去，瘀已除，方可言补，否则易闭门留寇。总之，对于出血证，一定要仔细询问、察看病情，分清寒热虚实。对气虚出血者，切不可妄投大量寒凉、止血、活血药物，否则使气虚、出血证加重。

（邹瞭南 林展宏 何宜斌）

第六节 十二指肠管状绒毛状腺瘤
——术后虚劳，方药温调

【临床资料】

赖某，女，39岁。

中医诊断：腹痛。

西医诊断：十二指肠管状绒毛状腺瘤（胰十二指肠切除术后）。

【证治经过】

首诊：2009 - 7 - 5

[临证四诊] 胰十二指肠切除术后，寐差，常汗出而醒，神疲，乏力，进食后感腹胀明显，腰背酸痛不适，无恶心呕吐，面色㿠白，口干不欲饮。舌淡嫩，苔薄白，脉细。

[理法方药] 面色㿠白，神疲，乏力是气虚表现；寐差是阴虚，阴不敛阳；

营卫不和，肺气失宣，表失宣散则见汗出异常、腰背酸痛；口干不欲饮，食后腹胀，是湿邪内阻，气机不畅之象，符合外科虚劳的虚实夹杂、阴阳不调的临床特点，予桂枝汤，取其方中桂枝味辛性温，助阳达表，温经通络，白芍味苦酸，性微寒，和阴养血，两药相配则发散中有敛，和营中有调卫之功；生姜辛散，能祛风、温中健胃，佐桂枝以解肌泄邪；大枣、炙甘草甘缓益气调中，助芍药以和营益阴，并佐行气通腑之品。

桂枝 10g	白芍 20g	生姜 8g
大枣 10g	炙甘草 5g	槟榔 10g
夜交藤 10g	木香 10g（后下）	乌药 10g

服第二剂后，出现汗出淋漓，但自觉精神佳，通体畅快，腰背酸痛不适明显改善，当晚寐可，汗出明显减少。

二诊：2009 - 7 - 8

[临证四诊] 汗出明显减少，寐较前好转。舌较前略红，苔薄黄，脉仍细，口干。

[理法方药] 患者气血亏虚为本，经桂枝汤调和阴阳，但温燥之性易伤阴化热，虚热内扰心神，故予增液汤养阴生津，黄连温胆汤清热安神。拟方如下：

黄连 8g	法夏 12g	陈皮 6g
茯苓 15g	枳实 10g	竹茹 15g
生姜 8g	大枣 8g	炙甘草 5g
生地 20g	麦冬 15g	玄参 10g
五味子 10g	白芍 30g	

三诊：2009 - 7 - 12

[临证四诊] 患者汗出已不明显，寐可，主要不适集中在进食后腹胀，无恶心呕吐，矢气连作，但大便量少。舌淡红，苔薄白，脉细。

[理法方药] 经服前方津液来复，阴阳得调，但中焦脾阳虚，无力温化水谷之象突出，故前方去麦冬、五味子、生地、玄参寒凉遏阳之品，加桂枝、吴茱萸温振阳气，助温化水谷，行气通腑。

黄连 8g	法夏 12g	陈皮 6g
茯苓 15g	枳实 10g	竹茹 15g
生姜 8g	大枣 8g	炙甘草 5g
白芍 30g	桂枝 10g	吴茱萸 1.5g

服此方后，患者腹胀逐渐缓解，诸症渐平，康复出院。

【辨治思路】

胰十二指肠切除术属腹部外科大型手术，手术时间长，患者损伤重。手术耗气伤血，正气内虚，六淫之邪乘虚侵袭，邪侵肺卫，营卫不和，肺气失宣，表失宣散则见汗出；手术创伤，阴阳平衡受到破坏，阳虚不守阴，阴虚不敛阳，故不寐；而手术伤脾，脾虚不能运化水湿，聚湿生痰，痰湿化热，湿热互结，蕴结于里，故见腹胀、口苦口干等不适。此类患者总体表现为阴阳俱虚、虚实夹杂、寒热错综之象，治疗上不可单纯攻，又不能一味补，而需一个"调"字。

整个辨证施治过程中均守一个"调"字，从初始予桂枝汤调和阴阳，再到服药后调"用药的寒热温燥，体内的气血津液"，最终达到"阴平阳秘，精神乃治"的一种新平衡。

（何宜斌　黄有星　王　松　何军明）

第七节　直肠神经鞘瘤
——温下法治疗术后炎性肠梗阻

【临床资料】

曾某，男，54 岁，住院号：0193654。

中医诊断：肠癌。

西医诊断：直肠神经鞘瘤。

患者于 2010 年 6 月 24 日在某人民医院体检，行肠镜检查发现直肠肿物，当时无腹痛腹胀，无便血黑便，无大便性状改变。于 2010 年 8 月到某省人民医院就诊，查肠镜：直肠前壁距肛门约 5cm 处可见一大小约 1cm×1cm 隆起，来源于固有肌层，考虑黏膜下肌瘤。于 2010 年 8 月 17 日在广东省中医院行手术切除。

【诊治经过】

首诊：2010 - 8 - 20

[临证四诊] 术后第 3 天，诉腹胀，无腹痛，肛门有排气，但未排便，眠差。舌淡暗，苔白腻，脉沉滑。

[理法方药] 患者手术伤及脾胃，脾胃气虚，运化失司，腑气不通，故有腹胀；眠差为脾虚不能运化水湿，湿浊上扰心神；舌淡暗，苔白腻，脉沉滑均为脾胃亏虚之象。本病以脾虚为本，气滞为标，病为在肠，与脾相关，是本虚标实之证。治以健脾补虚，理气通腑。拟方四君子汤加减：

党参 10g	白术 15g	茯苓 10g
陈皮 10g	延胡索 10g	当归 10g
赤芍 15g	川芎 10g	炙甘草 5g

[方义药解] 党参、白术补气健脾；茯苓渗湿，兼有安神之功；陈皮、延胡索健脾理气以通腑；当归、赤芍养血和营以助脾；川芎理气活血以助脾运化；甘草调和诸药，兼有益气健脾之效。全方共奏健脾补虚，理气通腑之功。

二诊：2010 - 9 - 1　蔡炳勤教授查房

[临证四诊] 服上方后患者腹胀时有反复，伴有呕吐，已留置胃管，有少量排气排便，病情未见根本好转。蔡教授查房见患者四肢肤温较低，腹胀但无腹痛，无发热恶寒。舌淡暗，苔白腻，脉沉滑。辅助检查：腹部平片示"低位肠梗阻"。

[理法方药] 四肢肤温较低，为脾阳虚，不能温煦四末。舌淡暗，苔白腻，脉沉滑，均为脾胃虚寒之象。治以温中下气为法，拟四逆汤合小承气汤加减：

附子 10g（先煎）	干姜 10g	白术 15g
枳实 15g	大腹皮 15g	大黄 10g（后下）
炙甘草 5g		

外治法：吴茱萸热熨腹部。

[方义药解] 附子、干姜温中祛寒；白术、炙甘草益气健脾；枳实、大腹皮行气导滞消积；大黄泻下通腑。

三诊：2010 - 9 - 4

[临证四诊] 患者服药后腹胀明显缓解，无呕吐，排便量多，并于9月2日拔除胃管。现患者纳较差，已无腹胀腹痛。舌淡暗，苔白腻，脉沉滑。

[理法方药] 患者腹胀症状明显缓解，大便通畅，在原方基础上去大腹皮，加党参以增强补气健脾之功；合原方白术、干姜、炙甘草为理中汤，具有温中散寒、补气健脾之功；加升麻，与大黄、枳实形成一升一降之势；酌加柴胡以疏肝理气，加细辛以通五脏六腑之气；合大黄、附子为大黄附子细辛汤，具有温里通便之功。

附子 10g（先煎）	干姜 10g	白术 15g
枳实 15g	党参 15g	大黄 10g（后下）
升麻 5g	柴胡 8g	细辛 3g
炙甘草 5g		

2010 - 9 - 6　服前方后纳改善，无腹胀腹痛，二便调，顺利出院。

【辨治思路】

本例为直肠神经鞘瘤切除术后 10 天出现炎性肠梗阻患者，由于素体偏虚，发现直肠肿物到决定手术时隔 2 月之久，身心耗损。术后未能早期下床活动，卧床过多，致肠管水肿，动力不足，蠕动障碍，最终成为低位肠梗阻。炎性肠梗阻一般不必手术治疗，中医治疗有优势。中医按肠结施以疏、温、运三法，疏即疏肝理气，包括心理疏导；温即温中扶阳，包括温灸；运即运脾化湿，包括运动锻炼。常用四逆平胃合方施治。

(邹瞭南　何宜斌)

第八节　急性胃扩张
——治中焦如衡，非平不安

【临床资料】

刘某，男，22 岁。

因"剧烈呕吐伴上腹部疼痛 3 天"入院。平时饮食无规律，嗜食生冷，近一周以来持续玩电子游戏，每次多达 10 多个小时，饮食无节制，起病前食三两鱿鱼丝。

中医诊断：呕吐。

西医诊断：急性胃扩张。

【证治经过】

首诊：2007 - 8 - 15

[临证四诊] 神清，精神疲倦，呕吐大量咖啡色胃内容物、量约 1000ml，留置胃管引出大量咖啡色胃内容物，后引出少量血性液体；伴肢冷汗出，不能平卧，口干口苦，黄疸，小便黄，近 3 天来肛门未排气排便。舌质红，苔薄黄，脉细。

[理法方药]《伤寒论》："伤寒胸中有热，胃中有邪气，腹中痛，欲呕吐者，黄连汤主之。"该病例属上热下寒呕吐、腹痛的证治。《伤寒论》中"胸中"与"胃口"乃指上下部位而言。热邪偏于上，包括胃脘，上至胸膈，故称"胸中有热"；"胃中有邪气"即指腹中有寒邪，胃与胸相对，部位偏于下。胸胃有热而气逆，所以呕吐；腹中有寒邪而气滞，所以腹中痛。腹中痛与呕吐同见，是热在上而寒在下的标志。因热与寒分居于上下胸腹，而未痞结于中，故无心下痞满。

本证热者自热，寒者自寒，寒热上下，格拒不交，治以黄连汤清上温下，和胃降逆。

黄连6g	黄芩6g	半夏15g
生姜6g	高良姜10g	大黄10g
太子参10g	大枣3枚	甘草6g

[方义药解] 黄连、黄芩苦寒，清在上之热；高良姜辛热，温在下之寒，与半夏、生姜合用，温散寒邪，和胃止呕；甘草、大枣甘温益气和中，恢复中焦升降之职；太子参补气生津，益脾气，养胃阴；大黄苦寒，泻下通便，荡涤胃肠积滞。

二诊：2007 - 8 - 17

[临证四诊] 呕吐减，偶有干呕，吐涎沫，无肢冷汗出，以生理盐水洗胃，从胃管引出少量深红色胃液，口干口苦，伴头晕头痛，尚未排气排便，脐周疼痛，少许腹胀不适。舌质红，苔薄黄，脉细。

[理法方药]《金匮》："干呕，吐逆，吐涎沫，半夏干姜散主之。"中阳不足，胃寒气逆，则干呕、吐逆；寒饮不化，聚而为痰，随胃气上逆而出，则口吐涎沫。此所谓"上焦有寒，其口多涎"是也。治以温胃散寒，降逆止呕，改用半夏干姜汤加减。

法夏20g	干姜10g	大黄10g
甘草5g	陈皮10g	太子参10g
炒川连5g	吴茱萸5g	川朴15g
大枣3枚		

[方义药解] 方中半夏辛燥以降逆止呕；干姜辛热以温胃散寒，二味相伍，温胃止呕；头痛是浊阴上逆，格邪在头故痛，予吴茱萸之苦温下其浊阴；大黄苦寒，泻下通便，荡涤胃肠积滞；甘草、大枣甘温益气和中，恢复中焦升降之职；太子参补气生津，益脾气，养胃阴；陈皮与厚朴合用理气健脾，降逆止呕。

三诊：2007 - 8 - 20

[临证四诊] 呕吐时作，欲饮水，饮后欲呕，小便黄，肛门已排气排便，解稀烂便4次，每次量少。舌质红，苔薄白，脉细数。

[理法方药]《金匮》："胃反，吐而渴欲饮水者，茯苓泽泻汤主之。"本条论述饮阻气逆而呕渴并治的证治。"胃反"乃反复呕吐所谓，本证因胃有停饮，失其和降，则上逆而吐；饮停不化，脾失输津不上承，故口渴欲饮；由于水饮上泛，故呕吐频作，因渴复饮，更助饮邪，如此愈吐愈饮，愈饮愈渴，致成呕吐不

止的胃反现象，故以茯苓泽泻汤主之。

法夏 15g	桂枝 10g	茯苓 15g
干姜 10g	泽泻 20g	白术 15g
陈皮 10g	柴胡 10g	竹茹 10g
川朴 15g	甘草 5g	

[方义药解] 茯苓、泽泻淡渗利水；桂枝辛温通阳，温阳化水；白术健脾燥湿，甘草和中益气，两药相协，又能补土制水；竹茹甘寒除烦；半夏健脾燥湿化痰；陈皮、厚朴、柴胡合用理气健脾，疏散气机。

四诊：2007 - 8 - 23

[临证四诊] 呕吐减而不显，但身目黄染。舌红苔较前黄而微腻，脉滑而略数。

[理法方药]《伤寒论》236 条："阳明病，发热汗出者，此为热越，不能发黄也。但头汗出，身无汗，剂颈而还，小便不利，渴引水浆者，此为瘀热在里，身必发黄，茵陈蒿汤主之。"阳明病发热汗出是热邪向外发越，同时水湿得以宣泄，湿热不能相结，故不能发黄。如发热仅但头汗出，而颈部以下周身无汗，又见小便不利，是热为湿郁不能宣泄外达而蕴结于里。湿热熏蒸肝胆，胆热液泄，故见目黄、身黄，黄色鲜明如橘皮色。治疗方面，遵"黄家所得，从湿得之"、"诸病黄家，但利其小便"。

茵陈 15g	栀子 10g	苍术 15g
厚朴 15g	柴胡 15g	白芍 15g
半枝莲 15g	田基黄 15g	车前子 15g
甘草 5g		

[方义药解] 方中茵陈苦泄下降，寒能清热，善清利脾胃肝胆湿热，疏利肝胆退黄，与栀子、田基黄合用，使之从小便出；苍术、厚朴苦温燥湿健脾；柴胡、白芍养肝阴；半枝莲清热解毒；车前子利湿退黄，使之从小便出；甘草和中益气，调和诸药。

五诊：2007 - 8 - 26

黄疸渐退，胃纳可，无腹胀腹痛，无呕吐，二便调，病愈出院。

【辨治思路】

急性胃扩张以胃脘暴胀，溢出性呕吐，吐出大量咖啡色胃内容物为特征，在外科以腹膜后手术多见，有胃肠受压和神经因素，属中医"呕吐"范畴。其病机为胃肠失和，寒热格拒。《素问·五脏别论》："水谷入口则胃实而肠虚，食下则肠实而胃虚。"虚实夹杂，寒热错综，变化多端，呕吐、便秘、黄疸、腹痛诸象横生。本例患者，素体脾胃虚弱，失于调摄，加之沉迷电脑游戏，多思伤脾耗气，气虚则排便无力，腑气不通；又过食鱿鱼丝等不易消化之品，损伤胃气，胃腑失于通行下降，上逆为呕为吐，遂致胃瘫重症。

该病例从初诊上热下寒，到中焦湿阻，再到湿热蕴结发黄，拟方用药上离不开寒热并调，寒者热之，热者寒之，符合吴瑭《温病条辨》所提出的"治中焦如衡，非平不安"。

（仇成江 黄有星 何宜斌）

第九节 胃 癌
——升阳益胃汤治术后虚劳

【临床资料】

张某，女，80岁，住院号：8040778。

中医诊断：胃癌。

西医诊断：胃癌。

【诊治经过】

首诊：2010 – 5 – 21

[临证四诊] 胃癌根治术后11天，精神疲倦，乏力，消瘦，贫血貌，恶心，上腹部胀闷不适感，无呕吐，无嗳气反酸，无腹痛腹泻，无呕血及便血，无潮热盗汗，口干，无口苦，纳差，眠一般，小便调，大便稀烂，偏少。舌淡，苔薄白，脉细弱。

[理法方药] 患者久病失治，脾胃受损，运化失职，湿浊内生，经过手术创伤，脾胃正气受损，更无力运化水谷，则纳差；进而导致脾气不足，则四肢肌肉失养，表现为乏力、舌淡、苔薄白、脉细弱等脾虚湿困之虚劳证。治以健脾利湿，拟方参苓白术散加减。

党参20g	白术15g	茯苓15g
陈皮20g	砂仁5g（后下）	薏苡仁20g
厚朴10g	甘草5g	枳实10g
白扁豆15g	山药15g	

[方义药解] 方中党参、白术、茯苓、山药益气补脾；薏苡仁健脾利湿；砂

仁化湿醒脾，行气和胃；桔梗开宣肺气，同利水道，并载诸药上行而成培土生金之功；厚朴、枳实以行气化湿；大枣、甘草调和诸药。

二诊：2010 - 5 - 24　蔡炳勤教授查房

[临证四诊] 服上方后，腹胀稍减轻，大便质软，仍乏力，精神疲惫，胃纳一般。舌红，苔薄白，脉细。

[理法方药] 脾虚则清阳不升，治以"升阳益胃"为法，拟升阳益胃汤加减。

黄芪 30g	法半夏 10g	党参 20g
炙甘草 5g	白芍 10g	防风 10g
羌活 10g	独活 10g	陈皮 10
茯苓 10g	泽泻 10g	柴胡 10g
白术 10g	黄连 5g	

三诊：2010 - 5 - 27

[临证四诊] 服上方后，精神较前好转，腹胀减轻，胃纳增加，但仍四肢乏力、腰膝酸软。舌淡红，苔薄，脉沉细。

[理法方药] 脾乃后天之本，肾为先天之本，脾胃受损，日久伤肾，脾主肌肉，肾主骨，腰为肾府，脾肾不足故见乏力、腰酸，治以"健脾益肾"为法，拟四君子汤 + 六味地黄汤加减。

党参 20g	白术 15g	茯苓 15g
厚朴 10g	甘草 5g	枳实 10g
山药 15g	山茱萸 15g	泽泻 15g
牡丹皮 10g	熟地黄 15g	

四诊：2010 - 5 - 30

用药后，精神可，进食渐多，无呕吐，二便调。舌淡，苔薄白，脉细，恢复良好。予出院，带方参苓白术散以巩固疗效。

【辨治思路】

胃癌术后，胃的受纳减少，脾运化失职，脾胃之气大伤，水谷精微不能正常运化而易化湿成浊。加之手术损伤人体正气，使升降功能失调，腑气下行不畅。临床症状常表现为：面色苍白，神疲乏力，语低气短，胃纳不馨，大便不畅，舌淡苔薄，脉细弱。本例患者术后初期精神疲倦，乏力，消瘦，贫血貌，恶心，上腹部胀闷不适感，口干，纳差，眠一般，小便调，大便稀烂，偏少。符合脾虚湿困的证候。治疗上以健运脾胃为要，脾胃为后天之本，气血生化之源，健运脾胃是治疗胃癌手术后的关键一步，应以健脾益气药为主，同时辅以行气祛湿之品以调理气机。术后身体逐步康复，患者胃气渐复，脾气升提无力，未能输布精微，故仍乏力、精神疲惫，治以"升阳益胃"之法，拟方升阳益胃汤。重用黄芪提升脾阳，升降诸药合用，条畅气机，恢复脾胃升清降浊的功能。脾胃功能逐步恢复，但因脾胃久病，后天之本受损，无以滋养先天之本，暗耗肾阴，故后期治以健脾益肾，以四君子汤健脾益气，六味地黄丸滋肾阴。但患者仍以脾胃之虚损为主，故出院后继服参苓白术散加减，健脾益胃利湿以巩固疗效。

参苓白术散与升阳益胃汤均属益气健脾之剂，是治疗脾胃气虚证的基本方。两者之区别在于参苓白术散是甘淡实脾，培土生金之剂，兼有和胃、渗湿、保肺的作用，适用于脾胃气虚夹湿的泄泻证，也常用于脾肺气虚兼痰湿的咳嗽证。升阳益胃汤重用黄芪补益中土，温养脾胃，固卫实表。兼用诸多风药，以其升浮之性助参、芪升脾胃之清阳；配泽泻降浊阴、利小便；配川连以清郁热，对于胃肠术后脾胃虚弱，升降失调，湿热滞留之外科虚劳证更为合适。

（邹瞭南 何宜斌 陈 荣 王 伟）

第十节 肠 癌
——术后腹胀，湿浊为患

【临床资料】

施某，男，77 岁，住院号：0203192。

乙状结肠癌术后 15 天，腹部胀满 12 天。

中医诊断：①胀满（湿浊上泛，脾虚湿困）；②呕吐（湿浊上泛，脾虚湿困）。

西医诊断：乙状结肠癌（术后）。

【诊治经过】

首诊：2011 - 3 - 31

[临证四诊] 精神疲倦，呼吸稍促，腹部胀满，无明显腹痛，人工肛可见少量排气，咳嗽，咯痰，左下肢浮肿，眠一般。舌淡略暗，干裂，苔薄、微黄腻，脉弦滑细。

[理法方药] 患者年事高，脏腑功能渐衰，加之手术损伤，脾气益亏。脾虚则气血生化乏源，气不足则无力推血运行，血不行则易滞而化瘀，故见舌暗；脾

虚水湿不化，积于肠间故腹胀；湿邪易下趋，故见下肢浮肿；脾为生痰之源，肺为储痰之器，肺又为水之上源，脾虚，土不生金，母病及子，肺虚无力输布，加重湿邪停留化浊，湿浊上犯，肺气失宣，故见咳嗽咯痰；津液代谢失常，津不上承，故见舌质干裂；湿邪蕴久易化热，故苔微黄腻。本病病位在肺脾，病机为湿浊上泛、脾虚湿困，病性属虚实夹杂。治以健脾化湿，行气消胀，拟方中满分消丸加减。

姜黄 15g	厚朴 15g	苍术 10g
陈皮 10g	法半夏 15g	茯苓 15g
泽泻 30	猪苓 15g	黄连 5g
白术 15g	白芍 15g	防风 10g
大腹皮 15g		

［方义药解］方中苍术、厚朴、枳实、半夏以行气化湿；白术、陈皮以健脾化湿；猪苓、泽泻、大腹皮行气利水导下，使邪从下出；姜黄温中行气活血；辅以黄连清利湿热，使寒热调和；水湿泛溢肌肤，风能胜湿，酌加防风以期风行肿消。全方共奏健脾化湿，行气消胀之效。

二诊：2011－4－7

［临证四诊］腹胀有所缓解，咳嗽咯痰减轻，小便较前增多，左下肢浮肿减轻，人工肛见较多棕黄色稀烂便排出。舌暗有所改善，苔薄、微黄腻，脉弦滑细。

［理法方药］湿渐去，虚尤在，方药上减利湿之品，避免久用伤阴，加用健脾益气之品补脾虚，继续使用行气之品，避免补而气滞。

党参 20g	白术 20g	茯苓 20g
法半夏 15g	姜黄 15g	厚朴 15g
黄连 5g	麦芽 20g	生姜 5g
莱菔子 20g		

三诊：2011－4－21

［临证四诊］偶有咳嗽咯痰，纳欠佳，进食后胃脘部胀闷不适，时有呃逆上气、恶心呕吐不适。人工肛排气排便通畅，大便质稀烂，色黄。舌淡，花剥苔，苔白厚，脉沉弦细。

［理法方药］患者久病正气亏损，气虚邪恋不去，故偶有咳嗽咯痰不适。患者术后较长时间使用抗生素，从中医角度抗生素多属苦寒之品，久用损伤脾胃阳气而致中焦虚寒，故见反复进食后呕吐不适。治以温中散寒，和胃止呕为法。拟厚朴温中汤加减。

厚朴 15g	法半夏 15g	党参 30g
丁香 10g	草豆蔻 10g	生姜 10g
干姜 10g	高良姜 10g	

四诊：2011 - 4 - 25 服药后，纳改善，胃脘部胀闷不适减轻，呃逆上气、恶心欲呕感不明显，诸症平，顺利康复出院。

【辨治思路】

术后湿邪外胀肌肤则肢肿，内胀脘腹而腹胀痞满。湿浊之邪从何而来？一方面年老体虚，脾胃功能渐退；另一方面手术创伤致脾胃亏虚，脾虚而湿浊内生，水湿泛溢所致。在临床上，尤其是胃肠术后患者，多呈现湿浊内阻之征，痰湿水饮既为脾虚失运之故，又为湿聚中满之因。故蔡教授认为"胃肠术后，湿易聚，浊易停"是一个重要的共性病机，治疗上不离"健脾利湿化浊"之法，常用李东垣之中满分消丸，气行则水行，故重用厚朴、枳实、半夏以行气化湿。结合该例患者兼有气阴两伤之虞，重用猪苓、泽泻、大腹皮行气利水导下，使邪从下出。痰湿阴浊内聚日久，又易蕴结化热，以致阴阳失调、寒热错杂。治当揆度阴阳，调理寒热，寒者热之，热者寒之，寒热并施。重用姜黄温中行气活血，辅以黄连清利湿热，使寒热调和。水湿泛溢肌肤，风能胜湿，酌加防风以冀风行肿消之效。服药一剂肠道通畅、肿胀消退，连服7天腹胀消退明显。二诊肿胀主要以脘腹饱胀之中满为表现，故治以健脾行气、消痞导滞。古人有云："欲通上下交阴阳者，必合其中。"故用党参以培中土；因脾虚失其健运，故以茯苓、白术健脾化湿；加消食和胃之麦芽又助其运化，加莱菔子以行气导滞。三诊患者表现为中焦虚寒、心腹胀满之呕吐，治宜温中散寒、和胃止呕，拟厚朴温中汤加减。本方出自《内外伤辨惑论·卷中·肺之脾胃虚方》："治脾胃虚寒，心腹胀满及秋冬客寒犯胃，时作疼痛。"患者久病虚寒之象明显，于原方中加党参以扶助正气，祛邪外出，三姜合用，加强温中行气之力；重用厚朴温中下气，以期和胃止呕之功。

（邹瞭南 王 伟 何宜斌）

第十一节 肠 癌
——术后虚劳宜温中扶阳

【临床资料】

黄某，男，36岁。

中医诊断：肠结。

西医诊断：降结肠腺癌腹腔广泛转移。

【证治经过】

首诊：2009 - 6 - 14

[临证四诊]"空肠 - 乙状结肠侧侧吻合 + 大网膜活检术"术后第九天，出现大便溏，每日 10 次，为黄色水样便，自觉腹部隐痛不适，乏力，声低言微，胃纳可，欲饮食，口苦微干不欲饮，眠一般，小便调，无发热寒战，无自汗盗汗，面色㿠白。舌淡红，苔薄白，脉濡。

[理法方药]患者口苦、腹隐痛、便溏为肠道湿胜之象，而乏力、面色㿠白、声低言微又是阳虚之象。病属"术后虚劳"，病机是"虚实夹杂"，在治疗上可守调、温、扶法。即调——调和阴阳方选桂枝汤；温——"痨者温之"，可取黄芪桂枝五物汤或小建中汤；扶——即扶助肾阳，方取四神丸或附桂理中汤等。

枳壳 10g	谷麦芽各 20g	云苓 15g
柴胡 10g	北芪 40g	陈皮 5g
生苡仁 25g	炙甘草 10g	桂枝 10g
白芍 25g	干姜 5g	吴茱萸 5g

二诊：2009 - 6 - 17

[临证四诊]便溏有所改善，每日 6 次，仍为黄色水样便，阵发性腹部隐痛不适，乏力感较前改善，无发热，时觉心烦，胃纳可，口苦有所改善，口淡无味，眠一般，小便自觉少许涩痛不适。舌红，苔较前微黄，脉弦滑。

[理法方药]湿阻中焦，故见大便溏、腹隐痛不适。湿阻中焦，水道不调，肾水不上济心火，心火亢盛而发心烦，心火下移可见小便涩痛。在前方基础上加用黄柏燥湿泻热，泽泻利湿通淋，增加苡仁用量以加强渗湿之效，共起利小便而实大便之效。同时去枳壳以免破气行气太过而误伤正气，减桂枝量以免平添心火之盛，而留其调和营卫之功。

谷麦芽各 20g	云苓 15g	柴胡 10g
黄柏 5g	北芪 40g	陈皮 5g
生苡仁 30g	炙甘草 10g	桂枝 5g
白芍 25g	干姜 5g	吴茱萸 5g
泽泻 10g		

三诊：2009 - 6 - 18

[临证四诊] 口淡无味，时有腹痛，大便溏。舌红，苔较前微黄，脉弦滑。

[理法方药] 在前方基础上加砂仁、肉豆蔻芳香行气化湿之品。同时改生苡仁为炒苡仁以免渗湿过多耗伤津液；减吴茱萸量，以免燥热伤阴。拟方如下：

谷麦芽各20g	云苓15g	柴胡10g
黄柏5g	北芪40g	陈皮5g
炒苡仁30g	炙甘草10g	桂枝5g
白芍25g	干姜5g	吴茱萸3g
泽泻10g	砂仁5g（后下）	肉豆蔻10g（后下）

服三剂后，精神较前佳，疲劳感明显减轻，大便次数较前减少，为成形黄色软便，腹部隐痛不适较前明显改善，无发热，胃纳可。

【辨治思路】

蔡教授认为，手术在祛邪的同时难免耗气伤血，故术后常见神疲、乏力、少气懒言、汗出恶风、夜寐不安、纳呆食少、腹胀便溏等症，可归属术后虚劳范畴。其病机常呈现"寒热错综、虚实夹杂"的特点，其主要病变无不在脾肾。脾肾两脏，位居人身枢要，脾肾一损，则五脏皆伤，且"五脏之伤，穷必及肾"。临床工作中常观察到外科虚劳患者每多有胃纳不佳，大便溏泻，腰痛脚软，四肢厥冷，少腹拘急，小便不利等脾肾虚寒的表现。因此，在用药方面要重视扶助脾肾阳气，特别是肾阳，肾主一身之阳，肾阳不虚，方能蒸腾上济五脏，拟方用药上常以"温中焦脾胃"、"扶先天肾阳"之法，对改善术后虚劳有明显的临床疗效。

（何宜斌 王 松 钟小生）

第十二节 肠 癌
——竹叶石膏汤治术后发热

【临床资料】

梁某，男，60岁。

中医诊断：便血。

西医诊断：①乙状结肠恶性肿瘤；②膀胱恶性肿瘤。

【证治经过】

首诊：2007 - 11 - 21

[临证四诊] 乙状结肠切除＋全膀胱切除＋回肠代膀胱术后10天，低热，多汗，心胸烦闷，气逆欲呕，口干且渴，欲饮水，虚弱消瘦，神疲纳差，小溲短

赤。舌红，苔少而干，脉细数。

[理法方药] 术后邪虽去，但余热未清，且手术耗气伤阴致气阴两伤，故见低热、心烦、多汗、气逆欲吐、口干喜饮等诸症。治拟益气养阴，清透余热之法，方以竹叶石膏汤加减。

太子参30g	法半夏10g	麦冬15g
生石膏30g（先煎）	苡仁20g	竹叶10g
生地10g	百合15g	沙参20g
神曲20g	甘草6g	

二诊：2007 - 11 - 24

[临证四诊] 服前方3剂，未再发热，汗出减少，胃纳改善，略疲倦。前方继服3剂，诸症平而顺利康复出院。

【辨治思路】

《伤寒论》："伤寒解后，虚羸少气，气逆欲吐，竹叶石膏汤主之。"患者手术之后，耗伤气血，正气不足，外邪乘虚而入，正邪交争，可见发热。病后形气渐复，病邪留连，正邪胶着，则见低热不退，热更加重耗气伤阴。"虚羸少气"与"气逆欲吐"是本证的辨证眼目。虚羸，言其形体受伤，大病之后，精血津液受损，不足以滋润形骸，乃致虚弱消瘦；少气，言其中气受伤，气伤不足以息，故呼吸少气。由于气阴两虚，虚热内生，胃失和降，故气逆欲吐。据余热不尽之病机，结合"以方测证"之法来看。除上述主症之外，应伴见发热、心烦、口干口渴等症。本证治法若只清热而不益气生津，则气液难复；若只益气生津而不清热，又虑邪热复炽，余热复燃，亦可燎原，正如叶天士所称"炉烟虽息，灰中有火"，不可不防。惟有既清热生津，又益气和胃，施以清补并行，方为两全之法，故治用竹叶石膏汤。

（邹瞭南　王　伟）

第十三节　腹膜后巨大间皮囊肿
——反复胃瘫，温运为安

【临床资料】

高某，女，34岁，住院号：0207722。

中医诊断：呕吐。

西医诊断：①胃瘫；②腹膜后巨大间皮囊肿切除术后。

【证治经过】

首诊: 2011 - 7 - 27

[临证四诊] 2011 年 6 月 20 日行腹膜后巨大间皮囊肿 + 右侧输卵管 + 右侧卵巢切除术, 术后第 6 天开始进食, 进食后第二天, 反复出现呕吐, 重新留置胃管后引出 1300ml 胃液。消化道碘水造影示: 胃腔扩大, 壁稍坚硬, 蠕动消失。2 小时后复查造影剂未排入十二指肠。按"胃瘫"给予中西医结合治疗, 中医治疗以温运为法, 电针足三里, 吴茱萸熨敷腹部, 中药大黄附子汤灌肠, 至 2011 年 7 月 22 日病情缓解出院。出院后, 家人顾其术后体虚, 予滋腻之品大补, 饮食失节, 病情再度反复而入院。症见: 表情淡漠, 郁郁寡欢, 脘腹胀满, 频频唾液, 不能自止, 口干尿黄, 面色苍白, 四肢疲软欠温, 肛门未排便, 留置胃管引出 700ml 胃液。舌淡胖滑、状如水浸, 苔白, 脉濡弱。

[理法方药] 患者虽非胃肠手术, 但因腹膜后巨大囊肿占据全腹, 上达肝脾下缘, 下极充满盆腔, 小肠、结肠向上、外推移, 与大网膜广泛粘连成团, 小肠节段性扩张。刻下情况, 肠胃受囊肿压迫及手术分离创伤可知, 胃失其正常通降功能, 则食入即吐。脾不能为胃行其津液, 运化无权则积湿为涎。第一次治愈出院后, 因饮食自倍, 胃肠乃伤, 旧患复发, 加重患者焦虑、紧张情绪, 肝气不舒, 克伐脾土, 加重脾虚, 虚久及肾, 出现脾肾阳虚、肝气郁结之证。治予温扶肾阳, 健脾理气, 疏肝解郁, 方取四逆汤合四磨汤加减。

熟附子 15g	干姜 10g	生姜 10g
党参 10g	乌药 10g	沉香 5g
槟榔 15g	法半夏 10g	益智仁 20g
补骨脂 15g	郁金 10g	甘草 5g

水煎, 每天一剂, 分四次温服。

灌肠方: 大黄 30g, 熟附子 30g, 莱菔子 30g, 水煎成 150ml, 减压保留灌肠, 每天一次。

热熨疗法: 吴茱萸 250g + 粗盐 250g, 炒热布包外敷腹部。

灸法: 腹部隔姜、蒜灸。

暖心疗法: 勤查房, 多交谈, 助其树立战胜疾病的信心。且资助其部分住院费用, 减轻其经济负担。

[方义药解] 四逆汤为回阳救逆之名方。以大辛大热的附子通行十二经脉, 温肾壮阳, 散寒救逆; 配干姜温中焦之阳而除里寒。《本草疏证》谓: "附子以走下, 干姜以守中。有姜无附, 难收斩将夺旗之功; 有附无姜, 难取坚壁不动之效。"附姜同用, 可温壮脾肾之阳, 祛寒救逆。加入生姜, 则使内、外之寒邪得散。

四磨汤善治肝气郁结证。方中乌药辛温香燥, 能散诸气。气郁易致气逆, 配沉香下气降逆，槟榔破积下气，合成理气开郁散结之剂；加用党参益气扶正，防止辛散耗伤正气。

本例患者大手术后再次入院，徒增忧患、抑郁情绪，神情冷漠、郁郁寡欢，故加用一味郁金以散郁滞、顺逆气、行气止痛、清心解郁。又因寒水过盛，频频吐涎，不能自止，重用益智仁温肾壮阳、控涎止唾。补骨脂长于补肾壮阳，益智仁温中散寒见长，二者合用加强温助脾肾之力。《兰室秘藏》记载"益智仁和中焦"，益智仁与槟榔、沉香合用，治疗脘腹胀痛、气逆嗳气。益智仁与甘草同用，有香口辟臭、摄涎止呕之功。

大黄附子细辛汤属温下剂，用于寒结肠间、传导失职所致大便不通。加入莱菔子，辛、甘、平，归脾、胃、肺经，有消实破胀、降气化痰之功。药理实验证明，其对胃、小肠蠕动有明显推动作用，并能使胃肠收缩幅度增高，以莱菔子代替细辛，可加强助运通便之力。

二诊：2011 - 7 - 30

[临证四诊] 情绪较前改善，脘腹胀满有缓解，肛门有排便，但自觉排便无力，尿量较前增多，仍时时口中多唾涎，较怕冷。舌淡胖滑，苔白脉濡弱。

[理法方药] 排便无力，气虚之征，故前方基础上增加补气之品，湿得温则化，气得温则行。继续予温阳化湿治疗，同时辅以利湿之品，以使气得补而不滞，湿得化而不溢。

熟附子 15g	白术 15g	茯苓 10g
草豆蔻 10g	木瓜 10g	干姜 10g
生姜 10g	党参 15g	升麻 5g
柴胡 10g	黄芪 30g	

[方义药解] 加木瓜、茯苓，前方转为实脾饮，脾得健，阳得扶，湿易化，气易行；土之不足因木之有余，木瓜酸温，能于土中泻木，兼能化湿利水。另党参、升麻、柴胡、黄芪诸药，取意补中益气汤，清阳得升，浊阴自降。

三诊：2011 - 8 - 5

[临证四诊] 精神可，无腹胀腹痛，胃管引流液由前每日 1200ml 左右减少为270ml，尿量多，但排便少。舌淡，苔白微腻，脉细。

[理法方药] 前方气得补而脉象较前增强，湿得化则小便多。治疗上减少利湿化湿之品以免久利伤阴，继续温阳培后天之本，佐大黄以成温下之意。

大黄 5g（后下）	熟附子 15g	党参 15g
干姜 15g	白术 10g	生姜 20g

[方义药解] 大黄附子理中丸，温下之代表方。

四诊：2011 - 8 - 12

精神可，无腹胀腹满，无恶心呕吐，胃管引流液继续减少，肛门有排便，予拔除胃管，逐步恢复饮食，病情未反复，顺利出院，随访无不适。

【辨治思路】

腹部手术后胃瘫是指各种腹部手术后胃肠动力紊乱所致的非机械性的胃排空延迟。即功能性胃排空障碍。不仅仅是胃部本身手术后出现胃瘫，腹部其他手术也可引起，本案就是例证。

腹部手术后胃瘫确切的发病机理至今尚未明确。但手术应激和精神因素是公认的致病因素。手术应激可致敏辣椒素脊髓传入神经元和促进胃壁内脊髓传入神经末端降钙素基因相关肽（CGRP）的释放，引起胃排空延迟。较强的应激反应引起交感神经兴奋，可进一步增高体内儿茶酚胺类物质的水平，抑制胃平滑肌收缩，使胃排空延迟。

精神因素：本病多发生在脑力劳动者群体，术前思虑过多，恐惧手术，担心手术疗效等，引发内脏的植物神经病变及自主神经病变使胃张力减退，运动减弱。

功能性病变，中医归属"气"的范畴，古有"百病皆生于气"的说法。手术伤气，所以术后因气虚、气滞而易发生腹胀、腹痛、恶心呕吐、排便障碍诸症。但还不致引起气废不用的"胃瘫"。只有在肝气郁结的情况下，才触发了胃瘫的发生。肝气郁结源于强烈的手术应激，因肝为将军之官，当机体受到剧烈打击时，肝首当其冲。本病例手术较大，涉及多个脏器；手术时间长，对患者创伤大；应激反应强烈，也严重影响了肝的疏泄功能。另一方面，患者为年轻女性，异地务工，生活拮据，身患重病，接受大手术，不论在心理上还是经济方面都承受了巨大的压力。第一次出院后不久旧病复发，再次入院，精神必受重创，加重肝气郁结。中医强调十二经之气随肝胆之气的升发而升发，故肝胆气结，胃肠之气也随之郁结，终至"胃瘫"的发生。

治疗胃瘫首推治疗肝气郁结之四磨汤。肝气郁结可有寒化、热化之分。本例患者，脾肾阳虚体质，失于肾阳温煦，脾不健运，致寒水内结而成巨大囊肿、寒水上泛而致泛恶善唾、阳气不能下达四肢致四肢冰凉。故用四逆汤以温肾散寒，回阳救逆。

腹部术后排气排空延迟，常用灌肠法助效。选取大黄附子细辛汤，弃用大承气汤。大承气汤针对"阳明之为病，胃家实"，适用于阳明病的终端，邪实正亦盛，机体处于邪正抗争的亢奋状态，而且邪实是指热与实结，所以有"燥屎五六枚"。反观术后之排气、排便障碍，属气虚、气滞，功能不足，无力推动，况术前准备多有服番泻叶或清洁灌肠，术后又因禁食、胃虚谷少，断无热实可言，自无用大承气汤之理。用大黄附子汤温下寒结，方为上策。配合热灸、吴茱萸热熨等辅助措施，温运并用。

由于手术存在不可视性、不确定性、不可预测性的特征，故手术效果与患者的预期往往不一致。术前患者产生焦虑、担心、惧怕的心理十分普遍，不良情绪对手术预后造成一定的影响；尤其短期内并发症的发生，二次入院，更是雪上加霜，精神上创伤巨大。所以，医务人员应加强与患者沟通，用自身的行动感化患者，帮助患者，也是临床的重要环节。现代医学强调"关怀即治疗"的概念，本案例可见一斑。

此类患者，虽不是胃肠术后，但由于腹膜后巨大囊肿占据全腹，上达肝脾下缘，下极充满盆腔，小肠、结肠向上、外推移，与大网膜广泛粘连成团。病变已累及胃肠，且术后以胃肠功能障碍为主要临床表现，故治疗上也按照蔡教授提出"胃肠术后，法宜温运"的治疗原则拟方施治。

"温运"之法临床使用方法多样，灵活运用，包括中药内服，热熨，针灸等。还包括"暖心"治疗，通过与患者的多交流、多沟通，帮其难，解其忧，释其虑。诸法共施，终获全功。

（钟小生　何军明　谭志健）

第十四节　腹膜后血肿
——术后发热治验

【临床资料】

患者 AHMED，男性，20 岁。

主诉：因"右下腹突发疼痛 4 小时"入院。

中医：腹痛。

西医：①局限性腹膜炎（右下腹）；②腹膜后血肿。

患者为巴林籍运动员，来广州参加亚运会，比赛中突发右下腹剧痛，疼痛呈持续性加重，伴冷汗。急诊 CT 提示：右侧腰大肌旁、肝肾间隙、右侧髂窝、直肠后间隙稍高密度影。考虑：渗出积液，注意内出血，血色素提示 120g/L。急诊行腹腔镜探查＋盆腔引流术。术中见：盆腔前壁、盆底右侧血肿为甚，约1000ml，张力大，腹膜有裂痕，右侧腰大肌前缘血肿达右肝肾隐窝，腹腔内盆区暗红色血性积液，未见消化液。术后反复发热寒战，体温最高 39.9℃。

【证治经过】

首诊：2010 - 11 - 25

［临证四诊］夜热早凉，恶寒，疲倦，周身不适。舌淡，苔薄白，脉细。

［理法方药］患者腹膜后损伤及血肿，中医认为邪气深伏阴分，阴气虽虚，但不能纯用养阴，滋腻太过则恋热留邪；更不得任用苦寒，苦寒则化燥伤阴，必须养阴与透热并用。

柴胡 15g	威灵仙 30g	防风 15g
薏苡仁 30g	连翘 20g	青蒿 15g（后下）
牡丹皮 15g	桂枝 10g	鳖甲 30g
赤芍 20g	甘草 5g	

每日 2 剂，上下午各 1 剂

［方义药解］鳖甲入至阴之分，滋阴退热，入络搜邪；青蒿清热透络，引邪外出。两者合用，有先入后出之妙。丹皮辛苦性凉，泻阴中之伏火，使火退阴生；参温病治疗大法，入血犹可透热转气，选用柴胡、防风、桂枝、连翘清宣透邪，引邪外出。

二诊：2010 - 11 - 29

［临证四诊］患者疲倦好转，低热，纳差，时有胃胀不适。舌淡，苔白腻，脉细。

［理法方药］脾胃虚弱，则运化失职，湿自内生，气机不畅，故饮食不化、胸脘痞满。治以健脾渗湿。

苍术 10g	厚朴 10g	白扁豆 30g
陈皮 10g	砂仁 10g（后下）	炒薏苡仁 30g
炙甘草 5g	茯苓 20g	防风 10g
炒麦芽 20g	藿香 10g	党参 15g

每日 2 剂，上下午各 1 剂

［方义药解］党参健脾；白扁豆、薏苡仁渗湿；苍术燥湿；陈皮理气；砂仁醒脾和胃；厚朴行气化滞；藿香辛温解表之风寒，且芳香而化在里之湿秽。全方升清降浊，利气和中，使气机得畅，脾胃调和。

连服 5 日，患者无发热，于 2010 年 12 月 4 日出院。

［辨治思路］

《医门法律·热湿暑三气门》："凡虚劳病，畏寒发热者，卫虚则畏寒，荣虚则发热耳，当缓调其荣卫。"外科术后，患者由于手术耗气伤血，术后多呈现气虚之象，气虚易感外邪，常常出现发热（低热为多，也可见高热）持续不退；伴多汗或盗汗，面色萎黄，神倦，或恶寒，口中和或口干不欲饮水，苔薄腻，或苔中白腻，或苔灰白相间，脉濡细，或濡润而数。病机分析方面可以考虑：营卫受损而不和，阳气被遏，无力托邪外出，与正虚邪恋有关。由于卫虚阳浮，邪气留恋，故发热持续不退；卫阳不固，营阴不能内守而见多汗或盗汗、面色萎黄、神倦、或恶寒、口中和或口干不欲饮水；苔薄腻，或苔中白腻，或苔灰白相间，脉濡细或濡润而数等症也与卫阳损伤、营卫不和，以及兼夹湿邪、寒湿或湿热等有关。治疗上多予温阳固表，调和营卫。并辨邪气性质而配合清利湿热，或佐以化痰燥湿之品，切不可因发热高而滥用寒凉，犯虚虚之戒。

（李 源 甘 澍 古炽明 何宜斌）

第四章

周围血管外科医案

第一节　丹　毒

——火邪移毒，标本兼顾

【临床资料】

林某，男，64岁，住院号：6009298。

因"反复双下肢浮肿3年余，双下肢红热3天"入院。

中医诊断：丹毒。

西医诊断：①丹毒；②低蛋白血症；③下肢静脉瓣膜功能不全；④慢性病毒性肝炎（乙型）；⑤肝硬化。

【证治经过】

首诊：2010-5-7

[临证四诊] 2006年7月开始，出现双下肢浮肿、腹胀、恶心欲呕、纳差等症状，当时诊断为肝硬化，曾多次住院治疗。均予利尿、护肝降酶、补充白蛋白等治疗后，症状缓解，出院后患者一直门诊随诊，同时监测肝功能及白蛋白情况。2009年11月及2010年2月20日患者两次出现右足红肿疼痛，考虑右足丹毒，均入院治疗，症状好转后出院。3天前患者双下肢肿胀较前明显加重，双下肢皮肤潮红，色若涂丹，灼热疼痛，行走不利，再次入院。就诊时见患者疲倦，双下肢肿胀，凹陷性，皮肤灼热潮红，疼痛，行走不利；大便次数多，每天2~4次，基本成形；口干、口渴欲饮，无口苦，纳少，眠一般，小便黄，无发热及异常汗出。舌淡暗，苔少，脉细数。已静脉使用抗感染药物3天。

[理法方药] 中医外科讲究局部辨证与整体辨证相结合，患者局部皮肤潮红、色若涂丹、灼热疼痛为热入血分之象，除一般清热解毒外，须注重凉血。然患者年过六旬，脏腑机能衰退，且久经病患，脾胃失健，水湿不运则发为水肿；脾失健运，水谷精微不得布散，肌肉失养则形体消瘦；精神疲乏，纳差，大便次数增多，均系脾虚运化功能失司之象。局部清热凉血须顾及总体脾虚，选方可用

五苓散以健脾利湿，佐以清热凉血之品。外治法上，予四黄水蜜外敷以清热解毒，并积极治疗原发足癣，以清热利湿活血之中药外洗沐足。

地丁 15g	车前子 15g（包煎）	川草薢 15g
丹皮 10g	茯苓 15g	泽泻 15g
猪苓 15g	白术 20g	炙甘草 5g

外洗沐足方：大黄 30g，乌梅 30g，五倍子 30g。

服方 5 剂后，足部潮红消退，病情好转，予 5 月 15 日出院。

[方义药解] 五苓散源于《伤寒论》辨太阳病脉证并治篇，主要由猪苓、茯苓、泽泻、肉桂、白术共五味中药组成，具有化气利水、健脾祛湿的功效。适用于外感风寒，内停水饮所致的发热头痛、烦渴饮水、小便不利等；或水湿停聚所致的水肿、身重、小便不畅及心悸、吐涎沫而头眩等症。而其原文记载："太阳病篇蓄水证，太阳病，发汗后，大汗出，胃中干，烦躁不得眠，欲得饮水者，少少与饮之，令胃气和则愈。若脉浮，小便不利，微热，消渴者，五苓散主之。"临床上可用于急性黄疸型肝炎、消渴、慢性充血性心衰、冠心病、尿潴留、水肿、菌群失调所致慢性腹泻、眩晕、顽固性头痛、前列腺炎、手脚多汗症、荨麻疹、湿疹等多种病症。五苓之中，茯苓为主，故曰五苓散。以茯苓为君，猪苓为臣，淡渗利湿；白术味甘温，益脾胜湿，为佐；泽泻味咸寒，《内经》曰：咸味下泄为阴，泄饮导溺，必以咸为助，故以泽泻为使。本例中患者热象明显，故未用肉桂、桂枝等温阳助热之品，选用丹皮、地丁清热凉血，车前子、川草薢清热利湿，共行健脾化气利水之功。

外用药物方面，现代研究证实大黄具有有效的抗炎、解热、抗病原微生物的作用，中医认为其清热凉血祛瘀。乌梅外用具有良好的抗菌作用，对溶血性链球菌、金黄色葡萄球菌等具有较好的抑制作用。中医认为其酸敛收涩，可清虚热利湿。五倍子研究证实其中所含的鞣酸对蛋白质有沉淀作用，体外试验对金黄色葡萄球菌、链球菌、肺炎球菌，以及伤寒、副伤寒、痢疾、炭疽、白喉、绿脓杆菌等均有明显的抑菌或杀菌作用，其鞣酸更是一种良好的化学解毒剂，中医认为其味酸、涩，性寒，具有良好的清热解毒、止血之效。三药合用，外洗沐足可有效改善足部细胞、微生物等外在的生存环境，具有较强的抗真菌效果。丹毒多由足癣引起，积极治疗原发病也是十分重要的。

【辨治思路】

丹毒是皮肤及其网状淋巴管的急性炎症，好发于下肢和面部。其临床表现为起病急，局部出现界限清楚之片状红斑、颜色鲜红、色若涂丹，并稍隆起、压之褪色。皮肤表面紧张炽热，迅速向四周蔓延，有烧灼样痛，可伴高热畏寒及头痛等。其病原菌是 A 族乙型溶血性链球菌，多由皮肤或黏膜破伤而侵入，但亦可由血行感染。具有反复性、移毒性等特点。

蔡教授认为，丹毒是热入血分证，一般以清热凉血、利湿解毒为治法，如五味消毒饮、犀角地黄汤等加减，但中医外科强调局部情况服从全身的整体观念。本例丹毒患者，虽有局部肿胀、皮肤潮红、灼热疼痛等火毒症状，但无寒战、高热、口苦便结等全身热毒表现，况患者年老体虚有肝硬化腹水及下肢丹毒反复发作史。丹毒发病一般以一侧肢体多见，本例患者则双侧下肢皆有肿胀潮红。其正气亏虚，御邪无力，可知虚人犯急症，补其虚、缓其急，以补虚扶正、缓积祛邪为上策。方用五苓散化气利水，健脾祛湿，稍佐丹皮、地丁凉血清热，以达祛邪而不伤正之效。

重视外治是中医外科治病的另一特色，本例患者除用四黄水蜜调敷小腿丹毒病灶以发挥清热凉血、祛瘀止痛之效外，还根据丹毒移毒发病的特点，用中药沐足治疗原发病灶足癣。实验证明，大黄、乌梅、五倍子有良好的抗病原微生物、抗真菌感染的作用，可有效治疗足部感染，预防疾病进一步发展加重。本案内外结合，扶正祛邪，以达病愈。

（林鸿国　刘　明　王建春）

第二节　动脉硬化闭塞症
——"一首炙甘草汤，一身血脉畅"

【临床资料】

吴某，男，92 岁，住院号：0184647。

因"双足趾疼痛两月余，右足第 3、4 趾瘀暗半月"入院。

中医诊断：脱疽（血瘀阻络型）。

西医诊断：下肢动脉硬化闭塞症。

【证治经过】

首诊：2010 - 01 - 14

［临证四诊］双足趾疼痛，以右足第 3、4 趾及左足第一趾明显，右足第 3、4 趾瘀暗，夜间疼痛明显，偶有胸闷心悸，活动后气促，稍咳，痰多，纳少，眠

欠佳，大便三日未解。舌暗红，苔白，脉弦细，结代。入院后，静脉使用丹红类活血化瘀药物，西药以口服祛聚药，静脉使用改善微循环药物。

[理法方药] 患者高龄，年老精衰气少，气血俱虚，气不足则血行无力，血行滞涩而致血瘀脉道，不通则痛，故有双足足趾疼痛；阴血不足，肌肤失养而致皮肤干燥，毳毛脱落；心气虚弱，无力鼓动血脉，脉气不相接续，则脉来或结或代，至数不齐；脾气虚弱，故胃纳欠佳；气虚阴血不足，形体失于充养，则虚羸少气、舌暗红少苔。四诊合参，辨证考虑为阴血不足，气虚血瘀，治以滋阴养血、益气通脉为法，可予炙甘草汤加减。

炙甘草 15g	太子参 15g	麦冬 15g
生地 20g	火麻仁 15g	阿胶 10g（烊化）
五爪龙 20g	谷芽 15g	枳实（炒）10g

[方义药解] 炙甘草汤又名复脉汤，出自《伤寒论》，原方有炙甘草、生姜、桂枝、人参、生地黄、阿胶、麦门冬、麻仁、大枣。具有益气滋阴，通阳复脉之效。主治阴血不足，阳气虚弱证及虚劳肺痿。本方本为《伤寒论》治疗心动悸、脉结代的名方，蔡教授辨证分析本病为阴血不足，气虚血瘀，仍取方中生地为君，滋阴养血，《名医别录·卷一》云其善能"补五脏内伤不足，通血脉，益气力"。臣以炙甘草益气养心，麦冬滋养心阴，佐以太子参补中益气，火麻仁滋阴润燥，阿胶滋阴养血，共奏滋阴养血之功。本例患者阳性症状不明显，而活动后气促、痰多、纳少等气虚痰湿症较重，故未用原方中桂枝、大枣、生姜，以防大枣滋腻碍胃气。而用五爪龙益气通络，谷芽消食健胃，枳实理气化痰消积，诸药同用，以行益气活血化瘀之功。五爪龙俗称南芪、五指毛桃，为广东地区常用药物，食可煲汤，煮可入药，其性酸、苦、甘，具有益气活血之效。现代药理认为，其具有抗炎、抗菌、抗病毒的效果。考虑患者本为岭南人，使用岭南道地药材也是符合中医天人相应之理。而结合入院后已经静脉应用改善微循环及中成药活血针剂，口服中药中可暂不使用活血祛瘀类药物。

二诊：2010 - 01 - 18

[临证四诊] 双足足趾疼痛仍较甚，无明显胸闷心悸，稍咳，痰少，无恶寒发热，纳眠一般，昨日无大便，稍口干，喜冷饮。舌暗红，苔少，脉弦细。

[理法方药] 患者双足足趾疼痛仍较甚，可在原方基础上加用赤芍、白芍，取芍药甘草汤中经典配伍以缓急止痛，现代医学认为，芍药对疼痛中枢和脊髓性反射弓的兴奋有镇静作用，故能治疗中枢性或末梢性的筋挛，以及因挛急而引起的疼痛。芍药、甘草中的成分有镇静、镇痛、解热、抗炎、松弛平滑肌的作用，

二药合用后，这些作用确能显著增强，可有效缓解患者疼痛；配伍田七，加强活血止痛之功。口干，喜冷饮，大便未解，考虑为瘀血停留日久，瘀久化热所致；加用丹皮以清热活血。

炙甘草 15g	太子参 15g	麦冬 15g
生地 20g	火麻仁 15g	阿胶 10g（烊化）
五爪龙 20g	谷芽 15g	枳实 10g（炒）
丹皮 15g	田七片 10g	赤芍 15g
白芍 15g		

患者服用 5 剂后，双下肢疼痛较前缓解，无明显胸闷心悸及咳嗽咳痰，症状好转后出院。

【辨治思路】

蔡教授认为，"脱疽"多为虚实夹杂，病情复杂。素体亏虚，复感寒湿之邪，致经脉瘀阻，阳气不达四末，四肢不温，肢端失去濡养，发为脱疽。寒湿瘀邪，郁久化热，热盛肉腐，导致皮损、肉腐、筋露、骨死，节节脱落。其病机特点可概括为"因虚致瘀，瘀久发热，热腐致溃，因溃而损"。对应现代疾病，其中动脉硬化闭塞症是与中医"脱疽"的一个病症，该病多发于中老年人，患者多有血脂高、血压高等。久病体虚，外加高龄，脾肾不足，病情更为复杂。临床必须正确处理局部与全身，肢体血管与心脑血管，活血祛瘀与补气养血之间的关系。

蔡教授临床组方以经方为首选，讲究经方新用。经方，是古代经验方的略称，中医通常将东汉医学家张仲景所撰《伤寒杂病论》中的 200 多首古方称为经方。历史上有许多医家擅长使用经方治病，被人们称为"经方家"。经方家自清代以来一直十分活跃，是学术个性明显的中医流派，称为"经方派"。经方素以药味少，配伍精，适应证广泛而著称。炙甘草汤可治疗室性早搏、病毒性心肌炎、心律失常、病态窦房结综合征等心血管疾病，实验室研究也证实其具有抗心律失常作用，也可用于治疗汗症、白细胞减少症、季节性低血压症等，而在周围血管病中应用较少。本例以炙甘草汤治疗下肢动脉硬化闭塞症，进一步拓展了经方应用的范畴。蔡教授认为，患者为阴虚血瘀证，从现代医学角度来看，心血管及周围血管本就一脉相承，心血管方面现代科研成果可应用于血管外科的临床。本例动脉硬化闭塞症患者，年过九旬，虽有肢端缺血症状，但是胸闷、心悸、气促、脉结代的全身表现可危及生命。必须坚持外科局部症状，服从全身情况。治疗"心动悸，脉结代"，炙甘草汤是首选之剂。本例中已使用静脉活血化瘀药，辨证组方时活血法就要随之减少，这也是用炙甘草汤的另一因素，体现了中西医优势互补的治疗特点。

当有周围动脉疾病史与其他心血管病理状态共存共患时。在处理周围动脉疾病时，必须充分认识患者的心血管风险，评估各部位血管床病变与冠状动脉病变共存的复杂临床情况。这种认识符合中医的整体观念，也是中医外科局部与全身结合辨证特色的体现。

（周榆腾　刘　明　王建春）

第三节　动脉硬化闭塞症
——药物补虚，手术祛瘀

【临床资料】

黎某，男，59 岁，住院号：0125623

因"双足肿痛、冰凉、足趾发黑坏疽，不能站立行走 5 天"于 2006 年 3 月入院。

中医诊断：脱疽（痰瘀阻络）。

西医诊断：①肢体闭塞性动脉硬化；②双足坏疽并感染。

【证治经过】

首诊：2006 - 3 - 2

［临证四诊］精神疲乏，面色苍黄，双下肢自小腿以下明显肿胀，小腿呈暗红色，按之凹陷，双足紫暗，足趾黑色坏死，自膝关节以下触之冰凉，双股动脉搏动正常，双腘动脉搏动减弱，双足背及胫后动脉搏动消失。剧痛不止，夜间尤甚，不能平卧。伴低热、尿少、口干、纳差、恶心，间有呕吐。舌质暗淡而红，苔白少干，脉沉弦略数。

［理法方药］肾阳不足，痰瘀化热。治以益气温阳，活血祛瘀，方取桃红四物汤合四妙勇安汤加减。

桃仁 15g	红花 12g	当归 30g
川芎 10g	牛膝 10g	黄芪 40g
桂枝 15g	银花 30g	玄参 20g
木通 15g	赤芍 15g	甘草 6g

［方义药解］

四妙勇安汤出自《验方新编·卷二》。原方为银花三两，玄参三两，当归二两，甘草一两组成，主治脱骨疽。方仅四味，药性甘寒，效力专一，有清热解毒、活血凉血止痛之功，现代临床常用于治疗周围血管疾病。药理学研究认为，四妙勇安汤具有良好的局部抗炎作用。玄参主要成分有玄参素，小剂量有强心作用，可使血管扩张，少量应用可使血压轻微上升后下降，并可降血糖，为强心清热消炎良药，《本草纲目》认为其"味苦微寒，下寒血，消肿毒"。银花含有"皂素"，《本草纲目》记载"忍冬主治一切风湿及诸肿毒，疥疥癣，诸恶疮，散热解毒"。古有忍冬酒（及二花酒）及忍冬丸，治疽发背，败毒托里，恶疮不愈。当归主要成分为阿魏酸、丁烯苯酞，《本草纲目》称"其味甘、温，主诸恶疮疡金创。温中止痛，除客血内塞，治痈排脓止痛，和血补血。"现代药理认为其可有效改善血液循环，使身体温暖，对四肢冷感及疼痛有良效。本方中考虑患者久病耗气，肝肾不足，气血亏虚，故使用了大剂量之黄芪。黄芪最早见于《神农本草经》："甘微温，无毒，主治痈疽，久败疮排脓止痛，大风癞疾，五痔，鼠瘘，补虚，小儿百病。"能补气托毒外出，为外科托法之圣药。姜、桂、附和黄芪、当归，俗称"温阳五虎将"，为温阳学派的代表用药，本方用之，亦有温阳益气活血之功。《本草纲目》中记载："耆，长也。黄，言色黄。为补药之长，故名。"其主要成分是黄芪多糖和黄芪皂苷。其中黄芪多糖是黄芪药理作用中起决定性因素的一类大分子化合物，能增强机体的免疫功能，促进免疫器官发育，对特异性免疫和非特异性免疫均有促进作用。本方中黄芪、桂枝、当归、芍药合用，取自黄芪桂枝五物汤中的配伍，黄芪桂枝五物汤源于《金匮要略》，主治血痹，亦可用于寒邪痹于下肢。黄芪味甘性温，功可补气升阳；当归甘辛温，功可补血活血止痛；芍药味苦酸，功可补血缓急止痛；桂枝甘辛温，功可温经散寒止痛。诸药互用，共奏温经散寒通络、活血止痛之功。本方通过益气温阳以提高人体免疫功能，改善血液流变性，促进循环，提高细胞活性，通过多途径、多环节的调节作用而达到治疗目的。

二诊：2006 - 3 - 6

[临证四诊]

治疗 4 天，病情稍有缓解，但夜间静止痛未能控制，足趾继续变黑坏死，延及足掌，以右足严重，伴低热、口干、纳少、恶寒，无呕吐。舌暗红，苔少干，脉细数。

[理法方药]

动脉造影，发现双足踝部位动脉闭塞，用尿激酶 50 万单位局部溶栓。辨证考虑阳虚及阴，瘀热互结。法以益气养阴，清热凉血祛瘀为法。中药以四妙勇安汤合顾步汤加减：

北芪 30g	元参 20g	当归 30g
银花 30g	石斛 15g	丹参 20g
麦冬 15g	牛膝 12g	甘草 6g

治疗 1 个月，全身情况改善，双下肢肿消，基本无痛。左足趾呈干性坏疽，右足外侧部分坏死，分界较清，行双足坏死趾离断及右足部分清创术，调治 1 个月，伤口愈合出院。

[方义药解]

顾步汤源于《辨证录·卷十三》，本方主"大补气血，清热解毒。治气血大亏，火热之毒下注，致成脚疽。初起脚趾头忽先发痒，已而作痛，指甲现黑色，以后脚指俱黑，甚则连足而俱黑者"。黄芪、当归以补气血为主，黄柏、知母以滋阴行湿热，熟地黄以壮肾水，肉桂以行血去毒，干姜以益阳去湿，牛膝、虎胫骨以峻劲达之下行，金银花解毒。阴阳兼滋，气血交补，而后邪去新生。

【辨治思路】

蔡炳勤教授提出了血栓闭塞性脉管炎属"虚瘀证"、动脉硬化闭塞症属"痰瘀证"，糖尿病足属"热瘀证"的辨证观点。动脉硬化闭塞症，主要累及全身大、中动脉，以腹主动脉远侧、髂股腘动脉最常见，且常合并高血压、高脂血症、糖尿病等。其主要病理变化为动脉壁脂代谢紊乱，脂质浸润并沉积于动脉壁，内膜形成粥样硬化斑块，中膜变性或钙化，血管腔内继发血栓形成，使动脉管腔狭窄甚或完全闭塞，肢体出现一系列缺血症状。

下肢动脉硬化性闭塞症，亦属中医"脱疽"范畴，多发生于 45 岁以上的中老年患者。人到中老年，脏腑功能开始衰退，气血亏损，阳气不振，脾胃运化功能减弱；再者现代人们生活水平不断提高，饮食结构改变，嗜食膏粱厚味，加重脾胃负担；还有来自工作环境、工作氛围、社会竞争等各方面的压力，导致情志不调，肝郁气结，木郁土壅；过食肥甘厚味，损伤脾胃运化功能，脾失健运，水湿不化，反聚为痰，脾不升清，津不化气，反降为浊，痰浊流窜脉道，血行受阻，血滞为瘀，痰浊瘀阻，脉络不通，经脉失养，而发本病。因此，蔡教授认为动脉硬化闭塞症主要致病因素为"痰"和"瘀"，辨证多属"痰瘀证"。从中医的角度来看，动脉壁粥样硬化斑块或钙化斑，可认为是"痰"；动脉管腔狭窄、腔内血栓形成、血液黏稠度增高、血流缓慢，相当于中医的"瘀"，故本病的基本病机为"痰瘀阻络"。

本病病程长，病情复杂，治疗时，应谨守病机，抓住重点，辨兼夹，以"急者治标，缓者治本"为原则。辨证时要注意三点：①急性发作期，以祛邪为主，如散寒、清热、化痰、祛瘀等，及时制止病情发展。若坏疽合并感染急性期需慎用活血药，以免加剧病情。②好转期，邪已去多半，此时辨证以"虚"和"瘀"为主，扶正与活血相结合，促进侧支循环建立。③缓解期，临床以阴虚多见，此时主要辨"痰"与"虚"。治疗应扶助正气，软坚化痰，并辅以肢体锻炼，改善肢体运动功能，增强体质。本例患者虽属急性发作期，但感染不严重，仍可以痰瘀阻络为主要矛盾，引进介入治疗，祛除梗阻因素，不失为急则治标的措施。

现代医学治疗手段多样，血管外科微创技术的发展是专科发展方向，动脉缺血性疾病可用微创介入手术改善下肢动脉血供，作为中医外治法的一种，在局部针对血管病变予以搜络剔浊，祛斑扩血管，术后滴注尿激酶等溶栓药以活血祛瘀，起到内治的作用。尿激酶相当于中医活血化瘀药，故二次组方则以益气扶正养阴，清热凉血为主，少用活血化瘀药物。然微创手术造成动脉血管壁的损伤，亦易再发新的血栓，且缺血再灌注对肢体组织细胞的影响也比较大，这是另一种"伤正"。中医辨证需注意调整活血化瘀类药物的用量，加大"扶正"力度，以益气温阳、养阴通脉为法。必要时，还需使用具有止血活血双重作用的中药如田七、茜草、藕节、赤芍等。

动脉硬化闭塞症多发于老年，正气虚衰，瘀阻脉络，并发病多，症情复杂。本例辨证思路上需要把握以下四个方面：①局部溶栓理解为中医大剂量的活血化瘀药，因其局部作用强而全身影响小而为中医所用。②当坏疽形成，急性期微血栓形成，血瘀是主要矛盾的时候，必用活血化瘀法，但坏疽合并感染时需慎用。③气虚无力推动血行，气滞血瘀用四妙勇安汤；阳损及阴，气阴两虚时用顾步汤。④内治、外治相结合，手术为外治法一种，急则治标，缓则治本，整个过程体现了"药物补虚，手术祛瘀"的治疗思路。

（傅　强　黄学阳　刘　明）

第四节　下肢深静脉血栓形成
——益气温阳，股肿消散

【临床资料】

陈某，男，23 岁，住院号：3014133。

因"右下肢肿胀疼痛10天"入院。

中医诊断：股肿。

西医诊断：右下肢深静脉血栓形成。

【证治经过】

首诊：2011 - 1 - 26

[临证四诊] 右下肢肿胀，疼痛，灼热暗红、面色㿠白，消瘦，气短，疲倦、乏力，畏寒，双手及左下肢不温，喜热饮，无头晕头痛，无胸闷心悸，纳眠一般，二便调，舌淡暗，苔薄白，脉弦细。入院后，已经西药针剂抗凝、祛聚、溶栓治疗。

[理法方药] 患者形体较瘦弱，平素体质欠佳，加之工作劳累耗气，久则气虚，气为血之帅，气虚则无力推动血行，致局部气血停滞，血停成瘀，瘀滞下肢，不通则痛；营血回流受阻，水津外溢，聚注于下肢则肿；久瘀化热，故患肢肤温升高；舌淡暗，苔薄白，脉弦细，均为气虚血瘀之征。治疗上当以益气活血，通阳利水为法，方拟玉屏风散合真武汤加减。

黄芪 30g	防风 15g	苍术 15g
酒白芍 15g	赤芍 15g	甘草 10g
熟附子 15g	桂枝 10g	茯苓 15g
白术 15g	泽泻 15g	

患者服药6剂后，右下肢肿胀基本缓解，肤温基本正常，右小腿疼痛明显减轻，恢复良好，带此方7剂出院继续服用。

[方义药解] 玉屏风散由我国元代医家危亦林创制，由黄芪、白术、防风三味药组成，可敛汗固表。现代研究还表明，玉屏风散具有调节人体免疫力之功，有中成药中的"丙种球蛋白"美称，在内、外、妇、儿等各科疾病中得到广泛应用。真武汤出自《伤寒论·辨少阴病脉证并治》，由茯苓、芍药、生姜、白术、附子五味药组成，具有温阳利水的功效，主治脾肾阳虚、水气内停证。方中附子为君，大辛大热，使肾阳得复、气化得行，水为阴邪，"阴得阳助则化"。生姜辛而微温，走而不守，宣肺温胃，助附子行散溢于肌表之湿。茯苓、白术健脾燥湿，为臣。原方中用白芍为佐使药，有四义：柔肝以止痛；敛阴护液，敛阴缓急；防姜、术、附等温燥之品伤阴；《本经》载芍药"能利小便"。而本例中患者因阳气虚致病，用防风固表益气，重用黄芪大补脾胃元气，气旺则血行，于玉屏风散中白术改为苍术。用苍术者，因其苦温燥湿，善行不守，为运脾之要药，且有发汗解表祛风湿之功，用于湿浊内阻而偏于实证者，与静脉血栓病虚中

夹实证相宜。患者素体阳虚，四肢不温，喜热饮，用附子温阳，桂枝通痹，茯苓、白术、泽泻利水，共奏健脾利湿、通阳利水之效。患者入院后，已经使用西药针剂抗凝、祛聚等治疗，中药汤剂可减少活血药物，防止动血过多，用赤芍活血散瘀，加入酒白芍敛阴养血，赤芍、白芍共用，活血而不动血；甘草调和诸药。且甘草与芍药合用，乃芍药甘草汤，有缓急止痛之妙。

【辨治思路】

蔡教授认为"因虚致瘀"为周围血管疾病中的常见病机。本例患者的特点是青年男性无久卧、妊娠、盆腔手术等气虚致血管受压、损伤等下肢静脉血栓形成的常见病因，发病部位在右下肢也属少见。究其原因，体质使然。患者虽年仅23岁，但素体阳虚，面色㿠白，消瘦气虚，四肢不温，一派肾阳亏虚之象。发病之时正值寒冬，不善御寒，不懂调摄，冷饮过度，又感外邪，寒邪直中，凝滞经脉，遂发急性下肢深静脉血栓。针对以上成因，用玉屏风散合真武汤益气温阳以治本，配合西药抗凝、祛聚以治标，标本同治，取得满意效果。

（刘　明　王建春）

第五节　下肢静脉曲张
——中医为手术护航

【临床资料】

谭某，女，68岁。

中医诊断：筋瘤术后咳嗽。

西医诊断：下肢静脉曲张术后咳嗽。

【证治经过】

首诊：2010 - 05 - 07

［临证四诊］患者因"左下肢青筋扩张迂曲1年余"于5月6日入院，拟5月7日行手术治疗。入院当晚吹空调，就诊时患者诉咳嗽，咽痒不适，恶寒，汗出不多，头痛不适。左下肢青筋迂曲扩张，部分成团，久行久站后觉下肢沉重乏力、酸胀疼痛、朝轻暮重，休息或抬高下肢后症状可缓解。舌淡红，苔薄黄，脉浮数。

［理法方药］风热之邪伤表则恶寒；风热伤肺，肺失宣降则咳嗽；风为阳邪，易袭阳位，风热上扰则头痛。舌淡红，苔薄黄，脉浮数为外感风热咳嗽的表现。中医治疗应以"急则治标"为则，暂缓手术。口服中药以疏风清热，化痰

止咳为法，选用杏苏散加桑叶、黄芩、柴胡。

北杏仁 10g	苏梗 10g	陈皮 10g
制旱半夏 15g	茯苓 15g	前胡 10g
枳壳 10g	桑叶 10g	黄芩 10g
柴胡 15g	甘草 5g	

服 3 剂后，患者症状明显好转，无咳嗽咽痒，无恶寒，无头痛。5 月 10 日行手术治疗。

［方义药解］杏苏散源自《温病条辨·卷一》上焦篇，原方由杏仁、桔梗、黄芩、贝母、紫苏、枳壳、甘草、陈皮、前胡、桑白皮、麦门冬、生姜组成。具有发散风寒，宣肺化痰之效。主治外感风寒、恶寒发热、头痛无汗、鼻塞清涕、咳嗽痰壅之证。方中杏仁宣肺止咳，苏叶散表邪，二者配伍轻宣肺气；枳壳、前胡降气祛痰止咳，一宣一降，调和肺之气机；法夏、云苓、陈皮、甘草燥湿化痰止咳；本例中以外感之邪为主症，燥热伤阴之象不显，故去桑白皮、麦冬，选桑叶清上焦之热，柴胡疏散外邪，黄芩清热防邪之传变。诸药合用，共奏疏散风寒、宣肺化痰之功。现代实验研究也表明，杏苏散具有祛痰镇咳、发汗解热、促进消化机能等多种作用。

二诊：2010 - 05 - 14

［临证四诊］患者于 5 月 10 日行左下肢浅静脉抽剥术，术后第四天，诉因天气变化，睡眠欠佳，头痛难忍，需口服西比灵等药物，并再次出现寒热往来，大便干结。舌淡红，苔白，脉弦浮。

［理法方药］风热之邪伤表则恶寒，气虚御邪无力，寒热交争于半表半里，正盛则热，邪盛则寒，故出现寒热往来；风为阳邪，邪入少阳，上扰袭阳位，则头痛。大便干结为邪热蕴于阳明所致，阳明之为病，胃家实是也。恶寒邪在太阳，寒热往来邪在少阳，大便干结为邪在阳明。综合以上症状，四诊合参，证属太阳、少阳、阳明三经合病。予口服柴葛解肌汤加川芎以祛风治疗头痛。

柴胡 20g	黄芩 15g	羌活 10g
白芷 10g	白芍 10g	粉葛 15g
干姜 10g	川芎 15g	黑枣 5g。

［方义药解］葛根为阳明经之表药，既可升发清阳，又能散邪解肌；柴胡、黄芩解肌透清少阳经邪热；羌活散太阳风寒，白芷散阳明风邪，白芍养阴液而兼制疏散太过；姜枣调和营卫。头痛不离川芎，故加此药引经，以治疗头痛。

当晚服 1 剂后，患者无头痛；服 3 剂后，诸症缓解。

三诊：2010 – 05 – 21

[临证四诊] 患者诉吹空调后再次外感，咳嗽，痰多稀白，夜不能寐；伴头晕，恶寒。无发热，无咽喉疼痛，舌淡暗红，苔白，脉弦浮。

[理法方药] 究其病因，患者平素居家甚少吹空调，住院不适应空调环境，术后由于麻醉、手术刺激，外加术口不适而影响睡眠，致使正气亏虚，邪易入侵。辨证仍为外感咳嗽证，以二陈汤加乌梅以敛肺止咳，加防风以增强祛风之功，加浙贝、海石增强化痰之力。拟方如下：

北杏仁 10g	苏梗 10g	陈皮 10g
制旱半夏 15g	茯苓 15g	前胡 10g
枳壳 10g	防风 10g	浙贝 10g
海石 15g	甘草 5g	乌梅 10g

【辨治思路】

围手术期的中医辨证治疗是中医外科发展创新之路，也是摆在中医外科从业人员面前的崭新课题，需要在外科实践过程中认真揣摩，不断探索。本例是下肢静脉曲张拟行手术治疗的患者，入院后中医治疗的首要任务不是针对原发病用益气活血、利水消肿之法，改善患者下肢乏力、酸胀疼痛的症状，而是消除全身外感的不适，调整脏腑失衡，使其以最好的状态迎接手术。当患者出现风邪袭表所致咳嗽、喉痒、头痛恶风等症状时，便要当机立断地延期手术，施以中医疏风解表、宣肺止咳之法。因发热而暂停手术为大家所熟知，但因咳嗽而延期手术并未受到应有的重视。殊不知咳嗽会影响手术效果，也是术后并发症诱发之源，不可小视。因咳嗽多为上呼吸道炎症，此时若施以麻醉插管，气管受刺激而使炎症加重，甚至导致肺炎、误吸等严重并发症，术后因剧烈咳嗽导致出血、切口裂开也时有发生，这些都严重影响患者的快速康复，延长住院时间。中医辨治围手术期外感、咳嗽有优势。

一般而言，围手术期咳嗽辨治原则为：术前咳嗽多因风，从肺论治；术后咳嗽多夹痰，从脾论治。术前多用桑菊饮、杏苏散加减；术后宜用二陈汤化裁，二陈汤加浙贝、海石、瓜蒌仁既可化痰，又能通便兼调升降。就外感而言，术前风邪多犯太阳，常见恶寒、发热、头痛诸症；术后伤气，气虚御邪无力，故外伤乘虚而入，出现三阳合病的见症，如寒热往来、头痛、口渴、便结等；治以柴葛解肌汤，多可收效。

此外，围手术期的护理宜从细微之处见功夫，如空调温度是否适宜、术中袒胸露腹接受消毒或手术的过程如何保暖等，这对患者术后快速康复而言也是十分重要的。

（傅 强 刘 明 王建春）

第六节　下肢静脉曲张
——术后失眠，清火为先

【临床资料】

王某，女，35 岁，住院号：0178531。

因"右下肢浅静脉迂曲扩张 10 年余"于 2009 年 8 月 28 日住院行手术治疗。

中医诊断：①筋瘤；②不寐。

西医诊断：下肢静脉曲张术后失眠。

【证治经过】

首诊：2009 - 8 - 31

［临证四诊］行右下肢大隐静脉高位结扎抽剥＋右小腿浅静脉、交通静脉结扎抽剥术后第二天，患者精神疲倦，心烦，口干口苦，饮水多、彻夜无眠，纳可，术后大便未解。舌淡，舌尖偏红，苔腻，脉弦。

［理法方药］心主血藏神，手术耗伤气血，气血亏虚则心神失养。心为君主之官，心神乱则他脏不得安，手术伤脾，脾虚运化失司，则易聚湿化火，痰火上蒙心窍；术后应激，肝疏泄过度，肝阴不足，阴虚化热，均可上扰心神，心神不宁则难以入睡。中医认为，清火为治疗失眠第一要义。患者觉心烦、口干口苦、饮水多、舌尖偏红，为心火偏盛的表现。辨证考虑术后气阴两伤，脾虚而肝阴不足，热扰心神，以健脾清心除烦、养阴清热为法。予中药山萸肉、五味子养肝阴，茯神、石菖蒲健脾化痰、安神；栀子、淡豆豉清心除烦；竹叶、石膏清热生津；患者术后多疼痛，亦可影响睡眠，予田七活血化瘀止痛。遂组方如下：

山萸肉 30g	五味子 15	炒栀子 10g
淡豆豉 15g	竹叶 15g	生石膏 30g
茯神 15g	石菖蒲 15g	田七粉 2 袋（冲服）

患者服药一剂则安睡至天明，再服药二剂，神采奕奕，寝食如常，可下地行走，顺利康复出院。

【辨治思路】

失眠在《内经》中称为"目不瞑"、"不得眠"、"不得卧"，并认为失眠原因主要有两种：一是其他病证影响，如咳嗽、呕吐、腹满等，使人不得安卧；二是气血阴阳失和，使人不能入寐，如《素问·病能论》曰："人有卧而有所不安者，何也？……脏有所伤及，精有所寄，则安，故人不能悬其病也。"《素问·逆调论》还有"胃不和则卧不安"是指"阳明逆不得从其道""逆气不得卧，而息有音者"记载，后世医家延伸为凡脾胃不和，痰湿、食滞内扰，以致寐寝不安者均属于此。失眠的原因都为情志所伤、劳逸失度、久病体虚、五志过极、饮食不节等，引起阴阳失交，阳不入阴所致。在补虚泻实，调整脏腑气血阴阳的基础上辅以安神定志是失眠的基本治疗方法。《中医内科学》中认为，心火偏亢者，治以清心泻火、宁心安神，以朱砂安神丸加减；肝郁化火者，治以清肝泄火、镇心安神，以龙胆泻肝汤加减；痰热内扰者，治以化痰清热、和中安神，以黄连温胆汤加减；阴虚火旺者，治以滋阴降火、清心安神，六味地黄丸合黄连阿胶汤；胃气失和者，治以和胃化滞、宁心安神，以保和丸加减；心脾两虚者，治以补益心脾、养心安神，以归脾汤加减；心胆气虚者，治以益气镇惊、安神定志，以安神定志丸合酸枣仁汤加减。

外科术后失眠的治疗有其自身的特点。本例患者下肢静脉手术后第一天，失眠病机有如下特点：首先，手术皆是应激源，术后机体应激反应，肝作为将军之官必首当其冲，肝疏泄失度则肝阴不足，魂无所藏；肝阴不足则阴火内生。其次，手术伤脾，久卧伤气，术后胃虚谷空，皆致中焦失运、聚湿生火。火热扰心，心神不宁。加上本患者为年轻女性行下肢静脉抽剥术，手术遗留下肢多个小切口，担心日后影响美观，心中郁火，油然而生，出现口苦口干、心烦多饮、彻夜无眠等一派火热扰心之证。故这类失眠，清火为第一要务。其中山萸肉、五味子滋肝阴，敛阴火；栀子、豆豉清泻三焦之火以除烦；竹叶、茯神清心火以安神；生石膏、田七泻阳明火以通瘀，合而成方。全方没有用酸枣仁、远志、朱砂等安神定志药物，而收到意想不到的治疗效果，印证了"临证察机，使药要和"之理。

（刘　明　林鸿国　王建春）

第七节　糖 尿 病 足

——内以药物托毒，外以
手术清创

【临床资料】

林某，男，55岁，住院号：0149621。

因"口干多饮多尿4年余，右足外伤溃破不愈1月，足背红肿热痛2天"于

2009 年 8 月 3 日入院。

中医诊断：脱疽。

西医诊断：糖尿病足三期 2 级。

【证治经过】

首诊：2009 - 8 - 3

［临证四诊］神清，疲倦，右足外侧破溃渗液，色淡黄，量中，疼痛，右足背肿胀，红热疼痛，行走不利，口干，多饮，纳眠可，二便调。舌暗红，苔薄黄，脉弦。

［理法方药］病程处于糖尿病性足部感染亚急性期。因右足被铁钉刺伤，致外侧破溃渗液，右足背肿胀，红热疼痛，行走不利。此为外邪入侵，邪气内伏。待气候变化或人体正气亏虚之时，病情进展而引发肢体严重肿胀溃烂、疼痛等症状，故入院治疗当以祛邪为先。手术为祛邪的重要手段之一，紧急送手术室行脓肿清创、贯穿引流术。

二诊：2009 - 8 - 4

［临证四诊］术后第一天，患者神清，精神好，口干，胃纳好，夜眠一般。患者诉昨日疼痛较入院前明显缓解，行走仍不利，术口仍可见淡黄色渗液。舌暗红，苔薄黄，脉弦滑。

［理法方药］整体辨证与局部辨证相结合，针对患者本患"消渴"，术后加重气阴两虚；足部肿胀、渗液乃湿瘀互结蕴毒之证，结合舌脉，考虑虚实夹杂。治疗应补泻兼施，以益气养阴、清热解毒、活血利湿为法。可予中成药生脉针益气，丹参针活血，口服方药以四妙勇安汤合四妙散加减，拟方如下：

金银花 20g	玄参 15g	当归 5g
甘草 5g	黄柏 10g	薏苡仁 20g
牛膝 10g	苍术 10g	黄芪 25g
麦冬 15g	海桐皮 10g	生地 10g

外治法：予大黄、乌梅、五倍子水煎外洗以清热解毒利湿。

经治疗后，患者局部渗液较前明显减少，创面肉芽新鲜，无发热等不适。

［方义药解］四妙勇安汤源自《验方新编·卷二》，银花甘寒入心，善于清热解毒，重用为君，当归活血散瘀，玄参泻火解毒，甘草清解百毒。方中四味药清热解毒，活血止痛；主治热毒炽盛之脱疽。本例患者为感染急性期，虽手术切开排脓，仍存湿热瘀之象，故以清热解毒法，四妙散加减。考虑患者久病体虚，恐攻伐伤正，予黄芪、麦冬、生地益气养阴，佐以海桐皮祛瘀通络利湿，达攻补兼

施之效。脱疽洗方外用，药达病所，治疗局部感染。

二诊：2009 - 8 - 10

[临证四诊] 术后第七天，口干稍减，患者足部溃疡较前缩小，渗液明显减少。舌暗红，苔薄白，脉弦滑。

[理法方药] 气虚邪恋之时，气阴两虚，无力托毒外出所致，以托里透脓散加减。重用北芪以益气托毒外出，加花粉以清热生津，白芷、皂角刺透脓，并予地龙、当归、川芎以增强活血之功。拟方如下：

生黄芪 40g	花粉 10g	白芷 10g
皂角刺 10g	当归 10g	川芎 10g
地龙 10g	赤芍 10g	甘草 5g
麦冬 10g	石斛 10g	

外治法：局部以大黄、乌梅、五倍子水煎外洗，并逐渐拔除术口引流条。考虑足部麻木，感觉欠灵敏，故行针灸治疗以促进患足感觉及功能恢复。

经过综合治疗，患者局部溃疡面积逐渐缩小，伤口渗液逐渐消失，最终痊愈。

[方义药解] 透脓散源自《外科正宗·卷一》，原方由黄芪、山甲、川芎、当归、皂角刺组成，具有益气托毒外出之效。主治痈疽诸毒，内脓已成，不穿破者。方中生黄芪益气托毒，鼓动血行，为疮家圣药，生用能益气托毒，炙用则能补元气而无托毒之力，且有助火益毒之弊，故本方黄芪必须生用、重用。当归和血补血，除积血内塞，川芎活血补血，养新血而破积宿血，畅血中之元气，二者常合用以活血和营。加用赤芍以强活血养阴之功；穿山甲气腥而窜，贯彻经络而搜风，并能治癥瘕积聚与周身麻痹。但本例无久病之癥瘕积聚，且考虑药价昂贵，故暂不用，代之以地龙，取其活血通络、无微不至之功。皂角刺搜风化痰，引药入络，直达病所，软坚溃脓，以达消散脉络之积，祛除陈腐之功。本例中加麦冬、石斛以养阴清热，以防黄芪、当归、地龙等过燥伤阴。

【辨治思路】

糖尿病足又称糖尿病肢端坏疽，是糖尿病患者并发的一种损及神经、血管、皮肤、肌腱，甚至骨骼，以至坏死的慢性进行性病变。主要表现为足部溃疡、感染和坏疽。糖尿病足属于中医的"脱疽"范畴。中医学认为它是消渴病的并发症，发病有内因和外因。内因为长期过食肥甘厚味，积热内蕴，消灼阴津；或因长期精神刺激，情志不遂，气机郁结，化火伤阴；或素体阴虚，劳欲过度，相火炽盛，消烁肾精而发。消渴日久，耗气伤阴，阴虚内热，耗津灼液，热结血瘀，经脉失养，致肌肤麻木。外因多为感受外邪或外伤，邪毒侵袭，凝滞脉络，血瘀不行，瘀久化热，热毒内蕴，皮肉渐腐，发为脱疽。脱疽日久，肾阴亏耗，气血不足，后期阴损及阳，阳虚可致疽毒内陷脏腑之重症。因此，蔡教授认为本病属本虚标实，本为气阴两伤，标为热毒、血瘀、痰浊，提出"内外并重，中西并举，尤重外治"是糖尿病足的治疗原则。

中医分期内治：早期以清热凉血利湿为主，后期以清热益气养阴、托毒活血化湿为主，切忌大剂苦寒药物，剋伐阳气，伤津败胃。中医外治早期总结出"纵深切开，畅流灌洗，化腐生肌"的局部处理方法，手术早期切开清创排脓也是糖尿病足治愈的关键。而肢体远端血运差，所谓"发于四末，药物难达"，全身使用抗生素难在坏疽局部达到有效浓度，而抗生素直接用于局部又易引起致病菌的耐药、抗药性。蔡教授主张以中药洗剂，活血化瘀与清热解毒并用，局部及时清创换药，祛腐生肌，促进溃疡肉芽生长。

糖尿病患者因感觉障碍，足部容易外伤，尤其是皮肤坚韧的足底部位。本病例一月前足底被铁钉刺伤，又因患糖尿病抗病能力低下，反应不剧烈，不以为意。直至酷暑来临，细菌繁殖，感染急性发作才入院治疗。此时虽无剧烈的全身反应，但患足足背红肿，足底伤口脓出不畅，若不及时处理必致严重的肌肉肌腱变性坏死，酿成"筋疽"。不失时机地为患者急行清创排脓是明智之举。

由于糖尿病足的发病特点，患足切开、清创重于排脓，务求清除失活的全部肌腱组织，力求"除邪务尽"。对于"脓"，由于糖尿病足发病部位的特殊解剖特点，常常导致脓液引流不畅，处理时强调"泡"重于"引"。治疗过程用大黄、乌梅、五倍子水煎泡洗患足，发挥其抗菌、消炎、清洁腔隙的作用。

糖尿病足患者本为气阴两虚之体，益气养阴是内服治疗大法。内服药始终离不开麦冬、玄参、石斛、赤芍、花粉等养阴清热之品，属"补阴托邪"之法。

（刘　明　傅　强　王建春）

第八节　变应性血管炎

——五草汤，化毒平疮疡

【临床资料】

梁某，女，15岁，住院号：3011110。

因"反复双小腿及双足肿痛、溃疡渗液3月余"入院。

中医诊断：臁疮。

西医诊断：变应性血管炎。

【证治经过】

首诊：2008 - 3 - 10

[临证四诊] 患者 3 月余前双小腿及双足出现如黄豆大小的硬结，逐渐增大形成水疱，局部疼痛，其后水疱破溃，有淡黄色脓性渗液，双小腿以下肿胀，外院治疗后双下肢创面逐渐坏死结痂，肿胀稍减轻，仍疼痛明显，皮下溃疡、渗液、结痂反复发作，此起彼伏，皮肤见多发色素沉着。就诊时见患者神清，疲倦，双小腿及双足稍肿，可见散在溃疡，部分结痂，其中较大者位于左足背，大小约 1cm×1.5cm，有淡黄色脓液流出，皮肤灼热，疼痛剧烈，可见多处瘀斑、口干，无口苦，无发热及异常汗出，纳少，眠欠佳，二便调。舌暗红，苔黄微腻，脉弦细。辅助检查：血 WBC：12.98×10^9/L，中性粒细胞 77.0%，淋巴细胞 15.7%，血小板计数：428×10^9/L；免疫球蛋白 IgM：37.6g/L，补体 4：0.62g/L，总补体 CH50：49.0μg/ml。

[理法方药] 变应性血管炎是周围血管疾病中常见的一种自身免疫性疾病，根据本病的临床表现，可归属于中医学"臁疮"范畴，病因多为机体内有蕴热，外受风寒湿及热毒之邪侵袭，导致营卫失和，寒湿入里化热，湿热蕴蒸，瘀阻脉络，气血凝滞，湿热瘀互结，熏蒸肌肤，热盛肉腐而发病。其病位在经络，以邪实正虚为主，虚实夹杂，虚多为脾肾亏虚，邪实多为外受风热、湿热、热毒，以致灼伤营血，络脉气滞血瘀。病机主要是热毒壅盛，邪伏血分，以瘀热为主，故治疗上以解毒活血、祛瘀通络为大法，辅以益气、清热利湿，口服药拟五草汤和玉屏风散加减。

黄芪 25g	防风 15g	苍术 10g
车前子 15g	土茯苓 10g	仙鹤草 30g
紫草 15g	豨莶草 15g	旱莲草 10g
茜草 10g		

局部配合清热解毒中药（大黄 30g，虎杖 30g，金银花 30g，牡丹皮 30g）沐足。

治疗 7 天后，双足及双小腿肿胀明显减轻，溃疡痂皮已揭除，溃疡无渗液，肉芽鲜活，肤温正常，顺利出院。

[方义药解] 五草汤为蔡教授经验用方，由仙鹤草、紫草、豨莶草、旱莲草、茜草组成。仙鹤草具有健脾、止血之功；主要含仙鹤草素、仙鹤草内酯、鞣

质（为焦性儿茶酚鞣质、没食子鞣质等）、甾醇、有机酸、酚性成分、皂苷等，具有良好的抗菌、消炎、调节免疫作用。紫草具有凉血活血、解毒透疹之效，有良好的抗病原微生物、抗肿瘤、祛痘、消炎效果，能加速痘印和疤痕的新陈代谢，为美容常用药。豨莶草有祛风湿、利关节、解毒之效；其含生物碱、酚性成分、豨莶苷、豨莶苷元、氨基酸、有机酸、糖类、苦味质等，还含有微量元素 Zn、Cu、Fe、Mn 等，有抗炎、镇痛、扩张血管作用，对血栓形成有明显抑制作用。旱莲草功能养阴补肾、凉血止血；含有皂苷、挥发油、鞣质、维生素 A、旱莲草素等成分，它能使动物退化的免疫器官重量恢复到正常，进而提高细胞免疫和体液免疫功能。茜草有凉血止血、活血化瘀的功效；其含紫茜素、茜素、伪紫茜素、茜草色素等成分，具有止血、抗病原微生物的作用。五草合用，共起凉血活血、祛瘀通络、调节免疫之功。本病病在皮肤经络，反复发作，缘于气虚，卫外不固，予玉屏风散益气固表，调营卫，疏通经络；也可有效改善微循环，调节体表血管平滑肌功能，减轻疼痛，促进病愈。

【辨治思路】

变应性血管炎，现代病因不确切，与免疫因素相关，其组织病理有白细胞核破碎的血管炎表现，有皮肤损伤，也有多个内脏损伤。本病临床表现轻重不一，轻者仅有皮损，数周可愈，严重者可有多脏器受损，甚至危及生命，属于中医"臁疮"的范畴。本例患者年轻，发病多为先天脾肾不足，脏腑阴阳气血失调，双下肢反复溃疡、渗出，伴剧痛难忍，为湿热瘀互结之象。中医认为，任何疾病的发生、发展和转归均取决于正邪斗争的消长，扶正祛邪是治疗总则。中医辨证结合周围血管疾病的临床实践，根据本病病程长，易反复发作，且每于过度疲劳、精神刺激、睡眠不足情况下发病，发病部位多见下肢真皮血管这些特点。辨其病因为肝肾不足，气虚卫外不固；又因其皮肤有皮疹、渗液、溃疡、结痂等多样性的损害，故中医认为其病位在血分，病邪有湿、热、瘀、毒，病性属本虚标实之证，立补气固表、活血解毒、清热利湿为则，拟玉屏风散合五草汤加减。

仙鹤草又名脱力草，功能扶正补虚、解毒，多认为此药"扶正力宏而不留邪"，紫草、茜草皆能凉血祛瘀，豨莶草功能解毒兼以祛风湿、利关节，旱莲草则能凉血，兼能补阴。五味药功能解毒活血、祛瘀通络，兼顾扶正。伍用黄芪、防风以益气扶正，苍术、车前子、土茯苓以清热利湿。现代医学研究认为，中药对免疫调节的作用是多环节、多作用和多因素的，如清热解毒类药物多具有促进吞噬细胞活力，消灭抗原抑制抗体产生和抗感染作用，如大黄、金银花、虎杖等。活血化瘀类药物多具有抑制 B 细胞，抑制、消灭抗体产生，消灭抗原，从而消除免疫复合作用，如紫草、茜草。祛风除湿类药多具有抑制过敏介质释放，提高中和抗体、中和抗原作用，如豨莶草、土茯苓、苍术等。扶正补虚类药具有提高细胞免疫和适应原样作用，具有较好的双向调节作用，如黄芪、仙鹤草等。本案的治验是对变应性血管炎这种难治性疾病一种有益的探索。

（刘　明　周榆腾　王建春）

第五章

泌尿外科医案

第一节　慢性前列腺炎
——桂枝茯苓丸治精浊

【临床资料】

林某，男，26 岁。

因"尿频，尿急，尿后尿道涩痛"门诊治疗。

患者自诉一次出车途中阻车达 8 小时，天热，饮水少，到达目的地后，小便时阴茎中刺痛，尿频，尿急，尿淋漓不尽而就诊于当地医院。化验检查排除淋病，并经肛门指检，尿三段培养等检查，诊断为急性前列腺炎，半月后治愈出院。随后因劳累和少饮水等原因反复发作。

中医诊断：精浊。

西医诊断：慢性前列腺炎。

【证治经过】

首诊：2004 - 01 - 05

[临证四诊] 自诉几天来尿频，尿急，尿后尿道涩痛，自尿道口流出白色黏液。平时稍累即腰痛，不能骑自行车，骑车后觉会阴部胀痛，阴茎有麻木感，二股内侧麻至膝。解小便时，即想解大便，但又解不出来。纳可，眠欠佳，大便三日未解。舌紫暗，苔白，脉沉涩。

[理法方药]

辨证：气化不力，痰瘀交阻。

治法：祛瘀化痰，行气通络。

处方：

桂枝 20g	茯苓 20g	牡丹皮 20g
白芍 20g	马鞭草 30g	白芷 20g
土茯苓 30g	萆薢 30g	冬葵子 20g

| 半枝莲 30g | 桃仁 20g | 白花蛇舌草 30g |
| 浙贝母 20g | 王不留行 10g | 荔枝核 30g |

[方义药解] 由于青壮年相火易动，所愿不遂，忍精不泄，败精流注，精关不固，遂成精浊。或由脾肺素虚，容易外感，引动下焦湿热；或包皮过长，藏污纳垢，或性交不洁，湿热内侵，留于精室，精浊混淆，精离其位。日久气化不力，痰瘀交阻致气血受阻，见尿频，尿急，尿后尿道涩痛，会阴部胀痛，阴茎麻木感。

桂枝茯苓丸源于汉代张仲景所著《金匮要略》一书，本方由桂枝、茯苓、丹皮、桃仁、芍药共五味中药组成。具有化瘀生新，调和气血的功效，为祛瘀消癥之缓剂。原用于妇人宿有癥块，或血瘀经闭，行经腹痛，产后恶露不尽。

《金匮要略方义》：方中以桃仁、丹皮活血化瘀；加等量之白芍，以养血和血，庶可去瘀养血，使瘀血去，新血生；加入桂枝，既可温通血脉以助桃仁之力，又可得白芍以调和气血；佐以茯苓之淡渗利湿，寓有湿祛血止之用。综合全方，乃为化瘀生新、调和气血之剂。蔡教授辨证分析本病为气化不力，痰瘀交阻，以桂枝茯苓丸为主方加土茯苓、萆薢淡渗利湿、解毒利尿；半枝莲、白花蛇舌草解毒活血，利尿消肿；马鞭草、冬葵子清热解毒利尿；白芷、浙贝母清热化痰，散结解毒；王不留行、荔枝核行气散结止痛。共奏祛瘀化痰，行气通络之功。

患者服用 7 剂后，自诉已无任何不适，尿后尿道口已无白色黏液流出。今天试骑自行车来就诊，也无会阴部疼痛及二股内侧麻木感觉出现。肛门指检，前列腺体不硬，大小正常。前列腺液化验检查正常，已基本治愈。为巩固疗效，给予中成药桂枝茯苓丸早晚服。患者前后不间断服药一月余而治愈。

【辨治思路】

中医学认为，凡尿频、尿急、排尿障碍或涩痛、淋沥不断的证候统称"淋证"。分为石淋、气淋、膏淋、劳淋、血淋等五种类型。包括泌尿系感染、结石、结核、乳糜尿、前列腺炎等多种疾病。多属湿热积于下焦，渗入膀胱，或由于肾虚而湿浊下注，气化不利所致。本症以气化无力、痰瘀内阻为主，故以王不留行、荔枝核行气散结，桂枝、丹皮、赤芍化瘀通络，共奏祛瘀化痰、行气通络之功。

（桂泽红 王树声）

第二节 急性附睾睾丸炎
——热随水消，瘀被阳化

【临床资料】

陈某，男，29 岁。

因"左侧睾丸肿胀疼痛 3 天"门诊治疗。

既往有前列腺炎病史，三天前突作左侧睾丸肿胀疼痛。自服消炎药两天，胀痛未减，故来我院门诊治疗。

中医诊断：子痈。

西医诊断：急性附睾睾丸炎。

【证治经过】

首诊：2004 – 5 – 22

[临证四诊] 现左侧睾丸坠胀剧痛，上引小腹，不可忍耐。大便正常，小便不利，口渴，心烦。舌胖，苔白，脉沉弦。

[理法方药]

辨证：肝经湿热郁滞，膀胱气化受阻。

治法：疏肝利湿，通阳利水。

处方：

茯苓 30g	猪苓 16g	白术 10g
泽泻 16g	桂枝 4g	川楝子 10g
木通 6g	小茴香 3g	琥珀末 1.5g（冲）
青皮 6g		

[方义药解] 患者年轻，工作劳累，情志不畅，郁怒伤肝，肝郁气结，经脉不利，湿热内蒸，发于肾子，损伤肾子血络，致阴囊肿痛、附睾肿大，有触痛。湿热瘀阻，脉络不通，不通则痛，故见阴囊肾子胀痛不适，有下坠感，疼痛可放射至下腹部及同侧大腿根部，出现腰酸腿困，有时小便黄赤不利、口渴、心烦。舌胖，苔白，脉沉弦。

五苓散出自《伤寒论》太阳病篇蓄水证。"太阳病，发汗后，大汗出，胃中干，烦躁不得眠，欲得饮水者，少少与饮之，令胃气和则愈。若脉浮，小便不利，微热，消渴者，五苓散主之。"原方由猪苓、泽泻、白术、茯苓、桂枝诸药组成。用于外有表证，内停水饮之证。症见头痛发热、水肿、泄泻；痰饮，脐下动悸，吐涎沫而头眩等。有利水渗湿，温阳化气作用。《名医方论》："五苓散一方，为行膀胱之水而设，亦为逐内外之水饮之首剂也。"虽然本方所治之症不一，但若掌握其病机为膀胱气化不利及主证小便不利，用之均有良效。方中以利水之猪苓为主，故称"五苓散"。亦有"苓"为以"令"水行之意。蔡教授辨证分析本病为外感湿邪，肝经郁滞，膀胱气化受阻。以桂枝猪苓、泽泻、茯苓利水渗湿，温阳化气。以川楝子、小茴香理气止痛。琥珀末镇静，利尿，活血。《本草衍义补遗》："琥珀属阳，今古方用为利小便，以燥脾土有功，脾能运化，肺气下降，故小便可通。"

二诊：2004 - 5 - 29

[临证四诊] 左侧睾丸疼痛减轻。大便正常，小便自利。舌淡胖，苔白，脉沉弦。

[理法方药] 患者睾丸仍疼痛，在原方基础上加用赤芍、白芍，取芍药甘草汤中经典配伍以缓急止痛。现代医学认为，芍药对疼痛中枢和脊髓性反射弓的兴奋有镇静作用，故能治疗中枢性或末梢性的筋系挛急，以及因挛急而引起的疼痛。芍药、甘草中的成分有镇静、镇痛、解热、抗炎、松弛平滑肌的作用，二药合用后，这些作用确能显著增强，可有效缓解患者疼痛。与川楝子、小茴香、青皮配伍，疏肝敛肝不伤阴。

茯苓 30g	猪苓 16g	白术 10g
泽泻 16g	桂枝 4g	川楝子 10g
木通 6g	小茴香 3g	琥珀末 1.5g（冲）
青皮 6g	白芍 15g	

7 剂服完而病愈。

【辨治思路】

急性附睾炎多属中医"子痈"范畴。《外科证治全书》："肾子作痛，下坠不能升上，外观色红者，子痈也。"本案睾丸疼痛上引小腹，见小便不利，属古之"癃疝"之证。《医宗金鉴·杂病心法要诀》说："少腹痛引阴丸，小便不通者，为癃疝也。"为《内经》"七疝"之一。其证候特点是痛、胀、闭。总由肝郁气滞，经脉不利，膀胱闭阻所致。服用本方能使肝气畅，水气行，疼痛止，小便利，而癃疝自愈。

五苓散临床组方变化多端，如①五苓散去桂，名四苓散。本方加辰砂，名辰砂五苓散。并治小便不利。②本方加苍术，名苍桂五苓散，治寒湿。③本方加茵陈，名茵陈五苓散，治湿热发黄，便秘烦渴。④本方加羌活，名元戎五苓散，治中焦积热。⑤本方加石膏、滑石、寒水石，以清六腑之热，名桂苓甘露饮。⑥本方去桂、泽泻，名猪苓散，治呕吐病在膈上，思饮水者。⑦本方单用肉桂、茯苓等分，蜜丸，名桂苓丸，治冒暑烦渴，引饮过多，腹胀便赤。⑧本方单用泽泻、白术，名泽泻汤，治心下支饮，常苦眩冒。⑨本方单用茯苓、白术等分，名茯苓白术汤，治脾虚不能制水，湿盛泄泻。再加郁李仁，入姜汁服，名白茯苓汤，治水肿。⑩本方加川楝子，治水疝。⑪本方加人参，名春泽汤。再加甘草，亦名春泽汤。治无病而渴，与病瘥后渴者。⑫本方去桂，加苍术、甘草、芍药、栀子、黄芩、羌活，名二术四苓汤，通治表里湿邪，兼清暑热。⑬本方倍桂，加黄芪如术之数，治伤暑大汗不止。⑭本方加甘草、滑石、栀子，入食盐、灯草煎，名节庵导赤散，治热蓄膀胱，便秘而渴。如中湿发黄，加茵陈；水结胸，加木通。⑮本方合益元散，治诸湿淋沥。再加琥珀，名茯苓琥珀汤，治小便数而欠。⑯本方合平胃散，名胃苓汤，一名对金饮子，治中暑伤湿，停饮夹食，腹痛泄泻及口渴便秘。⑰本方合黄连香薷饮，名薷苓汤，治伤暑泄泻。⑱本方合小柴胡汤，名柴苓汤。治发热泄泻口渴，疟疾热多寒少，口燥心烦。临床运用，不可不知。

（桂泽红　李　源　王树声）

第三节　阴茎异常勃起
——升降散，治阳强

【临床资料】

赵某，男，39 岁。

因"会阴及睾丸作痛，阳强 4 月"门诊治疗。

患者于 4 个月前，因前列腺炎服用阳起石、巴戟天、附子等补肾强阳方药后，致阳强不倒，现面红目赤、心烦急躁、整夜不能入眠、头晕乏力、会阴及睾丸作痛、大便干结、小便黄赤。舌红起刺，苔白且干，脉弦滑且数。

中医诊断：阳强。

西医诊断：阴茎异常勃起。

【证治经过】

首诊：2003 - 11 - 15

［临证四诊］面红目赤，心烦急躁，整夜不能入眠，头晕乏力，会阴及睾丸作痛，大便干结，小便黄赤。舌红起刺，苔白且干，脉弦滑且数。

［理法方药］

辨证：肝经郁热。

治法：清泄肝经郁热。

处方：

蝉蜕 5g	姜黄 5g	柴胡 5g
川楝子 5g	炒栀子 5g	白僵蚕 10g
青陈皮各 10g	车前子 10g	龙胆草 15g
黄芩 5g	茅芦根各 10g	大黄 10g

每日 2 剂，上下午各 1 剂

［方义药解］由于青壮年相火易动，所愿不遂，精未外出；忍精不泄，败精流注，精关不固，遂成精浊。湿热内侵，留于精室，精浊混淆，精离其位。日久气血受阻，见会阴部、睾丸胀痛不适，阴茎麻木感。大投温补后，致阳强不倒，面目红赤，心烦急躁，夜不能寐，舌红起刺，脉弦滑数。一派肝经郁热之象。

升降散源于《伤寒瘟疫条辨》：是方以僵蚕为君，蝉蜕为臣，姜黄为佐，大黄为使，米酒为引，蜂蜜为导，六法俱备，而方乃成。僵蚕味辛苦气薄，喜燥恶湿，得天地清化之气，轻浮而升阳中之阳，故能胜风除湿，清热解郁，从治膀胱相火，引清气上朝于口，散逆浊结滞之痰也；蝉蜕气寒无毒，味咸且甘，为清虚之品，能祛风而胜湿，涤热而解毒；姜黄气味辛苦，大寒无毒，祛邪伐恶，行气散郁，能入心脾二经，建功辟疫；大黄味苦，大寒无毒，上下通行，亢盛之阳，非此莫抑；盖取僵蚕、蝉蜕，升阳中之清阳；姜黄、大黄，降阴中之浊阴，一升一降，内外通和，而杂气之流毒顿消矣。龙胆草上泻肝胆实火，下清下焦湿热。黄芩、栀子清热燥湿，导热下行。车前子、茅芦根清热利湿通淋。柴胡、川楝子、青陈皮疏肝理气止痛。

服药 3 剂，阳强好转，能入睡，10 剂后症状基本消失。

【辨治思路】

阳强是指阴茎异常勃起，茎体强硬，久而不衰，触之则痛，或伴有精流不止的一种病证。

本病相当于西医学的阴茎异常勃起症。阳强多由于情志不舒，肝郁化火，火灼宗筋，致使筋体拘急；或湿热内蒸，脉络郁阻，而致茎体强硬不衰；或因房事过度，精液久泄，耗损真阴，阴虚阳亢，而致茎体脉络瘀阻而坚硬不倒。阴器乃肝脉所络，为宗筋所聚而成；肾主精，而司生殖，阴茎为肾之所系。阳强病理表现有虚实之分。虚证多见肾虚；实证常见肝病。阳强总的治法是滋阴清热，潜阳软坚，清肝泻火，滋阴软坚为主。

患者正值壮年，以腰痛、会阴部时觉刺痛为主诉就医，脉症俱实，大投温补后致阳强不倒、面目红赤、心烦急躁、夜不能寐、舌红起刺、脉弦滑数，一派肝经郁热之象。故用清泄肝胆方法，用升降散加柴胡、黄芩、川楝子、龙胆草、炒山栀等大清肝热，服之即愈。

（桂泽红　王树声　白遵光）

第四节　膀　胱　癌
——术后高热，和
而解之

【临床资料】

程某，女性，48 岁，住院号：0207273

主诉：尿频尿急半年，伴间歇性全程肉眼血尿 1 月，于 2011 年 6 月 8 日入院。

中医诊断：膀胱癌（湿热瘀阻）。

西医诊断：①膀胱恶性肿瘤、移行细胞癌；②右侧卵巢纤维瘤；③泌尿道感染；④丙肝阳性。

经确诊为膀胱移行上皮癌后于 6 月 13 日行全膀胱切除 + 回肠代膀胱（腹壁造瘘术）。术后一直发热，最高达 39.3℃，血培养与尿培养均提示粪肠球菌 D 群感染，先后用万古霉素等多种抗生素治疗，高热不退，伴汗出、乏力、纳差、上腹饱胀。6 月 29 日尿液检查发现中量真菌，故停用抗生素，着力中医治疗。

【证治经过】

首诊：2011 - 6 - 30

[临证四诊] 发热（体温为 38.3℃），神疲；伴有汗出，口干不渴，上腹饱胀，饮食不思，咳嗽痰少，尿频尿急，四肢发凉。舌淡，苔黄腻，脉弦数。血常规：白细胞计数：9.29×10^9/L，中性粒细胞 73.5%，血红蛋白 78g/L。尿真菌涂片：发现真菌。

[理法方药]

辨证：邪郁少阳，寒湿互结。

治法：和解少阳，温阳利湿。

处方：

柴胡 25g	黄芩 10g	半夏 15g
桂枝 10g	白芍 10g	生姜 10g
茯苓皮 20g	牡蛎 30g	党参 10g
干姜 10g		

每日 2 剂，上下午各 1 剂。

停用抗生素、抗真菌药物。

［方义药解］小柴胡汤为少阳和解之剂。柴胡之升散，得黄芩之清泄，达到和解少阳之目的。胆气犯胃，胃失和降，以半夏和胃降逆止呕。邪从太阳传入少阳，缘于正气本虚，以人参、大枣益气健脾。患者尿频、尿急、尿血达半年，长期应用抗生素，直至确诊为膀胱癌行全膀胱切除术。术中又因高热持续用抗生素，导致真菌感染。抗生素以中医定性为苦寒药物，过用则伐阳气，加以大手术的打击，重伤元气，脾虚及肾，肾阳亏虚无以温煦则四肢不温，膀胱气化无力则小便不利，瘀热内结则尿频尿急。故用桂枝、干生姜以温阳助气化；温药过度恐防伤阴，故加芍药、牡蛎以敛阴潜阳，取柴胡桂枝干姜汤之意。

连服十天后，热势已退，左下腹痛，大便不通。

二诊：2011 - 7 - 9

［临证四诊］热势已退，仍神疲，以左下腹为重，大便干结、排便不爽，四肢仍发凉，舌淡苔薄，脉沉弦。

［理法方药］

辨证：气滞湿阻，寒湿互结。

治法：行气化湿，消痞除满。

处方：

枳实 20g	白术 10g	党参 20g
神曲 15g	麦芽 30g	泽泻 15g
法半夏 10g	北芪 30g	防风 10g
干姜 10g	五味子 10g	郁金 15g
黄连 5g	厚朴 15g	熟附子 15g（先煎）

每日 2 剂，上下午各 1 剂。

［方义药解］枳实消痞丸主治痞满为脾胃虚弱，升降失司，寒热互结，气壅湿聚所致。因脾为湿困，脾失健运，故见不欲饮食、倦怠乏力、大便不调等。方中以辛温之枳实行气消痞，以辛苦性温之厚朴下气除满，以苦寒之黄连清热燥

湿，半夏辛温和胃而散结除痞，神曲、麦芽消食和胃。加泽泻以利水渗湿，郁金理气开郁，因其肢冷、脉沉，肝脾两虚之象仍存，故加上参、芪以补气固表，姜附以温阳散寒。

连服 7 日，诸证缓解，康复出院。

［辨治思路］

发热一症，西医注重病原，长于针对病原抗菌治疗，但若体虚而长期过用抗生素时，便会发生二重感染，使治疗上处于两难之境地。中医重视扶正祛邪，着重机体的自我抗邪、自我康复的能力，努力寻找培植机体的自愈能力的方法以消除症状。

本例患者，主症是发热。从六经辨证，太阳外感发热，发热恶寒并见；阳明发热表现为大热、大渴、大汗；热入营血则以寒战、高热、烦躁、夜间发热为见症；少阳发热，则以寒热往来为特征。本例发热虽无寒热往来，但有口苦口干、胸腹胀闷、默默不欲饮食，仍定位为少阳，按邪郁少阳论治。患者半年多来，尿频尿急症状反复出现，时轻时重，抗生素应用也时断时续，大手术术后又常规应用抗生素，由于回肠代膀胱手术，肠道菌群易移位，致全身性粪球菌感染，加以使用万古霉素，终致真菌感染，出现虚实夹杂、寒热错综的局面。高热无寒战，汗出热不退，口渴不引饮，胸腹胀痛，尿频急，但四肢冰凉，舌淡脉弦等虚实夹杂，寒热互见的情况，中医常常采用和解之法，小柴胡汤是外科术后常用的方剂。

整体辨证是中医治病的另一特色。除注重发热主证外，结合年龄、经期情况，得知更年期内分泌不调，每晚睡觉不足 4 小时；问诊得知患者妹妹因不明原因发热导致死亡，给患者带来心理阴影。这些也是导致发热经久不退的原因。在小柴胡汤治疗基础上，加一味郁金。《本草汇言》云："郁金，清气化痰，散瘀血之药也。其性清扬能散郁滞，顺逆气，上达高巅，喜行下焦，心肺肝胃，气血火痰郁遏不行者获验。"故为术后郁证所常用。

肠源性感染是现代外科学一个热点课题。本例回肠代膀胱而导致全身粪球菌感染是发热的主要原因。中医辨证针对患者始终存在下腹痛、排便不爽而重用枳实，以枳实为君药的枳实消痞丸，是治疗这类虚实夹杂、寒热互结的有效方剂。

（古炽明 甘 澍 李 源）

第六章

杂病医案

第一节　结节性甲状腺肿
——右归饮合二陈汤治术后声嘶

【临床资料】

陈某，男，61 岁。

中医诊断：肉瘿术后失音。

西医诊断：结节性甲状腺肿术后声嘶。

【证治经过】

首诊：2010 - 2 - 14

[临证四诊] 双侧甲状腺次全切除术后 1 周，神清，面稍红，口淡，口干，喜热饮，声音嘶哑，喉中有痰，痰白难出，双足易冷难温，夜眠差，易醒，醒后难以入睡，纳可，大便调，夜尿 1~2 次。舌淡胖，苔薄白，脉细无力。

[理法方药] 患者年过花甲，肾阳亏虚，失于温煦，故怕冷、双足难温。肺肾金水相生，肾阳不足，肺金亦亏，加之手术刺激，肺气失宣，水湿凝聚成痰，而咽喉为肺之门道，故声音嘶哑。口干乃为肾阳不足以熏蒸上承。喜热饮更是肾阳亏虚之佐证。日久阳损及阴，肾阴不足涵阳，真龙不潜，反浮游于上，故见颜面潮红。治当温肾潜阳，宣肺开音。方用景岳右归饮合二陈汤加减。

肉桂 1.5g（焗）	熟附子 15g	鹿角胶 10g
熟地黄 15g	法半夏 15g	茯苓 15g
千层纸 10g	陈皮 10g	生姜 10g

患者服前方 4 剂，声开足温。

[方义药解] 右归饮源于《景岳全书》卷五十一，主治"肾阳不足，阳衰阴胜，腰膝酸痛，神疲乏力，畏寒肢冷，咳喘，泄泻，脉弱；以及产妇虚火不归原而发热者"。此益火之剂也。凡命门之阳衰阴胜者，宜此方加减主之。原方中用附子、

肉桂温补肾阳以煦暖全身，但纯用热药势必伤阴，故取六味丸中之山药、萸肉、熟地以滋阴，使阳有所附；枸杞补肝肾，杜仲益肾强腰脊，炙甘草补中和胃，合成甘温壮阳之剂。本例患者阳虚明显，而喉中痰多，痰白难咳，声稍嘶哑，若过用滋阴药物易滋腻碍痰，故去山药、萸肉、枸杞、杜仲，合化痰祛湿之二陈汤加开音之品。二陈汤源于宋代《太平惠民和剂局方》，由法半夏、陈皮、茯苓、甘草组成，主治湿痰证；如咳嗽痰多，色白易咯，恶心呕吐，胸膈痞闷，肢体困重，或头眩心悸等。半夏和陈皮为化痰之经典配伍，益以茯苓甘草为臣，利气调中兼去湿。本例中取右归饮中温阳之义，配伍二陈汤中化痰之精，加千层纸开音，效果显著。

【辨治思路】

结节性甲状腺肿属于中医瘿瘤范畴，瘿瘤之生，痰结为患，中医学有"无郁不成痰，无痰不成块"之谓，故化痰散结为治疗瘿瘤第一要义。本例患者瘿瘤虽然切除，但痰之成因依旧，加上术后卧床，胃虚谷少，扰及中土，痰火升逆，肺失肃降，故喉间有痰、痰白难出。又咽喉为肺之门户，手术麻醉置管，刺激喉头气管，引起组织水肿，痰火与瘀热互结易致失音，故声嘶为甲状腺术后早起常见的并发症。一般用开音汤加减治疗，药如丹参、川芎、桔梗、玉蝴蝶、凤凰衣、玄参、胖大海等，多获良效。本例术后一周，瘀热之象不明显，而见肢冷、口淡、脉细无力等肾阳亏虚证。盖肺为音所出，而肾为其根，因肺通会厌而肾脉挟舌本。肺属金，金空则鸣，失音一症，亦如金实则哑，何谓之实，乃痰与火也。本例辨证抓住面颊泛红而肢冷脉沉这一临床特征，断为真龙不潜之虚火，实乃画龙点睛之笔。选用二陈除痰化湿，加附桂、鹿角胶滋填镇摄，俾龙焰伏潜。药不贵多而在精，药与证符，如桴应鼓。

（林鸿国　王建春）

第二节　传染性单核细胞增多症
——甘温除大热

【临床资料】

吴某，女，23岁，住院号：0147159。

因"持续高热伴头痛1月余"入院。

中医诊断：发热。

西医诊断：发热查因。

【证治经过】

首诊：2007 - 8 - 31

[临证四诊] 患者于 2007 年 7 月 25 日受凉后出现畏寒发热，但并未引起重视，第 2 天出现高热伴头痛，在当地医院予静脉抗生素治疗，仍有发热，体温均持续在 37.5℃～40℃之间，伴干咳。遂至桂林市某医院呼吸科住院，当时查体见咽部略充血，前胸有约 5cm×6cm 范围不规则红色点状斑疹，之后扩散至全身，无痒痛。入院查血白细胞计数：10.52×10^9/L，中性粒细胞 79.8%，血沉 95mm/h；C 反应蛋白 177.49mg/L；游离 T_3 2.66pmol/L；血清铁蛋白 163.69ng/ml；血棕黄层细胞检查提示异型淋巴细胞 13%。心电图示窦性心动过速；B 超发现胆囊结石。余检查：结核抗体、肥达试验、ASO、RF、自免系列、补体、副伤寒、甲乙丙肝、HIV、RPR、胸片、头颅 CT 等均未见异常，骨髓象为正常增生性骨髓象，血培养、骨髓培养均未见细菌。考虑为传染性单核细胞增多症，予抗炎、退热、抗过敏等治疗，皮疹消失，发热症状无明显好转。中途查血白细胞最高达 22.6×10^9/L，中性粒细胞 86.2%。后考虑为成人斯蒂尔病，于 8 月 10 日转风湿科治疗，加用激素及抗生素。出现高热时，予对症处理。治疗近一月，患者热势有增无减，体重减轻 8 斤。为求进一步诊治，于 2007 年 8 月 31 日转我院继续治疗。

就诊时患者神清，精神疲倦，乏力，发热，头痛以两侧及项部明显，恶风无汗，咽痒干咳，少量白黏痰，口干不欲饮，纳差，眠可，小便不黄，大便调。舌淡红，苔白略干，脉浮数。

[理法方药] 脉浮，项后疼痛，恶风，属太阳经证，双侧头痛，咽干属少阳经证，发热，口干，脉数属阳明经证，辨证三阳合病。治以疏风清热解肌，方取柴葛解肌汤。

柴胡 20g	葛根 15g	白芷 10g
桔梗 10g	羌活 10g	石膏 30g（煅）
黄芩 10g	法半夏 15g	桂枝 10g
甘草 5g		

另予生姜 100g 煎水泡脚，隔姜温灸神阙。

[方义药解] 陶氏柴葛解肌汤源自《伤寒六书·卷三》："治足阳明胃经受邪，目疼，鼻干，不眠，头疼，眼眶痛，脉来微洪，宜解肌，属阳明经病，其正阳明腑病，别有治法。"本方证乃太阳、阳明、少阳三阳合病证。太阳风寒未解，而又化热入里，外感风寒，本应恶寒较甚，而此证恶寒渐轻，身热增盛者，为寒郁肌腠化

热所致。因表寒未解，故恶寒仍在，并见头痛、无汗等症。阳明经脉起于鼻两侧，上行至鼻根部，经眼眶下行；少阳经脉行于耳后，进入耳中，出于耳前，并行至面颊部，到达眶下部；入里之热初犯阳明、少阳，故咽痒、口干。脉浮数是外有表邪，里有热邪之佐证。此证乃太阳风寒未解，郁而化热，渐次传入阳明，波及少阳所致。本方则为治疗三阳合病的代表方。柴胡味辛性寒，既为"解肌要药"，且有疏畅气机之功，又可助葛根外透郁热为君药。羌活、白芷助君药辛散发表，并止诸痛；黄芩、石膏清泄里热，四药俱为臣药。其中葛根配白芷、石膏取大青龙汤之义，清透阳明之邪热；柴胡、黄芩、法半夏取小柴胡汤之义，透解少阳之邪热；羌活、桂枝治太阳。如此配合，三阳兼治，以治阳明为主。桔梗载药上行，甘草调和诸药。张秉成《成方便读·卷一》："治三阳合病，风邪外客，表不解而里有热者，故以柴胡解少阳之表，葛根、白芷解阳明之表，羌活解太阳之表，如是则表邪无容足之地矣。然表邪盛者，内必郁而为热，热则必伤阴，故以石膏、黄芩清其热，芍药、甘草护其阴，桔梗能升能降，可导可宣，使内外不留余蕴耳。用姜、枣者，亦不过藉其和营卫，致津液，通表里，而邪去正安也。"现代研究认为，该方具有解热、镇静、镇痛和促进体液抗体产生的功效。

二诊：2007 - 9 - 6

[临证四诊] 患者精神差，轻微头痛，双眼结膜轻度充血，偶见汗出，无恶寒，咳嗽无痰，无咽痛，二便正常。舌淡红，苔薄黄，脉细。

[理法方药] 经前段时间疏风清热解肌治疗，三阳之邪已不明显，精神差，舌淡红，苔薄，脉细，均为一派气虚之象。治以甘温除大热，方取补中益气汤加减。

北芪 30g	党参 30g	白术 15g
陈皮 10g	升麻 5g	柴胡 15g
云苓 15g	炙甘草 10g	北杏 15g
百部 10g	桔梗 15g	

继续予每天生姜100g煎水泡脚，隔姜温灸神阙。

[方义药解] 补中益气汤出自李东垣《脾胃论》："内伤脾胃，乃伤其气；外感风寒，乃伤其形。伤其外为有余，有余者泻之；伤其内为不足，不足者补之。内伤不足之病，苟误认作外感有余之病而反泻之，则虚其虚也。惟以甘温之剂，补其中而升其阳。"现代医学对其甘温除热的实验研究表明，补中益气汤对实验性家兔脾虚发热有较明显的解热作用，表现在能抑制体温升高，缓解热势，缩短热程。对"气虚邪侵"的发热有较好的解热作用，其解热机制可能与降低脑脊

液前列腺素 E2 和丘脑下部视前区组织环磷酸腺苷含量有关。本例中去原方中的当归，避免其过于滋腻敛邪；柴胡和解少阳，疏通半表半里；云苓健脾，杏仁开宣肺气，百部润肺止咳，桔梗载药上行。

[服药后变化] 患者体温逐渐平复，波动在 37℃ 左右，偶见升高，但均未超过 38.5℃，双眼结膜充血消失，病情稍好转。患者请假外出半天，返院后体温再次升高达 39℃，考虑患者劳则热盛，验证了"甘温除大热"的正确性，予加用独参汤（吉林参 10g，炖服），热势不升反降，显示"甘温除大热"初步见效，继续守原方服用 3 天。

三诊：2007 - 9 - 12

[临证四诊] 患者热势午后升高，如潮之涌。舌质红，苔薄稍黄，脉细。

[理法方药] 久热伤阴，壮火食气，继续予甘温除大热，佐滋阴清虚热，拟方补中益气汤合青蒿鳖甲汤加减。

北芪 30g	党参 30g	白术 15g
当归 10g	陈皮 10g	升麻 6g
柴胡 10g	炙甘草 10g	青蒿 10g
鳖甲 15g	知母 15g	桔梗 10g

[方义药解] 前方加当归一味，一方面是经前治疗，邪已去，目前以正虚为主，且当归入血分，可引药入血，清血分虚热，滋血分阴虚。青蒿清虚热，鳖甲还起益真阴、敛浮阳之功，知母填补肾阴。

[服药后变化]

患者热势渐降，"甘温除大热"见功，于 2007 年 9 月 22 日出院。出院后 2 周，随访患者病情平稳，未再反复。

【辨治思路】

本例患者平素饮食不节，恣食生冷，寒凉伤中，寒积胃中，因寒性收引，致使气机凝滞不通，困脾碍胃。外感寒邪后，寒邪使腠理闭塞，阳气不能外达，内闭而化热，虽体质素虚弱，但正值青年，气血方刚之时，邪正相争激烈，热盛于外，故而可见高热。出现发热后，患者就诊多以抗生素治疗，抗生素属苦寒之品，过用则攻伐阳气，以致阳愈虚而热愈炽，持续高热，竟达一月之久。由于劳倦过度，饮食失调，久病失于调理，以致中气不足，阴火内生而引起发热，亦即气虚发热。《素问·调经论》："有所劳倦，形气衰少，谷气不盛，上焦不行，下脘不通，胃气热，热气熏胸中，故内热。"《医学入门·发热》："内伤劳役发热，脉虚而弱，倦怠无力，不恶寒，乃胃中真阳下陷，内生虚热，宜补中益气汤。"

《素问·至真要大论》也有"劳者温之，损者益之"的治疗原则。《景岳全书·寒热》指出："无根之热者，宜益火以培之。"本例治疗初期，囿于患者年轻气盛，热势持久，且血白细胞升高，外菲氏试验呈阳性反应，短期使用抗生素及退热西药，但体益虚，热愈炽。遂停用一切西药，用甘温除大热之法，内服补中益气汤加独参汤，外用生姜水泡脚，温灸神阙，体温不升反降，但傍晚热势趋高，考虑久热伤阴，拟补中益气汤合青蒿鳖甲汤化裁，终收全功。

本例提示现代社会虽然生活富足，但节奏加快，压力增大，尤其是部分年轻人，以酒为浆，以妄为常，饮食无度，起居逆乱，不知持满，不懂御神，自戕其根，脏腑内伤，遇有微疾，滥用抗生素，以图快治，殊不知苦寒之品，用之不当，攻伐阳气，遇体虚之人，阴寒内闭，真阳下陷，虚热内生，贻害无穷，不可不慎乎！

（王建春　刘　明　黄学阳）

第三节　顽固性失眠
——温胆汤，眠得安

【临床资料】

卢某，男，40 岁，住院号：0173854。

因"纳差、失眠伴形体消瘦 1 月余"于 2009 年 5 月 18 日住院治疗。

中医诊断：①不寐；②虚劳。

西医诊断：①失眠；②消瘦查因。

【证治经过】

首诊：2009 - 5 - 20

[临证四诊] 患者缘于 1 月前开始出现食欲减退，无头晕头痛，无恶心呕吐，无腹痛腹胀，伴有失眠，夜不能寐，寐则易醒，夜睡 2~3 小时，甚则通宵未能入睡，1 月余来消瘦约 3 公斤。就诊时见疲倦乏力，消瘦。诉夜不能寐；伴胸胁苦闷，口干口苦，善叹息，心慌心悸，纳差，尿黄，大便结。舌暗红，苔黄微腻，脉弦。体查：头面五官、皮肤、胸部、腹部、神经系统检查未见明显异常。辅助检查提示：丙肝病毒阳性。肝胆 B 超提示肝内胆管多发结石。

[理法方药] 患者形体消瘦缘于平素工作劳累，饮食不节，日久伤及脾胃，脾胃气虚则运化失司，脾虚则生化无源，营养津液不能输布，肌肉失养所致。脾

虚，心气失养，心阴不足则见心慌心悸。脾虚失运，痰湿内生故见纳差；痰湿瘀久化热，热扰心神，则夜不能寐、口苦口干。胸胁苦闷、善叹息缘于平素工作劳累，情志不畅，肝气郁结不舒所致。舌暗红，苔黄微腻，脉弦均为肝郁脾虚，湿瘀热结之象。

辨证组方：患者主诉不寐，心慌心悸等神志症状，且有两胁部胀痛不适，偶有黄色苦水呕出等消化道症状，符合温胆汤的两个辨证依据。据口苦口干、尿黄等热象，选用柴芩温胆汤。以柴胡、黄芩疏肝清热，用云苓、竹茹、法半夏、枳实化痰湿，和胃气，降逆止呕；患者诉失眠症状比较严重，加柏子仁、酸枣仁、远志宁心安神，取十味温胆汤之意；肝内胆管多发结石，故加金钱草清湿热排石；舌暗边尖红，辨证为心火旺，可加黄连清心火；甘草调和诸药。组方如下：

柴胡 10g	黄连 5g	茯苓 30g
竹茹 15g	法半夏 15g	甘草 10g
枳实 10g	柏子仁 15g	酸枣仁 15g
远志 15g	金钱草 15g	黄芩 15g

[方义药解] 温胆汤原方出自《备急千金要方》，而后世所用温胆汤多用《三因极一病证方论》卷八之所载。其方组成为：半夏、竹茹、枳实各二两；橘皮三两，甘草一两，白茯苓一两半。上锉为散，每服四大钱，水一盏半，姜五片，枣一个，煎七分，去滓，食前服。主要功效为理气化痰，清胆和胃。主治胆胃不和，痰热内扰证。出现胆怯易惊，虚烦不宁，失眠多梦，呕吐呃逆，癫痫等症。胆属木，为清净之府，失其常则木郁不达，胃气因之失和，继而气郁生痰化热。胆主决断，痰热内扰，则胆怯易惊、失眠多梦，甚或上蒙清窍，而发癫痫。胃主和降，胆胃不和，则胃气上逆，而为呕吐呃逆。治宜清胆和胃，理气化痰之法。方中以半夏为君，燥湿化痰，降逆和胃。竹茹为臣，清胆和胃，止呕除烦。佐以枳实、橘皮理气化痰，使气顺则痰自消；茯苓健脾利湿，俾湿去则痰不生。使以甘草益脾和中，协调诸药。煎加生姜、大枣，和脾胃而兼制半夏之毒。综合全方，可使痰热消而胆胃和，诸证自解。

二诊：2007 - 5 - 23

[临证四诊] 患者睡眠改善，夜可睡 7 ~ 8 小时，诉间有咽痒，无口苦口干，胸胁部胀闷不适较前明显缓解，纳可，无恶心呕吐，无腹痛腹胀，大便难下，小便清。舌暗红，苔薄黄，脉弦。

[理法方药] 患者胸胁部胀痛不适、口苦、咽干等症状已有缓解，睡眠较前明显改善。现诉咽痒不适，考虑为久居空调房内，风邪上扰所致，在上方基础上

加桔梗、前胡疏散风邪；大便难下，加麻仁顺肠通便；舌苔较前变薄，热象减轻，减金钱草、黄芩。组方如下：

柴胡 10g	黄连 5g	茯苓 30g
竹茹 15g	法半夏 15g	甘草 10g
枳实 10g	柏子仁 15g	酸枣仁 15g
远志 15g	前胡 10g	桔梗 10g
火麻仁 10g		

三诊：2007 - 5 - 26

[临证四诊] 服药后患者夜可睡 5~8 小时，纳可，间有口干，无口苦，无胸胁胀闷，无咽痒咳嗽，无恶心呕吐，无腹痛腹胀，大便顺畅，小便清。舌暗红，苔薄黄，脉弦滑。要求出院。

[理法方药] 现胸胁部胀痛不适、口苦咽干、大便干结、小便黄等症状已明显缓解，睡眠有明显改善，间有口干，考虑肝阴不足，阴津不能上达所致。肝阴不足，湿热内扰，难眠易醒，脉弦滑。治疗上仍以健脾疏肝为法，辅以滋肝阴、清湿热，可以逍遥散和二至丸加减。药用柴胡、白芍疏肝养肝，并引诸药入肝经；白术、茯苓健脾，丹参活血养血，鸡骨草、绵茵陈清肝胆湿热，女贞子、墨旱莲滋肝阴兼以清热，组方带药出院。

柴胡 10g	白术 15g	茯苓 20g
白芍 15g	丹参 20g	鸡骨草 15g
绵茵陈 15g	女贞子 15g	旱莲草 15g

【辨治思路】

温胆汤为主治胆郁痰扰所致不眠、惊悸、呕吐，以及眩晕、癫痫证的常用方。若心热烦甚者，加黄连、山栀、豆豉以清热除烦；失眠者，加琥珀粉、远志以宁心安神；惊悸者，加珍珠母、生牡蛎、生龙齿以重镇定惊；呕吐呃逆者，酌加苏叶或梗、枇杷叶、旋覆花以降逆止呕；眩晕，可加天麻、钩藤以平肝息风；癫痫抽搐，可加胆星、钩藤、全蝎以息风止痉。温胆汤广泛用于失眠、神经官能症、急慢性胃炎、消化性溃疡、慢性支气管炎、梅尼埃病、更年期综合征、癫痫等疾病，效果良好。临床上只要患者出现精神神经和消化道症状，便要想到温胆汤。

失眠为常见病、多发病。脏腑机能紊乱，气血阴阳平衡失调，是发生失眠的基本原因。失眠虽不会产生严重的后果，但常妨碍人们正常生活、工作、学习和健康，并能加重或诱发心悸、胸痹、眩晕、头痛、中风等病证。顽固性的失眠，给患者带来长期的痛苦，甚至形成对安眠药物的依赖，而长期服用安眠药物又可引起医源性疾病。本例患者短时间内体重下降了3公斤，便是失眠至消瘦的例证。蔡教授据患者四诊资料，辨证分析，结合温胆汤证的特点，从经方出发用药，取得较好疗效。在患者睡眠改善后，及时调整方药，以疏肝健脾之逍遥散结合养肝阴之二至丸，调理肝脾，使阴阳平衡，脏腑机能协调，则患者觉周身通泰，睡眠改善。温胆汤能理气化痰、清胆和胃，配远志增强祛痰开窍、宁心安神之功。正如唐容川《血证论·卧寐》中说："肝经有痰，扰其魂而不得寐者，温胆汤加枣仁治之。"这确实是经验之谈。

本例患者正值壮年，从事经商工作，承受压力，疲于应酬，"以酒为浆，以妄为常"之举在所难免，嗜酒伤肝，劳则伤脾，忧思烦心，易出现失眠、饮食不思、身体暴瘦3公斤，加之素有丙肝感染，肝内胆管结石之患，徒增身染恶疾之虑，急切入院诊治。入院后生活归于正常，起居有常，饮食有节，免除醇酒、辛辣、膏粱厚味之伤。各项检查排除了恶性肿瘤，心中疑虑顿消，加上中医辨证调理，长时间的失眠便迎刃而解。足见对待失眠，除中药调理外，心态平和，生活规律，规避不良生活方式也是十分重要的。

（刘　明　王建春）

第四节　放射性溃疡
——阳和汤，攻"阴疽"

【临床资料】

李成，男，59岁，诊疗卡号：63274774。

因"反复左颈部溃疡半年、植皮术后渗液1月"于11月20日来院就诊。

中医诊断：①疮疡（阴疽）；②鼻咽癌。

西医诊断：①放射性皮肤溃疡；②鼻咽壁恶性肿瘤（手术、放疗后）。

【证治经过】

首诊：2012-11-20

[临证四诊] 患者于1993年行鼻咽癌放疗，半年前开始出现左颈部溃疡，先后在广州多家医院辗转治疗，伤口久不愈合，1个月前在外院行左颈部溃疡植皮术，术口不愈，见淡黄色渗液。就诊时患者精神可，张口受限，左颈部溃疡，大小约5cm×4cm，少许渗出，肉芽暗红，局部自行涂抹头孢类药粉。胃纳可，眠差，畏寒，舌质淡红，苔白，脉弦细。（彩图8）

[理法方药] 患者久病体虚，外加放疗，使寒毒之邪入侵。患者畏寒、舌淡、苔白、脉细为阳虚之象，阳气虚不能温运气血，寒凝湿滞，痹阻于肌肉、筋骨、血脉致颈部皮肤溃疡，正虚邪恋，久不愈合，为中医"阴疽"范畴。应用温阳补血，化痰通络祛瘀为法。拟方如下：

麻黄 5g	白芥子 10g	荆芥炭 10g
肉桂 3g（焗服）	鹿角霜 10g	熟地 15
干姜 10g	甘草 5g	黄芪 30g
防风 10g	苍术 15g	猫爪草 15g

外治法：予以过氧化氢及生理盐水局部消毒，外敷生肌油纱。

[方义药解] 阳和汤源自《外科证治全生集》。方中重用熟地滋补阴血，填精益髓；配以鹿角胶、肉桂补肾助阳。两者合用，温阳养血，以治其本，共为君药。芥子善治皮里膜外之痰，少佐麻黄、荆芥，宣通经络，开腠理，散寒结，引阳气由里达表，通行周身，荆芥炭间有收敛止血之效果。配合玉屏风散益气固表，调和营卫气血；猫爪草加强化痰之力。综观全方，益气、补血与温阳并用，化痰、通络、祛瘀同施，共奏扶正祛邪之功。

二诊：2012 - 12 - 1 服方 11 剂，局部溃疡较前缩小，渗出不多，表面肉芽鲜红，睡眠改善，二便顺畅。遂于上方去猫爪草，加当归，增强补血养营之功。

三诊：2012 - 12 - 11 病情向愈，觉咽喉不适，去白芥子，加乌梅，收敛利咽。

四诊：2012 - 12 - 18 溃疡面积明显缩小，无明显渗出，肉芽鲜红，余无不适。可于上方去防风，加薏苡仁，顾护脾胃，养后天之本。续服 14 剂后，左颈部溃疡，愈合，无渗出。（彩图 9）

【辨治思路】

放射性溃疡是由于电离辐射作用于局部皮肤而引起的一系列生物效应，其病理改变主要是血管损伤和微循环障碍，造成血管通透性的改变。放射性皮肤溃疡多发生于放射敏感的皮肤区域，如会阴部、腋下、颈部等皮肤皱折处。由于放射线直接作用于皮肤细胞，使受照组织的细胞内各种酶和染色体的功能及形态都受到潜在性及永久性的损伤，导致受照局部的血管内膜发生炎性变化，管壁增厚，管腔狭窄甚至闭塞，引起局部完全性或不完全性缺血及广泛纤维化，出现血供障碍，愈合能力差，一旦形成放射性溃疡，比较难以治愈，属于中医"阴疽"范畴。

阳和汤是治疗阴证疮疡的经典方剂，寒凝者，均可用之。马培之说："此方治阴证，无出其右，用之得当，应手而愈。"放射性溃疡古书未有，是现代放疗兴起后的疾病。遵循疮疡的中医治疗理念，体表疮疡，先辨阴阳，阴证以温，阳证易清，调和营卫、化痰祛瘀，内外结合，方可起效。中医外科讲究内外并重，除外治法外，更重内治，配合患者的体质及兼证，随证加减，综合治疗。如气虚不足，可加党参、黄芪等补气之品；脾虚湿重，可加茯苓、薏苡仁、山药等健脾补肾。阴虚者，注意温阳而不燥，兼夹养阴之品，往往可见较好效果。

放射性损伤，初期属于热毒为患，宜清热凉血解毒。但放射性溃疡往往于放疗后迁延发生，其病机主要是受照射部位血管壁增厚，管腔狭窄或闭塞，组织缺血和纤维化，以致坏死溃疡。虽然溃疡表浅，但单纯外用药难以奏效。放射热毒已转为寒毒，用温阳散寒、补气活血的阳和汤往往收效。

第五节　颈部淋巴漏
——化痰为上，健脾为本

【临床资料】

秦某，女，4岁，诊疗卡号：63033762。

因"反复左颈部溃烂渗液半年，清创术后1月"于6月30日来院就诊。

中医诊断：瘰疬。

西医诊断：慢性窦道（结核性溃疡？淋巴漏？）

【证治经过】

首诊：2012 - 6 - 30

[临证四诊] 患者于半年前发现左颈部小肿物，服药后不能消散，遂至广州一三甲医院就诊，予以颈部病灶切取活检，术后病理诊断为慢性淋巴结炎症。术后术口反复溃烂、渗液不能愈合，考虑为淋巴漏，门诊间断换药。1月前再次行局部扩创引流术，术口仍反复红肿、溃烂、渗液呈淡黄色，渗液培养未见结核菌，也未见癌细胞，经人介绍来本院就诊。就诊时，患儿神清，稍倦，左颈部可见2cm×2cm大小溃疡，周边红肿，少许淡黄色渗液、质稀，溃疡周边可触及多个小淋巴结，胃纳可，夜间出汗多，间有咳嗽，口微干，喜饮，大便稍硬，小便调，眠可。舌暗红，苔微黄，脉数。

[理法方药] 患儿颈部溃疡，反复不愈，辅助检查未能见阳性体征，据夜间出汗多、反复咳嗽不愈、口干的表现，考虑结核性淋巴漏的可能性大。本病属中医瘰疬范畴，辩证为脾虚痰火上扰。拟健脾化痰祛湿，清热散结为法。拟方

如下：

夏枯草 10g	浙贝母 10g	陈皮 5g
土茯苓 10g	黄芪 5g（后下）	天花粉 10g
枳实 15g	苍术 10g	甘草 5g

[方义药解] 陈皮、浙贝、夏枯草、天花粉均为清痰热之品，四药配伍，清热化痰而不伤津，软坚散结兼行气。考虑其久病，加少量黄芪予以托毒外出；患儿大便不畅，予以枳术汤中枳实导滞，苍术易白术以增强化湿之功。诸药合用，达到健脾化痰散结，清热祛湿之功。

二诊：2012 - 7 - 7 服方 7 剂，患儿大便改善，局部渗液略少。上方加青天葵以清热解毒，散瘀止痛。

三诊：2012 - 7 - 14 局部红肿变硬，呈褐色，渗液不多，改用消瘰丸加减。拟方如下：

夏枯草 10g	浙贝母 10g	陈皮 5g
玄参 10g	黄芪 5g（后下）	枳实 15g
猫爪草 15g	苍术 10g	甘草 5g
牡蛎 20g（先煎）	法半夏 10g	

四诊：2012 - 7 - 28 患儿 7 月 22 日复感风寒，咳嗽，痰多、色黄，发热，最高达 39 度，遂到我院儿科予以退热，口服化痰平喘类药物，自行停服蔡教授中药 6 天，颈部溃疡处反复、红肿、渗液增多。上方去黄芪，加清热解毒透托之品。拟方如下：

猫爪草 10g	浙贝母 10g	牡蛎 15g（先煎）
蜂房 10g	陈皮 10g	玄参 10g
皂角刺 10g	甘草 5g	青天葵 10g
夏枯草 10g		

五诊：2012 - 8 - 4 患儿颈部红肿较前控制，渗液减少，诉手足心汗出较多，眠时呓语，舌尖红，大便硬。考虑心火盛，口服中药在上方基础上加灯芯草、淡竹叶以清心除烦泄热。

六诊：2012 - 8 - 11 患儿颈部溃疡缩小，渗液少，手足心汗出减少，睡眠改善，上方去皂角刺，加怀山药以加强健脾之力。

七诊：2012 - 8 - 18 患儿局部溃疡未见渗液，瘢痕愈合，遂减化痰散结之浙贝、玄参、牡蛎、猫爪草，以健脾之四君子和玉屏风散加夏枯草组方，继续治疗。

八诊：2012 - 8 - 25　患儿再次复发，局部红肿、未见渗液，夜间出汗，睡眠多梦，大便硬。考虑仍为脾虚痰瘀互结，遂再以健脾化痰祛瘀为法。组方如下：

陈皮 10g	甘草 5g	夏枯草 10g
白芍 15g	猫爪草 15g	土贝母 15g
布渣叶 10g	茯苓 10g	山药 15g
防风 10g		

九诊：2012 - 9 - 1　患儿红肿未进展，局部偶有少量渗液，夜间出汗，遂在上方基础上去防风，加连翘以增强清热散结之力。

十诊：2012 - 9 - 18　服前药后，颈部溃疡无红肿渗出，4 日前复感风寒，再次发热、鼻塞、流涕，颈部原溃疡处略红肿，儿科予疏风清热类药物口服后感冒好转，遂再次来诊。考虑余毒未清，痰瘀互结，拟柴胡、生黄芪、连翘类清热解表配合夏枯草、牡蛎、猫爪草化痰祛瘀之品服用。

十一诊：2012 - 9 - 29　患儿颈部溃疡愈合、颜色变暗、无渗液，间有鼻塞，少许流涕，继续予健脾化痰散结为法，配伍少许疏风之品。拟方如下：

猫爪草 10g	浙贝 10g	连翘 10g
甘草 5g	夏枯草 10g	茯苓 10g
桔梗 10g	僵蚕 6g	陈皮 10g

十二诊：2012 - 10 - 20　颈部溃疡瘢痕结痂，少许脱落，无红肿、渗液，夜间无汗出，大便偏硬，小便调。在上方基础上去僵蚕，加枳实、法半夏、牛蒡子以化痰导滞通便。

十三诊：2012 - 11 - 3　患儿颈部瘢痕较前缩小，病情稳定，无红肿、渗液，考虑为痊愈，予院内制剂健脾渗湿颗粒剂冲服，停用煎服中药，至今未再复发。

【辨治思路】

由于现代人居住环境的变换及免疫力下降，淋巴结核的发病率高。本例患者在三甲医院做一小的淋巴活检术，术后病理未见结核菌，而遗留慢性淋巴漏。传统淋巴漏的治疗以局部加压包扎、清洁换药或再次缝扎淋巴管等处理后，多可好转向愈。而本例患者却久治难愈，并再次行局部扩创引流术，术后术口仍不能愈合。再结合患者偶有咳嗽、夜间出汗、脉细的临床表现，蔡教授考虑为淋巴结核导致漏的可能性大，尽管辅助检查未见阳性体征，但不排除假阴性可能。他认为，临床医生应以临床表现及病史为依据，临床检查仅作为参考。中医更讲究四诊合参，根据四诊特点，确立中医诊断"瘰疬"。辨证为脾虚痰湿互结，拟健脾化痰祛湿为治疗大法，随证加减用药，使颈部难愈性溃疡向愈。

从本案中还可发现，若痰毒未清，过早健脾可导致疾病反复。患儿体质弱，诊病过程中时有外感，反复咳嗽、鼻塞，为脾虚之体，脾虚易酿湿生痰，颈部溃疡不愈是正虚无力抗邪之表现，健脾扶正虽重要，但仍需辩证对待。消瘰丸源自《医学心悟》，原方中仅玄参、牡蛎、浙贝三药，为治疗瘰病的经典名方。蔡教授在临床中除原方三味药之外，多加猫爪草、夏枯草这二草组方，共同治疗多种淋巴结炎、淋巴增生类疾病；更注重患者体质变化，或辅以健脾，或辅以补气托毒，或助化湿、活血，应用灵活，对许多难治性淋巴漏、淋巴结核，屡建其功。

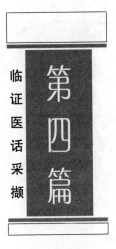

第四篇

临证医话采撷

一、外科的"扶正祛邪"

扶正祛邪是中医治病的大法，除邪务尽是中医治病的准则。大肠癌引起的肠梗阻多数在狭窄的基础上合并周围组织水肿，消除了水肿，肠腔可以部分复通，但肿瘤引起的肠道狭窄并未解除，仍需适时手术，切除病灶，根治肿瘤，这才符合中医治病的理念。

二、中医看"手术"

手术是用一种符合患者生理的解剖畸形（解剖重建，异于正常解剖结构）来替代患者存在的病理畸形（解剖及功能异常）。这种病理畸形就是中医理论中的"邪"，生理功能就是"正"。

手术亦是"祛邪为匡正"。

三、腹部外科治疗大法——"运"法

"治中焦如衡，治中焦以运"：实现脏器功能正常运转的各种方法总称。

以衡为度，以运为法，以和为常。

辨"证"论运与辨"体"论治相结合。

治病之道，顺而已矣。

"胃肠术后，法宜温运"。

四、手术对辨证思维的影响

手术可以直视病灶，改变了传统"司外揣内"的这种相对局限的辨证思维方法。

五、"五诊十纲"

对于"中医要领先，西医不滞后"的中医发展新理念，蔡炳勤教授认为中医外科要领先的核心就是科研领先，包括理论、技术、方法、疗效等。西医外科不滞后就是引进西医医疗技术、检查和治疗设备及手段方面，与现代医学最新水平保持同步。中医的"四诊八纲"必须与时俱进，提出"五诊十纲"：如五诊望、闻、问、切四诊加上现代实验室检查；传统"八纲"也不能满足临床辨证所用："阴阳"为纲，"表里、寒热、虚实"为目，可增加气血辨证、体用辨证，构成"十纲"辨证。何为"体用辨证"，体即器质，用即功能，这样"五诊十纲"对奇难杂症和术科具有实用价值。

六、吴茱萸外用

清·吴师机在《理瀹骈文》中说："外治之理即内治之理，外治之药即内治之药，所异者，法耳。"又说："膏中之药必得气味俱厚者，方能得力。"吴茱萸辛苦而温、芳香而燥，《别录》及《药性论》都谓之"大热"，堪称气味俱厚。不论是皮肤吸收还是对穴位、经络的刺激作用都比较明显，所以被广泛应用于内、外、妇、儿等各科疾病的外治之中。

七、活血化瘀药

活血化瘀药用法主要有三类，即活血化瘀法、活血化浊法、温经通络法。

八、周围血管病

血栓闭塞性脉管炎多属虚瘀证，动脉硬化闭塞症多属痰瘀证，糖尿病足多属热瘀证。

九、糖尿病足溃疡外治原则

纵深切开，畅流灌洗，化腐生肌。

十、蔡教授谈中医重传承

西医学属统计学大样本理论，强调共性，偏重线性思维方法与空间概念，多用实验数据推导和完善理论与方法。

中医学属于小样本理论，强调个性差异，侧重整体思维和时间概念，对短时间内大样本量之间的可比性认可度低，主要倚靠长期观测的自身体验来推导和完善理论与方法，故个人的经验积累及总结方法至关重要。所以中医讲究悟性，重视传承。

十一、蔡教授谈中医传承

中医传承需要"一砖一瓦"的临床实践积累，也需要"高屋建瓴"的学术提炼升化。

1. 没有临床实践积累，中医理论太抽象，如空中楼阁，华而不实。
2. 没有学术提炼升华，临床个体化的技术不能成为普及性的学术。
3. "道无术不行，术无道不远。"

十二、中医临床学习

临床普遍存在"三不"现象，即对中医"不信，不学，不用"。
解决方法：提倡"四真"——"真信，真学，真懂，真用"中医

十三、"脱产跟师"制度

脱产为跟师，跟师不脱产：脱产为跟师腾出时间，跟师更要注重临床实践。

十四、健康

蔡炳勤教授认为，人体心身相关的自稳态调节，是生命科学的尖端，"健康"即是攀登生命科学之山的基石，也是该山的端石。

十五、中药注射剂

"中药注射剂原则不是中药"。

中药是按照中医传统方法加工炮制的药材，它的应用要遵循中医的理、法、方、药的理论。中药注射剂实际上是"植物提取物注射剂"，其使用根据西医的药理，所谓有效成分的单纯提取物，丧失四气五味的特性，失去了病机相对应的逻辑关系，已经不是中药了。

中药有毒，但毒药以供医事，若与病机相符则毒攻其病，有攻无殒。所以说中药有毒，医生有过。

偏离中医学科的理论，单纯根据中药成分分析、中药药理等概念来套用中医的方药，无论疗效如何，最终将出现"中药无效"或者"辨证无用"的"双否定"结论。

十六、生白术可通便

《本草逢原》："白术甘温味厚，阳中之阴，可升可降，入肺胃二经。白术是补脾土之君药，轻用则脾之清气升而精微上；重用则浊气降而糟粕输。"此即《内经》所云："味厚则泄。"

《伤寒论》174 条："伤寒八九日，风湿相搏，身体疼烦，不能转侧，不呕不

渴，脉浮虚而涩者，桂枝附子汤主之；若其人大便硬，小便自利焉，去桂加白术汤主之。"大便硬反加白术，用量加大至四两，提示大剂量白术有润肠通便作用。

十七、"养胃阴"

"欲复胃阴，药用甘凉。"

外科手术常致气阴两伤，术后抗生素等苦寒药物应用，加重伤阴。常出现饥不欲食，食不知味，口干口渴，渴不多饮，大便干结等症。严重者合并口疮，治予益胃汤，药用甘凉，其中润胃常用麦冬、沙参、石斛、玉竹、芦根；调脾常用怀山药、莲子、扁豆花、麻仁；口疮者酌加白芍、乌梅、大黄、虎杖。

十八、外科术后宜用温胆汤

外科术后患者多有焦虑、烦闷等不良情绪，尤其是手术过程中脏腑有缺失者，更是忧心忡忡，惶惶不可终日，产生"虚烦证"与"惊悸证"。其病机为"气郁生涎，涎与气搏"，宜用温胆汤治疗。临床应用温胆汤抓住两组症状：一是惊悸、头晕、头痛、心烦等精神症状；二是恶心、纳呆、腹胀满、大便不通等消化道症状。随症加减，多可取效。

十九、腹部外科患者术后宜散郁

腹部外科，主要脏器是胃肠、肝胆，术前多有胃肠道运动功能失调及内脏高敏性，其原因与不良情绪有关。有人统计：功能性消化不良患者中，约40%存在抑郁、焦虑症状。肠易激惹证有抑郁和焦虑症状等分别为41.9%和69.2%。慢性便秘者有焦虑、抑郁倾向者占64.2%。手术打击进一步加重患者的不良情绪，术后普遍出现焦躁不安、心烦不寐、出汗异常等症状。

不良情绪致病属中医七情所伤的郁证。朱丹溪指出"凡郁皆在中焦"，郁证从肝脾论治，因肝脾的主要生理功能是升降，戴从礼说"当升者不升，当降者不降，当变化者不得变化也，此为传化异常，六郁之病见矣"。赵献可《医贯·郁病论》："……予以一方治其木郁，而诸郁皆因而愈。一方者何，逍遥散是也。"故治疗郁证，从脾论治用越鞠丸；从肝论治用逍遥散。两方合用，对术后郁证尤相宜。

二十、水蛭治疗下肢静脉曲张最相宜

水蛭为水蛭科动物干燥体，味咸、苦，性平，入肝经，有破血通经、逐瘀消痕之功。主治血瘀经闭，癥瘕积聚，跌打损伤等。

仲景用水蛭见于大黄䗪虫丸、抵当汤。张锡纯对水蛭更推崇有加，认为是"破血药中功列第一"。水蛭嗜血，味咸入血，性平不伤气，举凡破血药大多伤气，唯独水蛭服用后于气无伤，不引起腹痛，且水蛭色黑下行，最适宜于治筋瘤病（下肢静脉曲张）。因筋瘤病机源于气虚（静脉瓣膜功能不全），加之久站，负重远行，气血瘀滞于经脉而致迂回曲张，甚至瘀血凝结，湿聚化热。治疗之法，在补气活血、清热利湿、缓急止痛的基础上，加上破血而不伤气，色黑趋下，引血下行之水蛭，疗效更佳。

二十一、腹部外科术后患者宜少针多灸

腹部外科术后患者多有胃肠排空障碍，出现腹胀、腹痛、排气延迟、排便障碍诸症，常需施以针灸治疗。但因患者经受手术疼痛，术后对痛觉敏感，多不愿接受针刺治疗；况腹部手术伤口未愈，不宜直接针刺。古人认为"针所不为，灸之所宜"，故术后患者多用艾灸治疗。

艾灸疗法是一种借助灸火的温和热力作用于人体穴位防治疾病的方法。所以用艾叶是因为艾叶性温，入肝、脾、肾经，有温经散寒、调和肝脾的作用。中医所指的肝脾，与腹部外科主要脏腑胃肠、肝胆相关。

一般认为，针刺用于实证，灸法用于虚证。术后患者，气阴两伤，进食及活动不足，抗生素的应用等因素导致脾胃虚寒证偏多，正是灸法所宜。艾灸对人体作用有两个方面：一是艾灸的温热效应，通过经络对脏腑及全身的整体调节作用；二是艾灸时的红外辐射，可为机体细胞的代谢活动、免疫功能提供能量。现代研究表明，艾灸对人体各个系统都有良好的调节作用，其中尤以对消化系统、循环系统、免疫功能的影响最为显著。

二十二、苍术有别于白术，为运脾之要药

白术与苍术古统称为"术"，后世逐渐分别入药。二药皆有健脾燥湿之功，用于湿阻中焦，脾失健运之证。

白术以健脾益气为主，为补脾要药；苍术以苦温燥湿为主，为运脾之要药，用于湿浊内阻而偏于实证者。

白术尚有利尿、止汗、安胎之功；苍术有发汗解表，祛风湿，明目作用。

苍术属动药，白术属静药，二者联用，则有动静结合，阴阳调和之意。

二十三、医案

章太炎说："中医之成绩，医案最著。"医案是医家运用中医理论实践辨证论治的真实记录，必须求真求实，有据有用。总结医案是检验医学理论的客观标准和促进医学发展的重要途径。

二十四、中西医结合

有效的医案总结是中医理论的元素；兼收并蓄是对待中西理论的态度；多元复合是发展中医的需要。

二十五、成功的手术

救死是在不妨生的基础上而为之，手术成功，但患者死亡，这是对救死扶伤原则的背叛。

二十六、临床治疗标准

临床治疗的标准是以人体自我康复能力的评价，不是以药物对抗强度为标准。

二十七、名医用药三境界

知常达变，圆机活法，出奇制胜是名医用药三境界。

二十八、方剂学

证候学也罢，方证对应学也罢，归根到底还是落实在处方学上。所以，临床医生必须熟练掌握方剂学。

二十九、重沟通，重四诊

过分依赖主观臆测和仪器检查，忽视四诊，缺乏沟通，是当前部分中医外科人员的通病，也是影响治疗效果的重要原因。

三十、中医院外科该走什么路

中医院外科不拿起手术刀，便会丧失外科阵地，使业务越来越萎缩；但若一旦掌握外科手术，丢掉中医学术，便会迷失方向。坚持中医思维才是发展中医外科的唯一出路，这是一条自强之路，也是一条复兴之路。

三十一、肺胃同气

肺胃以和降为顺，降是肺胃气机运行形式的共性，肺气肃降为胃通降的基础，而胃通降则以肺肃降为必要条件。因此，咽喉是呼吸之门，也是饮食之道就是这个道理。

（何宜彬　刘　明　黄有星）

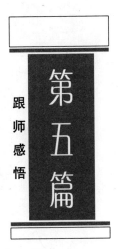

第五篇

跟师感悟

蔡炳勤教授不仅是名老中医，更是一位优秀的老师，从医近50年，他带过的学生、弟子更是不计其数，他总是以仁爱、睿智、宽容的态度对待他们，因材施教，并以弟子的成就超过自己为荣。他一向奉行"教学相长、与时俱进"、"长江后浪推前浪"、"青出于蓝而胜于蓝"。而他的弟子们，有的已在各地医院从事一线临床工作，有的成为医学院校老师，有的也是科室主任、业务骨干，他们对蔡教授更是心怀感念，难忘师恩。

"刀"下留情

——谭志健

相对于现在医学生"过关斩将"的严格考核，我当年进入外科就简单得多了。1985年7月的一天下午，蔡炳勤主任看了我一眼就说："你的手指够长，来外科吧。"想不到蔡主任的一句话，转眼间令我在广东省中医院外科"辛苦劳累"了二十多年。不过，至今从心底里我得首先感激蔡主任的知遇之恩！

岁月匆匆流逝，二十多年来，身为外科医生的我，双手不知深入过多少人体，心灵也随之潜入探索。多少次解剖、凝视那在麻醉下沉睡过去的肉体，全神贯注地救治手术单下覆盖着生命的时候，感到那五颜六色、质地各异组织的奇妙，感慨造物者的伟大，感受生命力的悸动，更感到医者维护身体健全的责任重大。多年外科历程，让我体验到手术医生的价值，也遭遇过束手无策的困境，还有在中医院开展外科工作所面对的种种考验。从一个入行时连打结都不会的住院医生成长为拿起手术刀，应对肝胆胰外科复杂手术的专家，从科主任到大外科主任，庆幸的是，一路走来，得到蔡主任一直的鼓励和支持，言传身教，从中获益良多。

记得毕业后初到外科病房，跟蔡主任管病床和值班，由于有蔡主任耐心带教，让我较快了解和熟悉科室基本业务。几年后，觉得解剖不够熟练，想到中山医科大学学习局部解剖两个多月，蔡主任给予了时间安排，这对我日后从事腹部外科打下重要基础。1992年，当我从孙逸仙纪念医院进修回来后，蔡主任大力支持开展各种普通外科手术，包括胰头及十二指肠切除术等复杂手术，并鼓励我在普通外科方面发展。1996年，又为我争取到上海东方肝胆外科医院、上海瑞金医院进修的机会，较早地开展肝外科手术、腹腔镜手术等业务，均对个人和学科发展起着重要作用。并由此引进彭淑牖教授的多功能刮吸解剖电刀，开展临床应用与研究，对刮吸解剖技术积累一定经验，解决了大量复杂手术的难题，使学科影响力得到提升。2006 年 12 月，我们成功举办了全国刮吸解剖技术研讨班，蔡主任作了"刀里藏乾坤，交汇知音韵"的题词，充分肯定我们的工作。

在医院领导和蔡主任培养下，1998 年 4 月我有机会担任外一科科主任，这是一个陌生、富有挑战的工作，最初很不习惯，因为要面对太多问题，如各种病例和手术、与不同人的沟通、医疗风险、人才培养、中医特色、学科发展等，甚至觉得压力受不了，想到了放弃。这期间，蔡主任的信任、理解和支持，可以说是一股巨大的力量，而且是源源不断，更显珍贵。在蔡主任指导下，在同事们的共同努力下，我院外科技术不断进步、中医特色发扬光大、科室文化建设形成良好的氛围，外一科成为医院业务最好科室之一，并多次获得最佳集体。

蔡主任对我个人成长影响深远，对学科建设也起重要作用。

在 20 世纪 90 年代，医院外科处于小综合状况，蔡主任意识到要发展学科，就要解放思想，积极开展手术，拓展业务，在人才培养和专业分工方面采取了相应措施。先后派陈志强院长进修泌尿外科，我到上海进修肝胆外科，黄学阳主任进修血管外科，郭智涛进修乳腺外科，并引进王树声、秦有主任，均成为学科骨干。随着专科化一步一步往前迈进，最初由 20 多张床位的小综合外科，到普外、泌尿专业组，到现在 300 多张床的大外科，蔡主任从外科主任到大外科主任，主任导师、名老中医，每个角色都付出了心血，作出重要贡献。由于学科发展，2009 年 2 月 11 日，成立了肝胆胰外科，我作为投身肝胆胰外科专业医生，终于有了自己所热爱专业的发展平台，倍感珍惜！

蔡主任为患者服务五十年，临床经验丰富，中医功底深厚，思维活跃，谦虚好学，在中西结合外科这个富有挑战的领域进行积极探索，尤其是外科手术技术得到长足提高后，又能冷静分析，提醒不要"一把刀主义"，要保持和发挥中医特色，在围手术期中医药应用与研究方面，提出不少有价值的学术观点。在实践中，蔡主任细心观察重症胰腺炎的临床特点，从中医角度提出与传统不同的独特见解，并付诸临床，取得显著疗效。蔡主任还有很多优秀品质，他善于沟通，提倡善待每一个患者、善待每一例手术。更难得的是，他心态平和，低调处事，热心助人，待人宽厚，乐于提携后辈，令人敬佩。

有人说过，人的一生似乎很长，但真正起作用的就是几个关键点。我庆幸的是，在对的时间、遇到对的人、做了对的事，蔡主任正是我人生中遇到的良师益友。

如今，我已成长为一个肝胆外科专科医生。

每次，当我拿起轻轻的手术刀，除了感受它重重的分量外，还忘不了这"刀"下的一个个故事、一段段情谊！

如何组建完美泌尿外科医学，为人类服务

——王树声

俗话说：凡事预则立，不预则废。本人在 1995 年开始跟随蔡炳勤教授从事中西医结合外科工作，1998 年担任我院泌尿外科首任主任后，在蔡教授指导下，使泌尿外科沿着中西医结合的方向发展。2003 年正式跟师以后，对老师如何用中医理论指导现代中医外科临床实践的方法有了进一步的了解和体会，并应用这一方法解决了许多泌尿外科临床和科研等一系列问题。一直以来，老师就从学科建设发展需求来要求我，希望我能在中医院系统发展泌尿外科，组建中医院完美泌尿外科医学，为人类服务。因此，在这方面，他花了很多心血。

开展了后腹腔镜手术：肾上腺、肾部分切除、狭窄成形、肾癌根治术、腹腔镜肾输尿管膀胱切除术等。全面开展了泌尿系结石腔镜手术：经皮肾镜取石术、输尿管硬、软镜术等手术，以及经尿道前列腺、膀胱癌电切术等手术。在开放手术方面：应用刮吸解剖技术处理需要开放手术治疗的疑难复杂病例。通过综合能力的增强，泌尿外科腔内及腹腔镜手术结合围手术期中医药处理，促进术后快速康复，成为专科的主要特色和技术优势。

蔡老师经常对我说：关于学科建设问题，是一个关乎学科自身发展和人才培养质量的一个大问题，在当代社会背景下，中医外科在人才培养模式上发生很明显的变化，在此情况下，学科发展要适应社会发展的要求，对这一问题的思考有待更加深入和理性地做出判断。就外科学科拓展层面来看，作为现代医学与传统医学的结合，既需要熟悉解剖，掌握现代外科技术的手术技能，又需要能够应用中医整体辨证，治病求本，扶正祛邪的中医思维来指导临床。因此，一个好的中医院泌尿外科学术带头人，不仅仅是埋首于浩如烟海的医书，数以万计的药方中，殚精竭虑，矻矻穷年，寻找切实可用的药方，以适应于临床，更需要不断学习新的知识与技能，紧跟现代医学发展。

蔡老师除了临床上言传身教外，同时让我加强学习《伤寒论》、《脉诊》、《内经知要》等古籍，强调训练中医思维，一定要从基础练起。蔡老师还以身作则，亲躬力行，在我近几年临床跟诊过程中，我深刻体会到蔡老师的精湛医技和高尚

医德医风。"小柴胡汤和解方，半夏人参甘草从，更加黄芩生姜枣，少阳为病此方宗。"蔡师对《脉诀》、《汤头歌诀》中的很多内容都能脱口而出，倒背如流，给我留下了深刻的印象。可以说，在这种师带徒的临床跟教中，在蔡老师的精心栽培下，我才能从一个更高的角度和层次去理解中医。

2000 年，蔡教授就认为腔内及腹腔镜手术在泌尿外科的前景很好，微创手术创伤小，符合中医祛邪不伤正、少伤正的理念，是泌尿外科的发展趋势，鼓励我们大力开展泌尿外科腔内及腹腔镜手术。并可把扶正祛邪的方法应用到围手术期，促进患者快速康复，从而体现中西医结合在泌尿外科的优势，从此，我科努力向这一方向发展。我们不但要求手术一定要做得好，同时还要做得漂亮，能够取得专家公认，要达到先进三甲西医院的水平。同时，我们还能发展中医优势，建立完美医学，达到患者的快速康复。为此，我们整个队伍不断学习和发展，2002 年，我们全面开展了输尿管肾镜、经皮肾镜、经尿道电切镜、腹腔镜等各种微创手术，专科 75% 手术都能通过腔内、微创手术来完成；2007 年，广东省中医院泌尿外科成为广东省中西医结合学会泌尿外科专业委员会挂靠单位，专科实力得到增强，进一步开展了复杂的微创外科手术，如泌尿外科最难的腹腔镜手术——腹腔镜前列腺癌根治术、腹腔镜膀胱癌根治术，微创手术比例占 90% 以上，同时利用中医药促进术后快速康复。

精研岐黄，济世活人。这是蔡老师的写照，这也将成为我一生的追求。

人道与业道

——王建春

古人云："师者，传道、授业、解惑也。"蔡炳勤教授是我的博士指导老师（中医师承）及第四批全国名老中医药专家学术经验继承指导老师。作为导师，他讲究一个"道"字，作为他的弟子，感悟颇深。

人道：蔡老师告诫我们，要做事，先做人。蔡老师作为我的硕士研究生导师，在我研究生毕业的时候，他跟我谈话，特别强调，在今后的工作中，要有"三得"，即"忍得"、"做得"，然后才"有所得"。作为一个医生，首先要处理好医患关系、医护关系、同事关系等，在今后的工作、学习和生活中，难免有不顺心、不如意的地方，要沉得住气，加强自身修养，懂得忍让。常言道："意粗性躁，一事无成；心平气和，千祥骈至。""忍得"是一个人良好心理素质的体现。此外，作为一个年轻医生，特别是外科医生，动手能力要强，首先要肯干，能吃苦耐劳，踏踏实实做事。其次要巧干，要不断学习，逐步提高自己业务水平，苦干＋巧干＝能干。只有这样"忍得"、"做得"，在今后的从医生涯中，才能"有所得"。我从医已十余载，刚毕业时，分在肛肠科，一年后，再转到普外科，现主要从事血管甲状腺外科工作，在大学城分院上班，要求一专多能，因此普外、肛肠亦需兼顾。这些年来，在病房、门诊、急诊都干过，在大德路总院、芳村分院、二沙岛分院亦待过，也曾到外院进修过。我差不多经历了广东省中医院大外科的各个岗位，诚如师言，无论位置如何变换，懂得了做人做事的道理，就会有所得。在任何位置，我都扎扎实实做好本职工作。

业道：古语有云："有道无术，术尚可求；有术无道，止于术。"蔡老师认为道无术不行，术无道不远。所谓道，即指医道，泛指医学理论；所谓术，是指医术，泛指医疗技术。中医是"道术并重"的学术体系。蔡老师要求我们在医疗工作中，要有坚实的理论基础，同时又要有理论指导下的医疗技术。医学是实践性很强的学科，如果只有理论，没有实践，那他就只能是化学家、生物学家、解剖学家等等，不是一个真正的医学家。同时，作为一个外科医生，单有医疗技术，医生只能是一个"匠人"，脱下白大褂，跟杀猪匠没有区别。因此，他要求我们要不断提高自己的学术修养，善于总结，使医疗技术得到升华，成为医道，才能得到传承和发展。蔡老师在中医药治疗周围血管疾病方面，有很深的造诣。他根据糖尿病足肌腱感染坏死是导致截肢的重要环节这一临床特点，提出早期"纵深切开、通畅引流、持续灌洗、祛腐生肌"的糖尿病足局部"祛腐生肌系列"处理原则，取得了明显的临床疗效，使大多数糖尿病足患者保全了肢体。本人作为第四批全国老中医药专家学术经验继承人，师从蔡老师三年，总结了其治疗周围血管疾病学术思想和经验，在蔡老师的指导下，根据糖尿病足筋疽型不同时期的发病特点，深化了祛腐生肌系列疗法，按急性感染期、好转缓解期、恢复期三个时期，采用分期外治的方法，操作简单，减少了住院时间和费用。因而，我们在临床实践中道术并重，才能不断提高临床疗效。

中医外科出路在何方

——桂泽红

记得我初到省中医院工作的时候，被分配在省中医院外科。由于所学跟临床上接触的疾病相差太远，感到十分迷茫，不知所措。是他——蔡炳勤教授，带我进入中医外科的殿堂。

熟知蔡炳勤教授的人都知道，他是一个受人尊敬，德高望重的名老中医。他严于律己，宽以待人；他淡泊名利，着重内涵，真可谓"无欲则刚，有容乃大"的典范。他治学严谨，事必躬亲，深深感染了我们年轻人。从他身上我受益良多。于2003年有幸成为他的弟子，更有机会和责任来总结他的学术经验和思想。

医者意也，医生必须学会与患者交流的艺术，尊重患者，关心患者，礼貌对待每一个患者，是蔡教授给我的人生经验。由于我生性爽直，粗犷，在平常检查诊治患者的时候，往往直来直去，未免有时十分尴尬。师傅的循循善诱，关爱患者，体贴患者，很快化解患者的不信任甚至对抗的情绪，从而获得第一手的临床资料。

蔡老师总是叮嘱我们善于学习，勤于思考，要带着临床上的问题去学习，这样才能学有所得，记忆深刻。对于我们有中医基础的徒弟，学习中医经典的方法，可先从中药方剂入手，抓住每一证，体会临床疗效，再学习中医四大经典，以及《医宗金鉴》等书籍。对于现代的诊疗技术讲求"拿来主义"，中医要发展，必须与现代科技相结合，要大胆运用自然学科的成果。蔡老师认为，传统中医不排除手术，摒弃了手术就是丢弃了传统。《内经》早有"截肢"手术记载，华佗发明了麻沸散，开腹抽刈积聚，手术是外治法中一种"祛邪"的手段，具有局部性、阶段性、可选择性的特点，清代吴师机有"内外治殊途同归""外治之理即内治之理"之说，因此，手术必须服从整体内治之法。手术是一把双刃剑，既能清除病灶，解除梗阻，也不可避免地给组织带来损伤。"攻邪即所以匡正，邪去则正自复"、"祛邪而不伤正"、"祛腐而不伤新"是中医外科的治疗原则。在中医理论指导下的现代手术才能焕发生命力。

蔡老师临床养生重视中医"气"的理论，中医认为"百病生于气"，气郁、气滞、气逆（胃气上逆）、气下（中气下降）、气虚，皆可致病。气血冲和，百病不生。临床辨证上主张寒热并用，攻补兼施。在临床上运用四磨汤治疗术后胃肠功能紊乱恢复有着很好的作用，较快地恢复胃肠的蠕动，写成"四磨汤对术后胃肠功能紊乱的疗效观察"心得文章。

对于"中医要领先，西医不滞后"的中医发展新理念，他认为中医外科要领先的核心就是科研领先，包括理论、技术、方法、疗效等。西医外科不滞后就是在西医医疗技术、检查和治疗设备和手段方面，与现代医学最新水平保持同步。中医的"四诊八纲"必须与时俱进，提出"五诊十纲"。如五诊：望、闻、问、切四诊加上现代化验检查；传统"八纲"也不科学："阴阳"为纲，"表里、寒热、虚实"为目，建议去"阴阳"加"气血辨证"、"体用辨证"，构成"十纲"辨证。何为"体用辨证"？这是针对临床上功能性疾病中医效果满意而提出，体即器质，用即功能，这样"五诊十纲"对疑难杂症具有实用价值。

广义中医植根于中华民族的传统文化，狭义中医则植根于四大经典。要想发展中医，需要传统文化这片土壤。大力发扬中华民族的传统文化，让我们中国人重新找回属于自己的思维方式，我想这或许有利于发展我们的中医。中医本身是中国传统文化的一部分，它的基本理论来源于中国古代传统哲学。在其发展过程中，吸收了当时最先进的科学技术。如《内经》中已经把当时的天文、地理、历法、哲学融入到中医之中，形成了中医的基本理论，形成了当时的认识世界和解释世界的人天观。比如中国古代的绘画、书法、围棋、茶艺、音乐、武术等等，所有这些与中国其他传统文化共同发展，相互渗透。近代，由于西方文化的引入，中医正在渐渐失去其赖以生存和发展的中国传统文化这一土壤！充斥着我们的全是高科技，如电脑、网络、分子生物学、英语、基因等。我们对于中国传统文化已经是相当陌生了，没有了这块土壤，中医也已经在渐渐失去其原有的色彩。连患者也都感叹现在的老中医越来越少，现在的中医对脉诊已经没有什么概念了。所以进行传统文化的熏陶，特别是用传统哲学来培养我们的中医思维方式就显得非常迫切。好在我们医院已经开始了副高医师以上人员进行古代哲学的培训，只有这样我们才有真正的中医思维，才能做到中医站在前。我们不应该排斥西医的解剖、生理、病理、药理、诊断等，这些都是在某种程度上对客观事实的描述，这是另一种眼光和思维方式，应该采取"拿来主义"。中医也好，西医也好，都应随着时代的改变而适应着患者的需要，患者只认疗效，不管是用中医还是西医，先要为患者解除痛苦，一切以患者为中心，以疗效为中心，否则讨论中医好还是西医好就没有意义了，如果要成为一名大家，就应该努力发现自己的不足，努力去弥补自己对中医或西医在认识上的不足。我想，经过几代人的努力和奋斗，一定会将中医和西医做到真正"汇通"，构建人类新的医学。

俗话说"师傅领进门，修行在个人"。我深知，咱们的中医根底还很浅。路漫漫，其修远兮，吾将上下而求索。

博闻辨言，善于用意

——何军明

在外科工作过程中，目睹蔡炳勤教授在处理外科复杂病例的点点滴滴，感受到中医在外科领域的欣喜疗效，一直期盼着能得到蔡炳勤老师的系统指导。2008

年，圆梦跟随蔡炳勤老师，入选第四批全国名老中医学术继承人，得到恩师的言传身教，感悟颇多。

一、学精中医，但不限于中医

医非博不能通，非通不能精，非精不能专。蔡老师常说："要博览群书，既要继承古人的经验，又要解放思想，把现代科技发展的成果为中医所用。"在外科领域，中医有所长，也有所短。在他的指导下，我院外科不仅掀起学中医、用中医的热潮，临床上中医外治法、内治法、针灸的广泛应用，构建了浓厚的中医特色；而且在中医"祛邪不伤正或少伤正，祛腐不伤新"的理论指导下，引进了最先进的外科技术、微创技术，诊断和治疗水平紧跟现代医学发展前沿，建立起成效显著的围手术期中医辨证论治体系。患者在省中医院，既享受到现代医学和中医学的新成果，又得到有利于快速康复的中西医综合服务，在省内外建立了良好的声誉，患者接踵而至。

二、医生要回到患者身边

"医者，意也。善于用意，即为良医。"如今各种检验和影像检查日益完备，大量医疗文书的书写等各种原因正在逐渐把医生从患者身边移开，这不利于中医的发展，也不利于患者的康复。蔡老师治病以人为本，他常说"七分安慰，三分治病"，医生应该回到患者身边，回到最基本的望闻问切，经常去关注、去安慰，在最恰当的时间点进行治疗。我科收治的急性重症胰腺炎病例，因为病情急、重而复杂，变化多端，每收治一个这样的重患者，就会看到蔡老师天天泡在病房，随时出现在患者身边，观察患者的细微变化，及时安慰，恰时施治。名医守在身边，这是对患者多大的心理安慰，患者就算在经受非常巨大的痛苦之时，也会信心百倍，依从性提高，往往取得非常好的疗效。也是在一个个疗效显著的个案中，我们总结出了治疗急性重症胰腺炎的中医治疗策略，这就是我院在治疗急性重症胰腺炎屡建奇效的最重要原因之一。

三、要走中医学术之路

中医很大程度上是一门经验医学，在围手术治疗这一新的领域，经验非常重要。跟师蔡老师期间，感叹老师在临证查机之时如此细致入微，总能在杂乱的证候中梳理出治疗关键，常常获得超出预期的疗效，深刻体会到"临病若能三思，用药终无一失"的道理，也领略中医辨证论治之妙。但蔡老师并不满足于医术的掌握，他认为，把技术上升到学术，才是中医的出路。他带领我们积累经验，常常去总结，去思考，去提高。虽说病无常形，医无常方，药无常品，但总有一定规律可循。在围手术期领域，我们积累了中医治疗术后汗证、术后虚劳、术后睡眠障碍、术后发热、术后胃肠功能障碍等大量的临床验案，为进一步探索规律打下基础。

回忆蔡老师二三事

——黄学阳

自吾从医初始，即随蔡炳勤老师身后，他心怀大爱、悲悯天下，又精钻数术，不拘泥于古，也不排斥于新，对吾等小辈，更是倾囊相授。吾在蔡老师身边数十年，大事风云显高德，小事微处见真章。吾记录二三小事，以感怀师恩。

一、大爱无疆

犹记得吾工作后的第二个月，时值盛夏，酷暑难耐，当值时收治一晚期乳腺癌妇女，因失于诊治，乳癌破溃，脓水淋漓，蛆虫丛生，恶臭熏人，众皆掩面而走。余资历浅，从未见过此等场面。唯蔡炳勤老师嘱余配齐器械，亲自带我换药。

只见蔡老师仔细清洗伤口，清除坏死组织，并取出二十多只蛆虫，全程约三十分钟，置恶臭于不顾，有条不紊，此举也令患者热泪盈眶。

圣人曰：见微知著，落叶知秋。有幸让蔡老师给我上了生动的一课，让我初步理解了大爱之意。正如吴鞠通所言："医，仁道也，而必智以先之，勇以到之，仁以成之。"吾师智、勇兼备，而仁爱无以复加，是以成智慧而道德远！

二、大容无声

吾师蔡炳勤教授已经七十有几，从医五十载，医术高明，医德高尚，阅人无数，活人不知凡几，享誉四海。

十年前，蔡老师是广东省名中医，现已全国知名，其诊金早可提至百元，但直到去年他才同意将门诊诊金升至医院要求的一百元水平，众皆不解。

一次闲聊，问师何故，简答曰："血管病患者看病不易，不忍加重其负担。"细思师言，有所悟：求治于师者多是久病不愈，或为保住肢体而抱一线希望而来，为治病已耗资不菲，身心俱疲惫者，师不提高门诊诊金，只为能多诊治几个血管病患者，尽己之力多帮助此类患者。

言传身教，为师之道。蔡老师心怀仁爱之心，于无声处的行动震撼了我的心。世上有不少人，就像桂花树一样，不是通过枝叶繁茂、树木体积占有空间，而是用芳香去征服你，让芳香沁入你的心肺，正如春雨般，润物细无声。

三、道与术

蔡老师博学多才，学贯中西，深谙"道无术不行，术无道不远"之理。

早在上世纪 90 年代，老师便敏锐地意识到，广东省中医院外科按原有方式继续发展下去，将难以为继，改变之难在于中医院外科之"无人能撑"的局面。吾师一直以弟子强于自己为荣，在 90 年代初，科内人员非常紧张的情况下，他尽自己所能，联系院内外各种关系，亲自值夜班，咬牙坚持送谭志健去上海长海医院学习肝胆外科、刘跃新去武汉同济医院学习普外、郭智涛去天津肿瘤医院学习乳腺外科、我去上海九院学习血管外科，使得每个人都各有专长，为将来外科专科发展奠定基础。并积极引进人才，如王树声、秦有等，将培养与引进相结合，使我院外科的跨越式发展才得以实现。

近十年来，外科分科及中西医诊治外科疾病的能力已经跃居全国中医院前列，但蔡老师又敏感地认识到，中医院外科与西医院外科不能等同，除西医手段外，更重视中医，采取两条腿走路。

为丰富治病救人的手段和方法，短期内发展手术是必要的，但长远之计，中医院外科的发展失其中医学之道是不明智的。因此，蔡老师更重视围手术期中医干预和处理，术前提高机体状态，术后减轻不适症状，出院预防调养、饮食调护等多方面中医介入，蔡老师认为中医特色才是中医院外科发展之路。

经年闻慧语，此生常思量

——林兆丰

"经年闻慧语，此生常思量。指看天涯处，桃李竞芬芳。"正是蔡炳勤教授的激励和教导，引导我在神圣的医学殿堂里树立为之终生奋斗的坚定信念。蔡教授学术渊博，为人坦诚而淡定，剑胆琴心，倜傥儒雅，文采斐然，是我生命中最为敬重的人物之一。

我是 1998 年拜入蔡教授门下，蔡教授之于学生，言传身教，朴实无华，教导我们要勤于实践，积累经验，注重经典，但不泥古。是一位谦虚简朴、平易近人的长者，任何时候有问题找蔡老师请教，他都会以特有的清晰思路娓娓道来，此时聆听就是一种享受，一种汲取。和蔡教授探讨中医问题常常感受到的是在一定高度上的浓浓的、深厚的中国传统文化。在谈到外科学科，他认为中医院的手术应该是能够站在中医的角度，从患者身体的全局做出判断，这是我们的优势。因此，深受此观点的影响，我院外科学科发展非常注重中医特色的围手术期管理的思路。中医手术也按照中医的原则，用中医的思想指导手术，比如开刀主要是"祛邪"的手段，"祛邪"的同时，不能伤正，更注重局部和整体的关系；手术之后，中医还注重调整，进一步扶持正气，这些都是中医手术的独到之处。蔡教授经常说的一句话即"手术姓西也姓中"，基于这个观点，中医院的外科学科建设在最近的十年里得到了迅速的发展。

1999～2010年我跟随蔡教授出门诊，蔡教授与患者之间非常融洽，望闻问切都在平和的气氛中，似在一种聊天的气氛中进行，丝毫没有大教授的居高临下，患者也都能在这种平易恬淡的氛围里感受那种中医大师的气场。大外科主任谭志健教授曾经问我跟蔡教授门诊最大的感受是什么，我想是除了卓越的疗效外，给患者以信心、信任、放松的氛围也非常重要。

蔡教授淡泊名利，有琴棋书画的雅兴，这与我的小小爱好相似，听说上世纪60年代，广东省中医院的招牌就出自蔡教授的手笔，可惜没有得见，因此，经常在教授家里欣赏一下教授的作品、藏品，也算小小补偿。此外，教授也精通养花，不过这些爱好可能更多地来源于师母，家里的花花草草都得到过师母的精心照料，我每次到教授家总能欣赏那些蓬勃的植物，感受到一种对生活充满信心和激情。

古人言薪火相传，不要说蔡老师带出过不少学生，就是他的品德、他的思想、他的人格魅力，也不愧古人之意吧。

严师慈父，以身立教

——刘　明

我2002年于山东中医药大学就读，毕业时拟报考研究生，当时已读研的郭莉师姐对我说："读蔡主任吧，他不仅学问高、为人好，更十分慈祥，真像父亲一样。"我忐忑中拨通了蔡老师的电话，他温和、沉稳的声音让我安静下来，鼓励我说："女生读外科很辛苦，路很难，要付出更多的努力，但好好学习，总会成功的。"

就这样，我有缘跟在蔡老师身边学习，时光荏苒，不知不觉至今已十年了。现今蔡老师已经不再带研究生了，我有幸成为了目前留在他身边工作的最年轻的研究生弟子。蔡老师为人谦和，与人为善，在院内领导、同事、患者中都有良好的口碑，我在蔡老师的关怀下，在各位师兄师姐的帮助下，认真学习，努力工作，得到了很多学习机会，逐步成长。从入门当日起，蔡老师便讲："做人比做事更重要，要学东西，一定要先会做人。要与科室的医生、护士、实习生、护工、患者和平相处，多做事、多忍让，才会有更多更好的机会学习。"蔡主任这番话，对于我们刚刚毕业、走入社会的年轻人是十分重要的。我更清楚地知道，必须把自己手头的事情做好，在别人面前，我不仅代表自己，也代表着蔡老师。

蔡老师对我们的要求很高，让我们努力熟读经典，学习现代医学知识，观摩手术技巧，但从不苛刻，总是宽容、豁达的教育我们，很少批评人。当我们做错的时候，他委婉提出表扬、鼓励，反让我们更加深思和反省。科室一位已退休的老护士说："这么多主任中，蔡主任批评人是最有技巧的，让人受教育而不反感。"他不仅是一位名医，更是一位优秀的教育工作者，他熟谙"佛陀随机设教，孔子因材施教"之理，针对我们研究生各人的特点，提出不同的要求，遇到适合的病例及恰当的契机，讲解深入，像一位慈父一样，引导我们逐步成长。对年轻医生也如此，根据他们的性格，建议不同的发展方向。正是如此，外科人才呈阶梯发展，各专科的发展才循环相继、不断扩大。

工作上，蔡老师常常以身作则，对待患者一视同仁，他言语温和，耐心细致，仔细询问病情，患者就诊时往往比较放松，更愿意像聊天一样，向蔡老师倾诉不适。他门诊量大，往往要看到中午一两点，可对患者的加号，他往往来者不拒，宁愿自己辛苦，也要看着患者满意而归。许多老患者，一次就诊与蔡老师结缘，就将家中老弱幼小、亲戚朋友全部带来求诊，渐渐地，蔡老师看病范围日益宽广，从外科疑难杂症到妇女调经、小儿感冒发热、腹泻不适，一一救治。蔡老师常常对我们说："要感激患者，是他们的信任给了你学习、实践中医的机会，他们也是你的衣食父母，对患者好，是我们应该做的。"对学生的提问，他往往耐心解答，有时看病时，碰到问题多的学生，更会延误下班时间，他从无怨言。在这种言传身教之下，我们不仅学到了医学知识，更学到大医精诚之意义。

生活上，蔡主任对学生十分关心，有位研究生家庭条件不好，当时读书的时候要求自费，需交全额学费，他知道以后，主动找到研究生处，申请奔走，减免了这位研究生的学费。我们生活中有困难，当他知道后，总是慷慨解囊，对外地的研究生，每到重大节日，都会要求学生到家中吃饭，真正像父亲关心孩子一样照顾我们。他还让我们努力学习广州话，增强沟通能力。王建春师兄讲他的第一句粤语就是在跟诊时向蔡主任学习的，他也可为我们的粤语启蒙之师。

外科人工作繁忙，很多外科人都顾不上自己的家。而蔡老师教育自己的孩子也十分成功，他儿子并没有学医，在专业的选择上，蔡老师只是像朋友一样提出了建议，他最终立志经商。在商海浮沉、面临重大决定之时，他的儿子也愿意向父亲倾诉，听从父亲的意见，他们父子关系十分融洽，让不少老主任羡慕。

古语"一日为师，终身为父"，有蔡老师这样一位德行出众的老师，是我的幸运。蔡老师的医德、医道、医术，学之点滴，则受益终身，我将继续努力，在从医之路上，向前辈学习，不断探索。

蔡师之范

——何宜斌

琴棋书画承家传，
笔墨丹青卷轴香，
君臣佐使一首方，
理法方药众生康，
功名利禄皆嗔妄，
恬淡虚无道自然。

（壬辰年丙午月庚戌日于羊城）

跟蔡师有感

——何宜斌

幸跟蔡师习良医，
才识岐黄之大义。
三指浮沉寸关尺，
表里虚实心自知，
四诊合参病机识，
五行推演方药施。

古今手术把邪祛，
中西合璧扶正虚。
同为救死扶伤术，
何必中西不相顾，
为医能济世人苦，
一片仁心在悬壶。

（壬辰年丙午月庚戌日于羊城）

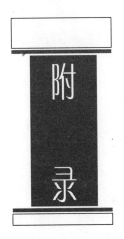

附录

一、广东省中医院大外科发展简史

2013 年是广东省中医院建院 80 周年。在历史的长河中，80 年虽然仅是短暂的瞬间，但对于一个人来说，也算是古稀之年了。一代名君李世民曾经说过："以铜为镜，可以正衣冠；以人为镜，可以知得失；以史为镜，可以知兴衰。"作为广东省中医院外科的一员，了解外科的发展历程，知道创业者的艰辛和后来者的奋斗经历，可唤起我们为之奋斗的信心和决心。

在这 80 年的历程中，广东省中医院外科的发展与社会的变迁，时代的变化是息息相关的，其发展历程大概可分为以下几个阶段：

第一阶段：从 1933 年建院到 1955 年中医学院成立前。

这阶段包含了广东省中医院前身广东省中医实验医院，以及解放初期到广州中医学院成立前 23 年时间，是我们医院外科的初始阶段。

医院创建时，中医院内科和外科是同时成立的。当时所谓的外科，主要以常见的疮疡病、皮肤病、痔瘘专科为主，无专门的病房，无手术室，无固定的外科医生。采取不定期聘请社会上较知名的一两个中医外科医生来坐堂，与医院无固定关系，往往是合则留，不合则去。这些医生的技术或是家传，或是师承，少有受过系统的学习和训练，但他们都有治疗某些外科疾病的特长，如有些擅长膏药拔治淋巴结核、有些长于割痔或精于治疗皮肤病或掌握一些有效的秘方验方等。外科治疗病种每受被聘医生业务专长的制约，不能持续有序地发展。不同医生之间治疗的方法和药物难以统一规范；再者，来者皆单枪匹马，难以形成较大的规模和影响。此外，由于门户之见和生活所迫，难以将秘技、秘方示人，不仅不能传承和发展，而且成为事故的祸根。当时曾出现过这么一件事：一个医生用前一个医生留下来的枯痔散，由于使用不得法，导致局部组织大面积坏死的严重后果。

第二阶段：从 1956 年广州中医学院成立，到 1966 年广东省中医院成为大学附属医院的 10 年时间。

为推动我国传统医学的发展，经国务院批准，1956 年建立了北京、上海、广州、成都四所中医学院。广州中医学院成立后，广东省中医院成为其附属医院，为了建立外科，医院聘请广州名医谢培初嫡传弟子、且系统学习过西医的谢权基医生主持外科工作，使我院外科进入了规范化发展的第一步。

自 1956 年起，痔瘘科从外科分出，而外科与骨科仍在同一科室。当时主要请中医学院外科教研室的教授们来医院指导业务的开展，每周定期来医院查房，并做一些中、小型外科手术。当时手术室设备简陋，技术力量较差，难以开展较复杂的手术，且手术例数少，仍以中医中药治疗为主。

由于外科教研室的老师都承担一定的教学任务，往往不能按期来医院查房和手术，一定程度上影响了医疗工作的开展。医院和科室又设法与广东省人民医院联系，请普外科专家来我院外科指导工作。

由于条件所限，技术上的提高不可能在短时间内完成，所以也出现过一些令人难以忘怀的血的教训及一些在手术过程中出现意外情况而无法处理的尴尬场面。例如 20 世纪 60 年代初，医院有一个职工患坏疽性阴囊炎入院，病情严重，本应采取中西医结合抢救措施，应用抗生素和全身营养支持，局部切开引流加中药清热解毒方可救治。可是当时中医学院学术权威查房后认为是一般疮疡，坚持不准上抗生素，只是内服中药、局部外敷童子鸡加麝香等纯中医治疗，其结果可想而知，病情一天天恶化，局部腐烂恶臭，其状惨不忍睹，终因败血病夺去了年轻的生命。这一病例给当时中医院的外科医生留下极为深刻的印象，也引发大家思考：究竟什么是"中医特色"？中医外科之路将向何处去？中医外科就一定不能用西药吗？特色是个比较的概念，有别于西医常规治疗的中医疗法，可称为中医特色。但必须以疗效为前提，具有先进性、科学性、实践性的中医特色才值得发扬。

在以往开展手术的过程中，必然也会遇到一些并发症及一些术中无法解决的问题，也常请外院专家会诊。如有一次做输尿管切开取石，不慎造成输尿管断裂，花了很大的气力才请到陆军总医院的专家做了输尿管端端吻合术。

这一阶段，我院外科经历了相当曲折的发展历程，但是随着学院自己培养出来的受过正规训练和系统教育的生力军的补充，壮大了外科队伍，向正规化的建设迈出了一大步。

第三阶段：从"文革"开始到上世纪 80 年代后期。

史无前例的"文化大革命"，不但使我国遭受了空前的浩劫，也使中医学术发展遭受了严重的破坏。受当时大环境的影响，中医院外科的治疗提倡"一把草药一根针"，认为手术是西医的东西，手术多就会给戴上专业思想不牢固、反动学术权威的帽子。在外科领域，单纯的中医药治疗虽可起到一定的作用，但有其明显的局限性。尽管如此，我院外科在破伤风、脉管炎的治疗和研究方面还是取得了显著的成绩。

　　在动乱期间，外伤机会增多，且卫生条件差，加上医院正常秩序受到不同程度的冲击，不少外伤患者不能得到及时的处理和治疗，破伤风患者多起来。因为治疗破伤风患者费时费神费力，且要单独隔离，一些医院不收治，所以有一部分破伤风患者到我院外科治疗。

　　破伤风以肌肉持续性痉挛、阵发性抽搐为特征，呼吸困难严重者要气管切开，医疗、护理工作繁重。我院外科医护人员发扬不怕苦，不怕累的革命人道主义精神，尽管监测仪器简陋，但他们采取 24 小时人工严密监护及积极的医护措施，挽救了不少危重患者的生命，取得治疗破伤风的死亡率全国最低的好成绩，其经验总结在全国科学技术大会上交流，《中华外科杂志》也前来联系约稿。

　　除了治疗破伤风，我院外科还开辟了中草药治疗脉管炎的新途径。脉管炎多发于青壮年男性，病变的后果是肢节坏疽脱落，故名"脱疽"，严重影响患者的工作、学习和生活，是一种难治的疾病。当时有个广州市邮电局的青年工人、先进工作者，因患脉管炎屡治无效，面临截肢的危险，其单位领导一再希望我院外科为其保肢治疗。蔡炳勤教授从广东五华县用毛披树根治疗烫伤的病例中受到启发，开始毛披树根治疗脉管炎的尝试，采用毛披树根煎水温泡患肢，并用猪脚煲毛披树根内服，取得满意疗效，保留了肢体。这件事引起新闻媒体的关注，全国各地脉管炎患者也接踵而来，从此外科便走上治疗、研究脉管炎的漫长道路。

　　在"文革"期间，我院外科治疗破伤风、脉管炎患者取得比较好的疗效，在全国范围内产生了一定的影响。究其原因，是由于抓住机遇，因地制宜，保持和发扬中医特色。这也使我们认识到，中医外科要发展，必须从专科专病入手，持之以恒，有所发展，有所突破。

　　但从外科整体水平来看，综合服务能力及应对急诊的能力较差，有时甚至出现转送急诊患者到外院的过程中，延误了患者抢救的情况。为扭转此局面，提高省中医的外科水平，经省卫生厅决定，1970 年马陈深主任从广东省人民医院调来我院开展外科工作，后来又引进了何天富教授。在他们的带领下，相继开展一些大、中型手术，使医院外科水平达到一个新的阶段。尤其是马陈深主任来中医院前已经是高年资的主治医生，有丰富的临床经验，他服从组织的决定，不计个人得失，一直到现在仍不顾高龄，还在指导临床工作。

　　当时外科人手较少，要应付大量的临床工作，马陈深主任曾连续一个月住在医院，以应对急诊和病房出现的各种情况，这种敬业和奉献精神是我们的宝贵财富，我们不能忘记前辈们为我院外科发展所作出的贡献。

　　事物的发展不可能是一帆风顺，尽管外科具有一批高年资、临床经验丰富、爱岗敬业的专家，但由于受到医院定位、世俗观念的限制，外科仍然裹足不前。医院被定位于中医院，认为"外科只是内科的后盾"，强调"先中后西、宁中不西"，手术得不到发展。而中医外科主体部分的疮疡，随着人民群众生活水平的提高而逐年减少，治疗疮疡的外用中药因含重金属而几近消匿，中医外科日渐萎缩。

中西医结合治疗急腹症的成功，为中医外科带来生机，但却受世俗观念的掣肘。在不少人的脑海里，手术"姓西不姓中"、"中医院外科不要做大手术，中医师手术做多了就有'中医专业思想不巩固'"之嫌。受管理意识的束缚，阻碍了技术的发展和创新，而且极大地挫伤了医生的积极性和能动性，使得业务的开展极为困难。比如，当时外科有一个不成文的规定，就是60岁以上的患者不做手术，这与其说是为了减少手术的风险，还不如说是当时环境下医生们的一个无可奈何的选择。由于功能不健全，外科医生值急诊班十分尴尬。记得一次接诊一位胸外伤的老年患者，由于本院无胸外科，联系广州市各大医院，因床位满员而被拒收。在无可奈何的情况下，只好用救护车将患者送到省医门诊部附近停下，目送患者进入急诊室。

当时外科医生的心情难免是压抑的，其时大有"如今识尽愁滋味，欲说还休，欲说还休，却道天凉好个秋"之感。

这样的情况，必然导致凝聚力不够，人心不稳，最后是人才流失的后果。一个小科室，先后竟有十三名医生离开，调离其他科室，或离院、赴港、出国定居，最后连学贯中西、中医院外科元老谢权基医生也移居到美国了。外科出现了人才断层，这对我院外科发展产生的影响是显而易见的，这种影响甚至延续到今天。

第四阶段：从上世纪90年代到21世纪初，是我院外科的快速发展阶段。

随着医院改革开放的深化，给外科发展带来曙光，总结90年代以前的经验教训，医院领导班子认识到，仅把外科定位在做内科的后盾是远远不够的。院领导高瞻远瞩，提出建设具有中医特色、全国一流的现代中医综合医院的目标，发扬中医特色，提高综合服务能力，成为大家一致的行动。提出要大力发展外科，而且是有中医特色的外科。明确提出手术是外科治疗的重要手段之一，并冲破世俗观念，确立"手术姓西也姓中"的论点。在一切为了患者的前提下，坚持以中医整体辨证观为指导，中医院外科不但要做手术，而且立足于做大手术。在医院"患者至上，真诚关爱"的价值观指导下，为了给患者提供最佳诊疗方案，一切先进的医疗手段都可为我所用。思想上的解放是最重要的，可使我们轻装上阵，专心地搞学术。

从90年代初期开始，医院逐步添置、更新设备，为外科发展提供硬件设施。

我院第一台碎石机，是在蔡炳勤教授的带领下，参观了多家医院而后招标采购引入的。其后碎石清等院内制剂、术后清等特色方剂逐渐在临床使用，中西医结合治疗尿石症、前列腺炎等优势病种得到患者的认可。同时，不断派医生到国内一流的医院去进修，学习先进技术，期望在较短的时间内全面提高外科水平。

如阮新民教授创立了心脏外科，林毅教授创建了乳腺外科，陈志强、王树声教授创建了泌尿外科，谭志健教授创建了肝胆胰外科。尤其是心脏外科的开展，可算是我院外科发展的大手笔之一。当时在院长亲自主持的我院开展心脏手术论证会上，群情振奋，侃侃而谈，翻开中医院外科发展史，从来都是在吸收其他学科的先进成果中不断充实和发展起来的，如清代温病卫气营血的辨证观及其有效药物就被外科吸收应用于治疗疮疡危重症。中医外科历来把手术作为外治法一项重要手段，两千多年前《内经》就有截肢手术的记载。华佗之所以成为外科鼻祖也是因他发明麻沸散用于麻醉下开展剖腹手术而闻名于世，怎么能说做手术就不算中医呢？提高综合服务能力既是建院目标的需要，也是市场经济发展的必然。心脏手术是医院综合实力的标志，开展心外科手术是中医院提高综合服务能力的创举。通过论证，大家取得共识。引进留美归来的阮新民教授，开展心脏换瓣、冠脉搭桥等高难度手术，标志着我院外科水平已站在国内的前列。

在大力发展外科手术的同时，医院领导班子及外科学科带头人不忘在发展的过程中保持和发展中医特色。近几年来，提出把围手术期的中医药治疗作为我院今后的主要研究课题，这为我们外科的发展提供了可持续发展的空间和动力，为我院外科的发展指明了方向。心脏手术的开展，为外科发展搭起新的平台，而围手术期中医药的治疗研究则为外科可持续发展铺平道路，从此外科走上了前景宽广的康庄大道。

第五阶段：21世纪初至今，大外科"中医水平站在前，现代医学跟得上"，取得了飞速进步。

省中医大外科人解放思想，以"中医水平站在前，现代医学跟得上，手术技术过得硬"为己任，以为患者提供最佳诊疗方案为目标，广泛采用中西医结合治疗，不但吸引了广东省及全国的患者，其先进的诊疗技术及突出的中医特色也吸引了省内外许多同行的目光，举办培训班、学术研讨会，使得大外科中西医结合治疗处于全国领先水平。

在学科的发展上，提出"大外科、多专科"为指导思想，针对中医治疗有优势的病种开设专科，在原有乳腺专科、肛肠专科、皮肤专科、心脏外科已独立发展的基础上，建立了肝胆胰专科、胃肠外科、周围血管病和甲状腺专科、泌尿外科和尿石、前列腺专科、男性不育专科等新专科。专科坚持"起点高、步子大、中医特色突出"的方针，提出以"肝胆促普外"的论点，派出谭志健医生到上海肝胆外科医院进修，学习先进的切肝技术，又结合中医院手术患者必须高安全、少出血、少并发症这种祛邪而少伤正的中医理念，谭志健主任引进了彭淑牖教授的刮吸解剖器及用中医"祛邪以治本，祛腐而不伤新、祛邪而不伤正"的理论，结合实际以探讨刮吸解剖技术的原理与要领。现今刮吸解剖技术应用范围已扩大到广东省中医院各种外科手术中，取得满意效果，得到同行专家的认可和好评。2006 年 9 月，胰腺刮吸解剖术的手术录像在全国胰腺外科年会上获奖，并在《中华医学杂志》等核心期刊发表论文；成立国内首个"刮吸解剖技术培训中心"；出版首套"刮吸解剖手术系列光碟"（肝切除术、胃癌根治术、胰十二指肠切除术）。

泌尿专科更是微创技术领先，在"祛邪不伤正，邪去更扶正"的理念指导下，泌尿科的微创技术日新月异，微创手术率达到手术总量的 90% 以上，包括多通道经皮肾镜治疗复杂肾铸型结石术、输尿管软镜术等复杂微创手术均已达省内领先水平，并举办中西医结合泌尿诊疗技术培训班。更强调泌尿专科围手术期中医药特色的发挥，中药方剂、针灸、灌肠、敷药等传统中医疗法在专科中被广泛应用。如有特色鲜明的专科制剂如"通关片"、"前列清合剂"、"碎石清合剂"等；"扶正抑瘤法"治疗晚期前列腺癌是专科中医优势。能综合中医药多种手段治疗泌尿系疾病，如艾灸气海、关元以促进前列腺术后康复、针灸治疗肾绞痛及男性不育、蜂针治疗晚期前列腺癌骨痛、中药灌肠治疗肾功能不全等。尿石与前列腺专科、男性不育专科的先后成立，各大分院泌尿专科相继组成，使得广东省中医院泌尿专科异军突起，在中西医结合的道路上大步前进。

目前广东省中医院（广州中医药大学第二附属医院）大外科现有住院病床七百余张，由外一、外二、外三、外四、芳村外科、二沙外科、珠海外科、乳腺外科、肛肠外科、心胸外科、神经外科等 10 余个科室，包括肝胆、胃肠、泌尿、周围血管、皮肤、肛肠、乳腺及心胸外科等多个学科组成，是广东省中医院最具实力的学科之一。通过数十年的累积发展，学科在人才贮备、学术特色等方面形成了自己独特的中西医结合优势，在国内外有较大影响。

学科年收治病入 17000 多人次，年手术近 13000 多台次，年门诊量达 70 多万人次。学科技术力量雄厚，具有高级技术职称专家 30 余人，其中教授（主任医师）20 余人、副教授（副主任医师）10 余人，具有研究生学历人员占 70% 以上。有一批国内外知名的专家学者，包括美国外科学院、欧洲外科学院、英国皇家外科学院院士彭淑牖教授,"皮肤圣手"禤国维教授,留美学者、著名心脏外科专家阮新民教授,全国著名中医乳腺专家林毅教授,省名中医、周围血管病专家蔡炳勤教授,中西医结合围手术期专家陈志强教授,肝胆胰外科专家谭志健教授,泌尿外科专家王树声教授等。在中华中医药学会乳腺病防治协作工作委员会中,有主任委员 1 名、副主任委员 2 名、秘书长 1 名。中国中西医结合学会围手术期专业委员会主任委员一名,多人在国家级、省级学会中担任副主任委员及常委、委员等职务。荣获中华中医药学会"全国首届中医药传承高徒奖"、传承广州文化的"广州妙手"、广州中医药大学"十大杰出青年"、"广州中医药大学千百十人才"、"广东省中医院拔尖人才"、"2010 年度中华中医药学会学术著作二等奖"等多项奖励。

近 5 年来,大外科共主持各级科研课题 60 多项,在研项目 29 项,其中包括国家及省部级项目 14 项;获得各级科技成果 15 项,发明专利 5 项,开发中药新药 5 种,出版学术专著 15 本,教材 1 本;在各类专业期刊上发表学术论文 400 多篇。拥有国家中医药管理局重点学科 2 个,重点专科 2 个。中医院大外科教研室作为临床医学院的主要教学单位,承担广州中医药大学从本科生到硕士、博士生的各类班次《中医外科学》《西医外科学》和《中西医结合外科学》等不同课程的课堂和临床教学任务,是中医外科硕士生和博士生的招收点,并且是博士后流动站所在科室。

综观我院外科发展史,可以说道路是崎岖而曲折的,在这条艰苦的路途中,我们的前辈为之付出了无数的心血和汗水,甚至为之贡献了毕生的精力。作为新一代的外科工作者,我们应该有决心和信心将广东省中医院外科事业发扬光大,以不辜负前人的一片苦心。

回顾中医院外科自强之路,我们衷心感谢吕玉波院长等医院领导为学科发展所做的一切,感谢支持外科的朋友,感谢为外科默默奉献了青春、付出了心血的同道们。从中我们也得到有益的启示:任何学科的生存和发展,只有融入社会,坚持从为群众选取最佳治疗方案出发,吸收现代科技成果为我所用,与时俱进,才有前途。如果只是墨守成规,故步自封,必将为社会所淘汰。实践的经验证明,中医外科人只要加倍努力,奋发图强,要达到"中医水平站在前,现代医学跟得上"的目标是可以实现的。

(黄学阳 刘 明 黄有星 谭志健)

二、中医外科手术源流

中医外科手术疗法具有悠久的历史，是中医学的重要组成部分。在中医学的发展过程中，中医外科手术曾经一度走在世界的前列。但宋朝以后的中医外科手术却日渐衰落，到清朝末期闭关自守时，中医外科手术更是与蓬勃发展的现代外科手术形成天渊之别，以至手术这一扶正祛邪、治病救人的基本技术成为"西医"的标志而要重新输入中国，实在令人感慨！"以史为镜，可以明得失"，通过重新了解中医外科手术源流，回顾中医发展历程，或许能为我们继承与发展中医提供有益的思考与探索。

1. 原始社会至春秋战国时期（—公元前 211 年）

中医手术疗法历史悠久，源远流长，是中华各族人民长期与疾患作斗争的经验总结。在原始社会，因劳动和生活中与野兽搏斗，和严寒酷暑抗争，创伤很多，于是就用草药或树叶包扎伤口、拔去体内的异物、压迫伤口止血等，这时就出现了最原始的医学——外科治疗方法。《山海经·东山经》中记载了最早的外科手术器械——砭针。晋代郭璞注《山海经·东山经》之砭石时说："可以为砥（砭）针治痈肿者。"《说文解字》注："砭，以石刺病也。"可见，砭石在远古时期已经成为切开排脓的有效工具。在周代外科成为独立的专科，《周礼》中记载"疡医，掌肿疡、溃疡、折疡之祝药劀杀之齐。"疡医，即外科医生，他们治疗的疾病范围广泛，既有疮疡、痈肿，还有故伤与跌打损伤。其中"劀"是刮去脓血之意，相当于现代的清疮术。成书于春秋战国时期的《灵枢·痈疽》中记载了最早的截趾以治疗脱疽的外科手术疗法，"发于足趾，名曰脱疽。其状赤黑，死不治；不赤黑，不死。不衰，急斩之，不则死矣"。同一时期的《五十二病方》中提出了治疗腹股沟斜疝的外科手术疗法，其手术方法虽然比较原始，但有效和成功的可能性还是存在的。如强调："先上卵，引下其皮，以砭穿隋（脽）旁，□□汁及膏口，挠以醇□，有（又）久（灸）其痏，勿令风及"，其文虽年久缺损，但仍可大致看出其手术方法和步骤是：先将阴囊之疝内容还纳入腹，然后将皮肤向下引牵，再用砭针穿刺其疝旁部位，使破出血汁等。并于其伤口"挠以醇酒"，再用火灸其疮面，并且强调不要接触风的护理要求，如此造成疝环部位创伤，加之酒与灸刺激烧烫，局部必然形成较深广的瘢痕，很可能因此而闭锁其疝环，从而达到疝修补手术治疗的目的。当时这一手术是非常先进的。

在这一阶段里，粗浅的解剖知识、医疗经验的积累，以及奠基性医学理论（以《内经》为代表）的初步形成。文化领域出现百家争鸣，儒、法之间的斗争导致巫医与巫术逐渐退出历史舞台，而以朴素唯物主义世界观为指导的中医外科开始蓬勃发展。经过长期的医疗实践，医学开始初步分科，出现了最早的外科医生——疡医。

2. 秦汉至隋唐五代时期（公元前211年—公元960年）

华佗作为这一时期外科手术的代表人物，以其在麻醉术与外科手术方面的杰出贡献，被历代医家尊之为外科鼻祖，其影响涉及国内外。《三国志·方技传》在记述华佗及其高超的外科手术技艺时指出："便饮其麻沸散，须臾便如醉死，无所知，因破取（腹腔肿物）。"《后汉书》有极为相似的描述，"乃令先以酒服麻沸散，既醉无所觉。因刳破背，抽割积聚"。一为"如醉死，无所知"，一为"既醉无所觉"。显然陈寿与范晔所述为同一史实，参看《列子》及医学文献记载，大体可以肯定我国最晚在秦汉时期已成功地将酒及其他药物用于外科手术之麻醉，在麻醉作用上也达到比较好的效果。最为可惜的是由于战乱、文献保存技术等多方面的原因，麻沸散的药物组成已不可确知，但据近现代学者考证，可能包含有曼陀罗、乌头等，其麻醉效果也已为现代实验研究与临床应用所证明。而酒本身就是一种比较好的麻醉剂，也有古代和现代大量临床应用的经验和理论为依据。综上所述，华佗所行外科手术的时期，确实已经有了比较理想的麻醉技术。

有关华佗的外科手术，《三国志·华佗传》记载："若病结积在内，针药所不能及，当须刳割者，便饮其麻沸散，须臾便如醉死，无所知，因破取。"又说："病若在肠中，便断肠湔洗，缝腹膏摩。四五日差，不痛，人亦不自寤，一月之间即平复矣。"《后汉书》在记述这两个外科手术事例时谈到："因刳破背，抽割积聚……若在肠胃，则断截湔洗，除去疾秽，既而缝合，博以神膏。"两相比较，记载文句虽不尽相同，但语意则完全一致，前者是在麻醉下进行腹腔肿物摘除术，后者则是在麻醉下进行肠部分切除吻合术。关于术后护理，有膏摩，有敷以神膏；关于预后，两书均强调了四五日瘥，一月之间即平复矣。以当时的人体解剖水平、麻醉术的应用，以及两书提供的史实资料，综合分析手术的可能性是肯定的。此外，《三国志·魏书》中尚有一例华佗行剖腹手术记录，载华佗诊治某"君病深，当破腹取……遂下手，所患寻差。"此段文字虽记录过简，但由"当破腹取"可知为剖腹摘除术之类，这也给上述腹腔肿物摘除术的史实下了一个有力的注脚。

继秦汉时期之后，虽然在外科手术方面未出现像华佗那样划时代的代表人物，但在五官手术及整形手术方面，两晋南北朝时期则明显超过了前代。关于目瘤摘除术，《晋书·景帝纪》记载："初，帝目有瘤疾，使医割之。"又："景王婴孩时有目疾，宣王令华佗治之，出眼瞳，割去疾而纳之敷药。"需要指出的是，如果这一手术真是华佗所做，当是司马师生后不久进行的，因为华佗被杀与司马师生年相当。根据史实记载，司马师的死因可能与目瘤及摘除术有关。但无论司马师术后 5 年或 40 年死亡，均说明该手术还是很成功的。唇裂修补术：晋代我国已有以修补唇裂为专长的外科医家，《晋书·魏之》记载魏之生而兔缺，为了谋取出路，于 18 岁时，"闻荆州刺史殷仲堪帐下有名医能疗之，贫无行装……以投仲堪，既至，造门自通，仲堪与语，喜其盛意，召医视之。医曰：'可割而补之，但须百日进粥，不得笑语'。之曰：'半生不语，而有半生，亦当疗之，况百日邪。'仲堪于是处之别屋，令医善疗之。之遂闭口不语，惟食薄粥，其励志如此。及差，仲堪厚资遣之。"之术后恢复了容貌美，乃至接任仲堪职为荆州刺史。这一生动的史实说明，仲堪帐下这位以擅长修补唇裂（即兔缺、兔唇）而闻名遐迩的外科医学家手术技术之高超，既以此知名，必然有许多成功的手术记录，如果疗效不高，或失败者多，则不可能令遥远的普通老百姓慕名长途跋涉去求治。

中国外科手术发展到隋唐，已达到颇高的技术水平，《诸病源候论》较真实地保留了隋代肠吻合术、大网膜血管结扎术、大网膜坏死切除术等手术方法和步骤。如《诸病源候论》指出："夫金疮肠断者……肠两头见者，可速续之。先以针缕如法，连续断肠，便取鸡血涂其际，勿令气泄，即推内之"，并强调肠吻合术后"当作研米粥饮之。二十余日，稍作强糜食之，百日后乃可进饭耳"。在叙述何为"针缕如法"时，较详细地陈述了有关方法和步骤："凡始缝其疮，各有纵横，鸡舌隔角，横不相当。缝亦有法，当次阴阳，上下逆顺，急缓相望，阳者附阴，阴者附阳，腠理皮脉，复令复常，但亦不晓，略作一行"。从上述肠吻合以及具体手术操作、术后护理等方面来看，的确已有了规范的连续缝合法、比较科学的护理和正确的饮食管理。此外，在巢元方的著作里，还叙述了外伤性大网膜部分坏死的手术治疗。指出："……安定不烦，喘息如故，但疮痛者，当以生丝缕系绝其血脉，当今一宿，乃可截之。勿闭其口，膏稍导之。"从这一段文字所描述的内容与要求看，首先强调了大网膜部分切除的手术适应证；在手术疗法与步骤上则要求先用生丝线结扎大网膜外伤坏死部位的血管以"绝其血脉"，然后观察 24 小时后，"乃可截之"。

这一历史阶段虽然饱受战乱，但总的社会发展趋势是逐渐趋于安定繁荣，是封建社会逐渐成熟、发展鼎盛的时期，以经济繁荣、文化发达、科技进步、较为开明的对外政策为背景，外科技术得到了长足的发展，并有大量文献传世，是外科技术由实践经验积累进入系统理论总结的阶段。"整理与提高"在隋唐两代的传世著作中表现得尤为突出。

3. 两宋时期至清代末期（960—1911 年）

两宋时期后的外科手术，特别是较大手术已有逐渐衰退之势，保守疗法已日渐发展。但由外科手术发展而兴起的麻醉技术却并没有因此而停滞，相反由于化脓性瘢痕灸法的兴起、整骨手术的进步，麻醉术得到了进一步的发展。主要表现在用药量与麻醉深度间关系的认识和运用，特别强调了个体不同耐量之差异、出血多少间的差异等。例如：窦材《扁鹊心书》所记之睡圣散即其代表，方法是"人难忍艾火灸痛，服此即昏睡，不知痛，亦不伤人。山茄花、火麻花……共为末。每服三钱，小儿只一钱，茶酒任下。一服后即昏睡，可灸五十壮，醒后再服再灸"。危亦林述："先用麻药服，待其不识痛处，方可下手。或服后麻不倒，可加曼陀罗花及草乌各五钱，用好酒调些少与服，若其人如酒醉，即不可加药。被伤者有老有幼、有无力、有血出甚者，此药逐时相度入用，不可过多。亦有重者，若见麻不倒者，又旋添些，更未倒。又添酒调服少许，已倒便住药，切不可过多。"由于手术创伤、出血等刺激会引致患者虚脱、休克等，他强调必须给予患者"用盐汤或盐水与服立醒"，这是一个十分重要的创见。

这一时期，若干手术技巧方面也有所改进。如阴囊穿刺抽液：明·刘纯叙述说："水疝其状肾囊肿痛，阴汗时出，或囊肿而状如水晶，或囊痒而燥出黄水，或按之作水声……宜以遂水之剂下之，有漏针去水者，人多不得其法。"刘氏关于水疝之论，明确指出其症状诊断"状如水晶"，"按之作水声"，其治疗技术强调了"有漏针去水者"。漏针，据考与《内经》所述之筒针类同，其设计实际上已与今之穿刺吸水在原理上极为相似。腱鞘囊肿的手术治疗：张子和在叙述胶瘤时指出："一女子未嫁，年十八，两手背皆有瘤，一类鸡距，一类角丸，腕不能钏，向明望之，如桃胶然，夫家欲弃之，戴人见之曰：在手背为胶瘤，在面部为粉瘤。此胶瘤也，以针十字刺破，按出黄胶脓三两匙，立平。瘤核更不再作，婚事复成。"又如危亦林在论述蒂小体大息肉瘤的治疗时采用系瘤法，即"莞花根净洗……捣取汁。用线一条浸半日或一宿，以线系瘤，经宿即落"。鼻息肉摘除术：陈实功指出，鼻息肉结如石榴子，渐大下垂塞孔窍，使气不得通，药物不效时宜手术摘除。方法是："先用香草散（麻药）连吹二次，次用细铜箸二根，箸头钻一小孔，用丝线穿孔内，二箸相离五分许，以二箸头直入鼻痔根上，将箸线绞紧，向下一拔，其痔自然拔落；置水中观其大小，预用胎发烧灰同象牙末等分吹鼻内，其血自止。戒口不发。"自刎急救与气管、食管缝合术：对此术王肯堂与陈实功都有出色贡献，陈氏指出："自刎者乃迅速之变，须救在早，迟则额冷气绝……急用丝线缝合刀口，掺上桃花散，多掺为要，急以绵纸四五层，盖刀口药上。"并要求"以高枕枕在脑后，使项郁而不直，刀口不开"，"待患者气从口鼻通出"，"外再用绢条围裹三转，针线缝之"。王肯堂则进一步强调，气管等应分层缝合，使这一手术进一步得到完善。他说："凡割喉者……以丝线先缝内喉管，却缝外颈皮，用封口药涂敷，外以散血膏敷贴换药。"王肯堂《外科证治准绳》中还载有许多外伤手术治疗方法，如耳落再植术："凡耳砍跌打落，或上脱下粘……看脱落所向，用鹅翎横夹定，却用竹夹子直上横缚定，缚时要两耳相对，轻缚住。"还说："缺耳，先用麻药涂之，却用剪刀剪去些外皮，即以绢线缝合，缺耳作二截缝合。"王氏的记录，大体上代表了当时外科手术治疗损伤的先进水平。此外，《世医得效方》中记载"肚皮裂开者，用麻缕为线，或捶桑白皮为线，亦用花蕊石散傅线上。须用从里重缝肚皮，不可缝外重皮，留外皮开，用药渗，待生肉。"其方法、步骤和要求的科学性又比隋代巢元方有所改进和提高。关于唇裂修补术：顾世澄说："先将麻药涂缺唇上，后以小锋刀刺唇缺处皮，以磁碟贮流出之血调前药，即以绣花针穿丝钉住两边缺皮，然后搽上血调之药，三五日内不可哭泣及大笑，又怕冒风打嚏，每日只吃稀粥，俟肌生肉满去其丝，即合成一唇矣。"其所述方法步骤与护理要求也较前更为符合实际。阴道闭锁之手术治疗：古代称之为"实女"者，即女性之先天性阴道部分或完全闭锁症，顾世澄称之为"室女无窍"。他首创用铅梃为患者每日进行阴道扩张术治疗。顾氏强调："室女无窍，以铅作梃，逐日纴之，久久自开（盖铅能入肉故也）。"这一医疗技术对部分阴道闭锁有一定效果，其方法和原理至今仍有其意义。包茎炎与包皮切开术：赵濂对因包皮过长、包裹龟头过紧引致包茎炎的手术治疗，在前人基础上，做出了创造性贡献。他指出："大人小孩，龟头有皮裹包，只留细孔，小便难沥。以骨针插孔内，逐渐撑大。若皮口稍大，用剪刀，将马口旁皮，用钳子钳起，量意剪开，速止其血。或用细针穿药线在马口旁皮上穿过约阔数分，后将药线打一活抽结，遂渐收紧，七日皮自豁，则马口可大矣。"

除了上述外科手术外，《疡医大全》也记载了一些有价值的外科手术资料，如耳再植、鼻再植的手术，断指再植手术以及鼻、阴茎的再造术等，可以为研究者所借鉴。此外，郑玉坛《外科图形脉证》还记有肠损伤缝合、煮针、麻醉及弹丸剔除手术。郑氏所述该手术后之护理要求也很符合科学原则，如术后忌呼号妄动；初则少饮米汤，半月后方可食米粥；腹部伤口要用软布勒住等等。腹部外伤之肠纳入与腹壁缝合或用力裹缠腹部绷带以促伤口愈合的方法，在清代其他外科著作中有着比较普遍的记载。

止血与清洁消毒：外伤止血，明代前已有烧烙止血的广泛应用，而明代在烧烙器具上有所改进。陈实功强调综合止血术，他说："血飞不住，治宜如圣金刀散掺伤处，纸盖，绢扎，血即止。"纸盖是压迫止血、绢扎是结扎止血在明代时已有较普遍的应用。此外，王肯堂尚注意到了预防感染的重要性，他说："洗疮药须用文武火煎十数沸；洗疮时勿以手触嫩肉，亦不可气吹之，应避风"。

关于医疗器械设计：元·齐德之为了疮疡深处给药而创制了与现代注射器相似的银制筒子针。指出："用锭子法度，以银作细筒子一个，约长三寸许，随针下至疮痛处，复以细银丝子内药于筒内，推至痛处。"

此一历史阶段以儒、释、道三教合流所造成的"理学"走向主导地位，并影响到临床医学，以"取类比象"、"有诸内必形诸外"、"司外揣内"的思维趋势有了长足的发展；手术、解剖等技术则被视为"不穷天理，不明人伦，不讲圣言，不通世故"的旁门左道，外科技术发展受到空前的制约。加之，清末政治腐败，闭关锁国，科学文化更加因循守旧，医学也趋于严重保守，视现代医学的麻醉、解剖、手术等技术为"妖术"，中医外科手术进一步走入谷底。而19世纪中叶的鸦片战争前后，现代外科在原有解剖学领先的基础上，先后解决了消毒、麻醉、止血三大难题，使外科手术取得了突飞猛进的发展，与中医外科手术水平形成了巨大的差距。

通过上述中医手术发展史的简要回顾，我们可以看到中医外科手术技术经历一个萌芽、发展，以及衰落的过程。手术作为中医外科一种治疗疾病的手段从古至今都未曾停止过她的应用，而且与西方外科手术技术相比，在一定历史时期内还曾处于领先地位，其差距的显著形成主要是近百年间的事情，现代医学手术技术的蓬勃发展和中医手术技术的衰落，是导致目前世人普遍认为手术"姓西"不"姓中"的主要原因。

参考文献

[1] 袁珂. 山海经校注. 上海：上海古籍出版社，1980.

[2] 东汉·许慎. 说文解字. 上海：上海古籍出版社，1981.

[3] 林尹. 周礼今注今译. 北京：书目文献出版社，1982.

[4] 唐·王冰. 灵枢经. 沈阳：辽宁科学技术出版社，1997.

[5] 马王堆汉墓帛书整理小组. 五十二病方. 北京：文物出版社，1979.

[6] 汉·陈寿. 三国志. 北京：中华书局，1982.

[7] 南北朝·范晔. 后汉书. 北京：中华书局，1965.

[8] 杨伯俊. 列子集释. 北京：中华书局，1979.

[9] 唐·房玄龄，等. 晋书. 北京：中华书局，1982.

[10] 隋·巢元方. 诸病源候论. 沈阳：辽宁科学技术出版社，1997.

[11] 宋·窦材. 扁鹊心书. 北京：中医古籍出版社，1992.

[12] 元·危亦林. 世医得效方. 上海：上海科学技术出版社，1964.

[13] 明·刘纯. 玉机微义. 北京：人民卫生出版社，1986.

[14] 金·张子和. 四库全书·医家类. 北京：中医古籍出版社，1986.

[15] 明·陈实功. 外科正宗. 沈阳：辽宁科学技术出版社，1997.

[16] 明·王肯堂. 证治准绳. 北京：人民卫生出版社，1956.

[17] 清·顾世澄. 疡医大全. 上海：上海锦章图书局，1922.

[18] 清·赵濂. 医门补要. 北京：上海科学技术出版社，1957.

[19] 傅维康，李经纬. 中国医学通史. 北京：人民卫生出版社，2000.

[20] 元·齐德之. 外科精义. 北京：人民卫生出版社，1956.

[21] 清·王清任. 医林改错. 北京：人民卫生出版社，1976.

（陈志强　代睿欣）

三、广东省中医院外科自强之路

2011 年 12 月 27 日早上 7 点半，广东省中医院大外科主任、肝胆胰外科专家谭志健和他的团队就已经开始工作了。清瘦颀长的他看起来精神饱满，一边核对手术排期，一边安排查房，一切井井有条，似乎昨天长达 7 个小时的手术并没有给他带来太多的疲倦。对他来说，这是从医 26 年来普普通通的一天，早到、晚走都是肯定的，如果没有提前至少半小时做好准备、"进入状态"，怎么能将最好的医术奉献给患者呢？

大外科主任的一天

7 点 40 分，谭志健及肝胆胰外科团队来到一位广东梅州的患者床前，她因肝胆管结石急性发作于 2011 年 12 月 25 日进行了腹腔镜左半肝切除术。详细检查之后，看到患者没穿袜子，谭志健轻轻地握住她的双脚，细细询问患者脚冷不冷，叮嘱要注意保暖。听到患者反映有腹胀，他一边向患者解释这是术后胃肠功能还未恢复的表现，一边立即安排电针针灸，以调节胃肠功能。

9 点 10 分，谭志健进入手术室，开始准备今天的第一例肝肿瘤手术。准备期间，手术室护理组组长阿春告诉记者："每次值班，我都能看到谭主任和肝胆外科的同事，他们是不是不休息的？"转念一想，又说："也是，他们治疗效果这么好，医德又好，患者口碑相传，慕名前来，可不是忙嘛。"

10点40分，谭志健转到另一间手术室指导右肝部分切除手术。

12点30分，他进入休息室，喝了今天上午工作后的第一口水，10分钟后再次进入手术室，开始甲状腺切除手术。手术台前的他似乎不知道什么是疲倦，只是耐心地示范给钟小生主治医师，"一定要做得精细，不能为了快而带来损伤"。

14点，谭志健从手术室走了出来，他说，一会儿有专家门诊，至少要看25～30个患者，得静一静心神。14点30分不到，他已经端坐在诊台后，将手指搭在了患者的手腕上。

谭志健每日工作繁忙、饮食不定时，却又精神饱满、走路飞快。他喜爱自然，拍摄了好多照片，有清澈的天空、林间的小路、港湾的银滩。也许这些照片是他心灵一片宁静的港湾。

记者采访期间，该院宣传处收到了广东省中医药局转来的一封群众来信。来信者是一位75岁的广州市民，他在信中说"我于去年6月份诊断患有原发性肝癌，年纪大、体质差，病情又很复杂，谭教授以中西医结合腹腔镜微创手术顺利去除了病灶，至今恢复良好。令我感动的是，谭教授视患者为亲人，没有架子，平易近人。为了表示感谢，我的家人曾经先后5次用各种方法送红包表示谢意，均被他婉拒，医德高尚。"

中医人做外科要付出更多努力

1985年，谭志健从广州中医药大学毕业来到广东省中医院外科，回想起当时的情况，他只说"做外科太苦了"。

中医药大学毕业生与西医大学毕业生相比，基础不同，解剖操作不熟练，不学好解剖来做外科，就如同"盲人骑瞎马"，肯定是要栽跟头的。

谭志健凭着百折不挠的毅力、艰苦奋斗的精神，经过不断地学习、交流，"十年磨一剑"，成了肝胆胰外科响当当的专家。在去年9月举行的中国外科周上，他凭借精湛的外科技艺，获得了首届"外科手术艺术奖"，成为肝脏手术类比赛全国五强之一。他说："如果忽视中医学的作用很可惜，但中医院不做外科也不行，我们的目标是中西医汇通，构建完美医学，这条路不好走，但是可行。"

肝胆胰外科主治医师黄有星告诉记者，团队成员有西医出身者，也有中医出身者，外科是摆在台面上的，行就是行，不行就是不行，中医人基础较弱，面对更多压力，要做好肯定要付出更多努力。

该科主任何军明毕业于广州中医药大学，是谭志健手把手带出来的徒弟，他是个出了名的"不回家的人"。当年他的妻子生孩子，要等着他签手术同意书，而他一场接一场的手术做下来，愣是挤不出时间，直到妻子推进了手术室，他才赶到现场。

只要有付出，总会有回报。广东省中医院肝胆胰外科培养了人才，做出了特色。目前该科以国医大师陆广莘，国际著名肝胆胰外科专家、欧美三院（美国外科学院、欧洲外科学院、英国皇家外科学院）院士彭淑牖，中西医结合外科专家陈志强、蔡炳勤为学术带头人，肝胆胰外科专家谭志健为学科带头人，何军明为科主任。专科设有病床 45 张，每年住院 1700 人次，手术量 1300 多台次。

中医院的手术观

一直带领着广东省中医院发展的"掌门人"吕玉波对于中医院发展外科有着自己的理解和看法。

他认为，中医院有责任将中医特色优势发挥出来，追踪现代科学技术也是为发挥中医优势搭建更广阔的平台。针对外科而言，中医要贯穿"围手术期"发挥特色优势。"围手术期"理念认为，使用手术方法只是整个疾病治疗过程中的一个阶段，而前后对手术都有优势。目前在外科广泛开展术后随访、门诊跟踪等都有效地保证了手术疗效，降低复发。

肝胆胰外科学术带头人、广东省名老中医蔡炳勤开宗明义地说："在这里谈外科，谈的是中医院的外科，中医院不应该回避手术，但是必须确立自己的中医手术观。"

蔡炳勤认为，手术既不"姓中"，也不"姓西"，西医院可用，中医院也可用。从"外科鼻祖"华佗算起，手术一直是中医传统外治法的一项重要手段，只是没有有效传承，慢慢衰落了，这是一块中医不能放弃的阵地，不仅要去做，而且要好好研究。关键是中医院做手术必须秉承中医理念的指导，确立中医手术观。

第一，中医手术是祛邪的一个手段，祛邪要尽量不伤正、少伤正。这也是腹腔镜、胆道镜、多功能手术解剖器（刮吸刀）等微创技术能够在广东省中医院大范围使用，并取得良好效果背后的指导理念。

第二，手术不是唯一治疗手段，如果可以非手术治疗，就不做手术。如针对急性胰腺炎的治疗，中医认为是结胸病急性发作，"邪气盛，要避其锋芒"，以甘遂末泄水、大承气汤灌肠等中医药疗法，让患者度过急性发作期，明显降低了死亡率。

第三，中医药治疗贯穿围手术期全程。通过中医调节让患者术前以最好状态迎接手术，特别是通过调节情志能消除患者术前恐惧。术后，不少患者出现睡不好、虚汗、焦虑、胃肠功能紊乱等应激表现，可以用中医针灸、热敷、汤药等方法较好地解决。

12月28日上午，当记者再次来到肝胆胰外科病房见到那位来自梅州的患者时，陪护家属高兴地向谭志健报喜："昨天她已经感觉好多了，排了气，能吃粥了，没想到恢复得这么快。"患者精神状态明显改善，眼睛一直看着谭志健说："我有个表叔，之前因为肝结石在这里做的手术，做完一直都很好。这次幸亏手术及时，医院好、医生好、护士也这么好，真是得什么病都不怕。"

外科不应成为中医院之短

数年前，在中医院外科领域不断萎缩、阵地日益缩小的严峻局势下，广东省中医院顶住压力，大刀阔斧地投入资金，不计成本地培养人才，让外科由弱变强，成为中医院发展外科的一面旗帜。

为什么中医院要发展外科，广东省中医院有着最朴素的想法："患者转出去就转不回来了。"

作为一家综合性的三级甲等中医院，每天24小时应诊，必然面对大量疑难、危重患者，如果没有相应的救治能力，只能让患者转院。当转院成为常态，中医院就失去患者的信任，生存都成问题，又谈何发展。

业内不少人有这种观点，发展中医要向韩国学习，中医、西医严格分开，中医生不允许开西药和使用西医方法，西医生不许开中药和使用中医方法，这样才能保证"纯中医"的发展，中医院发展外科是"不务正业"，是中医西化。

外科是一门利用外科手术方法解除患者病原，从而使患者得到治疗的科学，作为医学科学的一个分支，本无中西之分，只是由于西医学引领了外科学的发展，所以人们往往将外科与西医画上了等号，将中医院发展外科扣上"西化"的帽子。

北京中医药大学管理学院院长张其成认为，中医院"西化不西化"并不是看表象、看形式，并不是说盖了现代化的病房楼，使用了现代化的设备，诊疗手段现代化了就是"西化"。关键要看诊疗行为背后是不是用中医思维方式、价值观念在指导，是不是根据患者病情和中医优势选择了最合适的治疗方法。

大型综合性三级甲等中医院代表了中医学诊疗的最高水平，是中医学发挥特色优势的主战场，不发展外科，必然处处受制于人。

广东省中医院的医院发展必须要"中医水平站在前沿，现代医学跟踪得上，引进现代科学不能替代中医，不能缩小中医的服务范围，而要在更高的技术平台上扩张和发展中医。"

早在 1998 年，广东省中医院即率先在广东开展了先进的心脏搭桥手术，当时全院职工都不理解。随着这一新技术吸引了大量患者，医院又紧跟着组织专家研究和开展了手术前、手术中和手术后的中医药治疗，解决了搭桥患者心脏供血不足、术后再灌注损伤、血管再堵塞，以及患者生活质量降低等现代医学目前还解决不了的难题。

结合自己的经历，谭志健说："不发展外科，患者都跑去别的医院，手术都做不了，怎么有机会发挥中医特色优势？"现在，我们肝胆胰外科手术技术过得硬，拥有先进的腹腔镜、胆道镜系统，使用刮吸解剖技术 10 余年，成功率高、创伤小、并发症少，处理了大量高难手术，很多患者慕名而来。在这个基础上，我们发挥中医特色优势，注重以人为本，个体化治疗，为患者量身定制包括术前改善体质，术后减轻临床症状，扶持元气、促进康复、预防复发等全面的围手术期治疗方案。应用中药口服、外敷、灌肠、针刺、艾灸、推拿等，疗效显著，后遗症少，挽救了很多患者的生命。

目前广东省中医院大外科由神经外科、心外科、胸外科、肝胆胰外科、胃肠外科、乳腺科、肛肠科、血管甲状腺外科、介入科、泌尿外科、男科、皮肤科等12 个专科组成，住院病床 790 张，年收治患者 1.7 万余人次，年手术量 1.3 万余台次，年门诊量 70 多万人次。广东省中医院正以自己坚持不懈的努力，走出一条有中医特色的外科自强之路。

（文章来源：中国中医药报，2012 年 2 月 1 日第 3 版，记者：徐雪莉，通讯员：胡延滨）

四、"手术姓西不姓中"是误解

蔡炳勤教授名医工作室 谭志健 刘 明 指导：蔡炳勤

中医向来把手术当成外治法的手段，手术疗法在中医学中占有重要地位，并在一定历史时期曾处于世界前列，直至近百年来，由于清政府的闭关自守，中医外科手术的衰退与蓬勃发展的现代外科手术形成天渊之别，以至手术变成"西医"的标志而重新进入中国，许多人认为手术"姓西不姓中"，这是一种很大的误解。

"以中医理论指导临床"是广东省名中医蔡炳勤教授在近 50 年临床工作中坚持的一贯原则。蔡教授教授溯本求源，在中医外科领域探索出一条"以中医理论为指导思想，以现代手术为竞争手段，以中医治疗为临床特色"的学科发展之路。以蔡炳勤教授为首的广东省中医院大外科人提出"祛邪为匡正，邪去更扶正"的中医手术观，并贯穿于中医外科临床的整个过程，取得了良好的社会效果。中医手术观是蔡教授学术思想中的重要部分，拟从以下几方面论述：

1. 手术在中医历史上已愈千年

早在原始社会，生活条件艰苦，人类创伤多，就用草药、树叶包扎伤口，拔出体内异物，压迫止血，这就是原始的中医外科治疗方法。春秋时期《山海经·东山经》中记载了最早的外科手术器械砭针，当时为切开排脓的有效工具。《周礼》中外科医生被称为"疡医"，主治疮疡、痈肿和跌打损伤等多种外科疾病，手术成为内科与外科的重要区别之一。《内经》中最早记载了脱疽的手术治疗，"发于足趾，名曰脱疽，其状赤黑，死不治；不赤黑，不死。不衰，急斩之，不则死矣"。《五十二病方》中提出了腹股沟疝的外科手术疗法。隋唐时期中医外科手术达到很高的水平，《诸病源候论》中指出"夫金疮肠断者……肠两头见者，可速续之。先以针缕如法，连续断肠，便取鸡血涂其际，勿令气泄，即推内之"，并强调肠吻合术后"当作研米粥饮之。二十余日，稍作强糜食之，百日后乃可进饭耳"，较真实地保留了隋代肠吻合术、大网膜血管结扎术、大网膜坏死切除术等手术方法和步骤。明清时期的医家陈实功与王肯堂实施的气管、食管缝合术是世界上该种术式的最早记录。清代顾世澄在《疡医大全》中详细记载了唇裂修补、女性先天性阴道闭锁、耳鼻再植等手术。

不仅在外科手术的术式上古代经典论述较多，对于现代外科医学中强调的麻醉、止血、消毒问题在祖国医学史籍上也多有论述。麻醉学最早从《三国志·华佗传》中记载的麻沸散初始，至元代危亦林《世医得效方》中详细论述了麻醉药量与麻醉深度之间的关系，都处于当时世界领先水平。外科止血自原始的树叶、草根到明代烧烙止血，陈实功强调的综合止血。王肯堂非常注重预防感染，他提出"洗疮药须用文武火煎十数沸；洗疮时勿以手触嫩肉，亦不可气吹之，应避风"。

外科手术器械也逐步发展起来，从古老的石刀切开，发展到明清时期大匕、中匕、小匕、柳叶刀、过肛筒、弯刀乌龙针等适用于人体各部位的刀具器械，手术治疗范围也逐渐扩大。可见，中医手术治疗学的历史非常悠久，而且不断发展、不断完善。到了清代，由于"理学"思潮影响临床医学，"取类比象"、"司外揣内"的思维定势盛极一时，手术、解剖等技术被视为"不穷天理，不明人伦，不讲圣言，不通世故"的旁门左道，外科技术发展受到空前制约。近百余年，现代医学在解剖学领先基础上，解决消毒、麻醉、止血三大难题，外科手术取得了突飞猛进的发展，而我国中医外科在清政府闭关锁国，妄自尊大的影响下视之为"妖术"，使得中医外科手术的发展远远落后。

故而，手术是千百年来中医治病救人的重要手段，只因特定历史时期的封闭国策影响而落后罢了。现代中医人摒弃手术即摒弃了传统医学之精华，手术是既"姓西又姓中"的。

2. 手术是中医外治技术的进步

中医十分讲究"整体观念"，整体与局部相结合是中医外科的重要特色。中医外科历来讲究局部辩证与整体辩证相结合，如脓、疮疡、痛、麻木的辩证，辨脓之有无的各种方法：按触法、点压法、透光法、穿刺法等，局部辨证并采用外治法一直是中医外科的最大优势之一，也是区别于中医内科的重要特征。循内科之理以治外科之病，乃是外科的基础；而直接作用于患处的外治法又为外科所独有。局部与整体相结合的中医外科独特辨证体系决定了中医外科治法必须内外治相结合。一般来说，轻浅小疾，单用外治即可痊愈，而重大疾病则非中西医结合、内外治并举难以奏效。

蔡教授认为手术是用一种符合患者生理的解剖畸形（解剖重建，异于正常解剖结构）来替代患者存在的病理畸形（解剖及功能异常）。这种病理畸形就是中医理论中的"邪"，生理功能就是"正"。手术就是"祛邪匡正"的一种医学治疗手段，也是中医外治法的一种，只有这样看待手术，我们才能为患者提供最佳的诊疗方案。

现代手术技术的飞跃发展为传统中医外科的外治法拓展了空间，而在整体观念指导下，当我们考虑为患者实施手术时，必须充分权衡手术带给病人的效益与风险。手术的目的是治病救人，为了患者的健康，不能为手术而手术。中医看来，手术并不是唯一治疗手段。如果行非手术治疗，就要充分发挥中医药的优势，如针对重症急性胰腺炎的治疗，我们多年来总结出一套行之有效的综合治疗方案，其中最核心的治疗理念源自《伤寒论》结胸证，采用"邪气盛，要避其锋芒"的战术，以甘遂末泄水、大承气汤灌肠，让患者度过急性发作期，明显降低了死亡率。而粘连性肠梗阻、动脉硬化闭塞症、糖尿病足等疾病，我们所采用的中药内服、外敷、灌肠、外洗，针灸等治疗手段在临床上取得了满意的疗效。

将手术看做中医外治法的一种，这一概念最好的体现在于"手术时机"的选择。中医外科古称为"疡医"，其最突出的就是疮疡的处理，脓成方可切开，脓未成，切开无益于身体康健，即手术时机的选择也是十分重要的。手术时机即指对机体实施手术时，可以达到最佳治疗效果，而机体又能耐受的一个阶段，即手术的利大于弊的时候。比如急性重症胰腺炎急性期，机体处于强烈的应激反应状态，胰腺的坏死没有边界，此时行手术，对病人是致命的打击，会扩大炎症感染的范围而造成手术后高死亡率。而对于急性血运性肠梗阻，只有及早手术才能最大限度的保留肠段，挽救生命。说明坚持中医整体观念，合理选择手术时机才能提高手术效果。

3. 手术是中医扶正祛邪的一种手段。

正邪相争，邪强则必伤正，只有邪去方可正安，采用局部手术来祛除对人体有害的组织器官，从而保持整体脏腑经络的正常功能，正是中医千百年来重要的扶正祛邪手段。中医院做手术唯一与西医院不同的是秉承了中医理念的指导。例如各种实体瘤的切除、脓肿的切开引流、局部病变如阑尾、胆囊切除等，手术可去除病灶，减少机体的损害，起到客观确切的"祛邪"作用；清创缝合能停止气血外泄，又防止外邪从伤口入侵，起卫外固本的作用；肠粘连松解术、肠道肿瘤的切除术、胆道结石的取出术起行气疏通的作用；消化道大出血、腹腔脏器破裂出血等手术抢救起回阳救逆的作用等等，均可认为是"扶正"。

然而手术是一把双刃剑，可切除坏死组织，也可给正常组织带来损伤，任何手术都伴随着耗伤气血，气滞血淤形成，同时是对身体的一个重要打击因素。历史上许多中医外科专家都是十分重视这一点，采取手术之时更讲究爱护组织。明代陈实功，不断改良手术工具和器械，以尽可能减少组织损伤。重视解剖、改良工具、爱护组织是外科手术成功的三要素。"祛邪不伤正"是古今众多医者的追求，以乳腺癌为例，早期主张切除范围越大越好，从根治术到扩大根治术，到目前的改良根治术、保乳手术，近一个多世纪的艰难探索，无数临床实验也证实了保护正常组织的重要性。可见，传统理念与现代治疗方法是相吻合的，现代医学手术的发展历程是从腔外手术到腔内手术，从破坏性手术到再造性手术，从扩大手术到微创手术，这正是向中医"祛邪以救本，祛腐不伤新，祛邪不伤正"这种观念的回归。正是在这种中医理念的指导下，腹腔镜、胆道镜、多功能手术解剖器（刮吸刀）等微创器械能够在广东省中医院外科大范围使用、取得良好效果。彭淑牖教授发明的刮吸刀符合中医外科"祛邪而不伤正"的理念，以电切、电凝、钝性分离配合同步吸引，完成解剖操作，既能切除病灶，又能保存有用的管道组织。这种"刮吸解剖法"尤其适合中医院。中医院开展外科手术，务求安全有效，又要微创便廉，正所谓"大巧见绌"。近十年来我院应用刮吸解剖法完成肝胆胰等高难度手术 2000 余例，发现具有化难为易，缩短手术时间，创伤少的优点，并举办学术会议在全国范围内交流推广，得到外科同行的普遍认可。

可见，中医理念与现代科学技术相结合，中医外科具有更宽更阔的舞台。

4. 中医突出手术的"个体差异"性。

中医十分重视"手术"的个体差异，辩证地看待手术，随着时代变化和科学发展，手术不是绝对的或一成不变的。对待手术中医更强调个体化治疗，防止一把刀主义，更不要用我们对现代医学的有限认知，来轻易武断人体的无限性。比如胆囊结石并非一概行胆囊切除术，也可单纯胆囊切开取石，也可不予手术，需要因人而异。而据文献报道，切除胆囊并不是没有后遗症的，胆囊切除术后结肠癌的发病率会增加。而另一方面，急腹症中西医结合治疗的成功，把急诊手术变成了择期手术，把一些需要手术治疗的病人变成了非手术治疗。这一系列"变"的过程，充分体现了中医"因人而异"，体现了现代医学的最高境界——个体化治疗。

来中医院就诊的外科病人多数对手术心存顾忌，开展外科手术治疗时，必须坚持"以人为本"，充分沟通，既要强调手术的必要性，也要防止过分夸大手术效果，高度尊重病人的手术意愿，可做可不做的手术坚决不做，可做小的手术，坚决不做大，这是保证中医院外科手术成功的前提。我们不仅治人的病，更治患病的人，注重"以人为本"的理念让我们的临床思维不再局限于"为了手术而手术"。尊重患者及家属的意愿，顾及患者的经济承受力，使我们提供给患者的治疗方案更具人性化、个性化。这也是"因人制宜"理念的实际运用。

5. 发挥中医外科围手术期治疗优势

手术是治本还是治标呢？中医认为无论是小手术还是肿瘤根治性手术，都是治标，所谓肿瘤的根治性手术也不是根治，因为往往不能消除病人的致癌原因。中医治病强调"无病先防，已病防变，瘥后防复"的治未病思想，手术只是疾病发展至某一阶段的特定治疗手段，手术结束往往才是治疗的开始，所以围手术期治疗是中医治病的本义，也是最能体现中医特色的环节。

提升中医参与层次是围手术期中医治疗的关键。术前通过中医调节让患者以最好状态迎接手术，特别是通过调节情志消除患者术前恐惧方面，中医发挥了很大作用。术后讲究"实则泻之，虚则补之"，积极应用中医药提高机体免疫力，减少围手术期并发症，还应特别注意术后常见症状的中医治疗。对于发热、咳嗽、呃逆、呕吐、便结、失眠、虚汗、焦虑、狂躁、纳差等术后常见症状，中医治疗有独特优势，又与内科治法不尽相同，例如术后发热往往以虚、瘀、痰、毒为病机特点，分型论治往往能取得满意疗效。"阴平阳秘，精神乃治"，以手术为主要治疗手段的外科术后患者同样需要实现人体气血阴阳的平衡，五脏六腑的调和。以"衡"为度，以"运"为法，以"和"为常正是我们临床治疗的理念。通过中药口服、灌肠、外熨、沐足及配合多种形式的针灸、耳穴等各种传统疗法在临床的应用，许多患者的术后生活质量提升，其中中药的天然取材性和肯定疗效让我们在临床工作中减少了对化学合成药物的依赖性，降低了以抗生素为代表的各类西药的使用比例，有效降低了患者的住院费用，减少了经济压力，得到社会认可。围绕术前、术中、术后，着眼治病、防病，多角度、多靶向，整体辨证与个体论治相结合构成了广东省中医院外科中医药使用的特点。

针对原发病手术的后续治疗，中医药目前也有广泛的发展空间。例如有直接抗癌的中药，如莪术油、斑蝥素、鸦胆子油、山慈姑、冬虫草等，也有以传统扶正祛邪为法的抗癌模式，如人参、黄芪、灵芝、虫草、猪苓、六味地黄丸、小柴胡汤等方药在减轻化疗、放疗毒副反应、增强疗效等方面的作用显著。另外要在围手术期大胆引用与外科有关的中医药研究成果。如承气汤类方剂为代表的通里攻下法在腹部外科广泛应用，既可用于术前肠道准备，也可用于术后肠道功能恢复，使部分急诊手术变为择期手术，变手术为非手术治疗，明显提高临床疗效，减轻患者痛苦。术后的综合治疗，尤其是中医药饮食、调养更是现代研究的热点，可有效提高患者术后生存质量，预防疾病的复发。

提高临床疗效是围手术期中医治疗的基础。要提高中医临床疗效，就必须提高证效、提高方效、提高药效。中医的"证"是辨出来的，是在中医理论体系的指导下四诊合参而得。提高证效就必须强化四诊训练，提高全面收集资料的能力；熟读经典，加强中医理论素养，以提高分析归纳水平，方可提高证效。在开展外科手术治疗的同时，强化四诊基本功训练，对于外科医生尤其重要。由于历史条件的受限，司外揣内成为中医辩证思维的一种方式。今天，外科学的发展让我们可以更直观地去了解体内病灶的情况，剖腹探查、腹腔镜探查等手术方式揭开了很多病变神秘的面纱。各项现代仪器的检查手段，使得我们更好地"司外揣内"，这种辩证思维的转变让我们尽可能提高临床"证"效，提高辨证的准确率。"方"是中医治病救人的重要手段，临床应多用"经方"、"古方"和"时方"。"经方"为仲景方，是众方之祖，通过熟读《伤寒论》方可得；"古方"为历代名家的代表方，熟读医案，多临床多体会可得；"时方"为近代名家的创新方，多阅读文献，多与人交流，可得。中药虽不是中医的全部，但却是中医最传统有效的手段，"用药如用兵"，在临床工作中，要不断了解一药多用，中西药联用的协同性和拮抗性，西药中用与中药西用的优缺点，拓展临床用药思路，从而提高中医临床疗效。

当今只有运用现代中医的理念，与时俱进，才能不断扩大治疗疾病的范围，应对不断出现的新的病种与医学难题。围手术期中医药治疗是一个很有前景的研究课题，从中医整体观念来讲，手术仅仅是中医外治"祛邪"的一种手段，而围手术期是中医治病的一个过程，"邪去更扶正"，是通过中医辨证论治的处理，使得患者术后不适症状减轻、并发症减少、康复更快、更少复发，符合现代医学"快速康复"的理念，也符合中医"治已病而防未病"的思想。随着围手术期研究中心在我院成立，我们还会在这方面不断努力。

6. 在中医院开展外科手术并非"西化"

在中医院开展手术，并不是某些学者所担心的"西化"，其根本目的是为了发展中医外科。在历史上任何时期中医理论都是在继承的基础上不断创新和发展的，流传几千年的中医基本理论是中医的精髓，有许多理论甚至是超前的。中医"天人合一"讲人与自然要和谐，与现代医学提倡的社会－心理－生物医学模式相同。现今的全息论进一步证实了"中医整体观"的科学性。但不能以此就认为中医已经很完善了、不需要发展了。自然辩证法认为，任何事物都是在不断运动，不断变化，在运动中发展的，中医外科在明清时代就吸收了温病卫气营血的成果来完善和发展自己。"毒入营血"用清瘟败毒饮，寒战发热用紫雪丹，神昏谵语用安宫牛黄丸。中医外科常用药"西藏红花""血竭胶囊"这些药物现在都是进口的。目前现代科学与中医学的交叉为中医发展提供前所未有的机遇，创新才是中医外科发展的动力。

在中医理论指导下，人类文明的一切成果，包括中药、针灸等传统方法以及现代先进的科学技术都可以作为现代中医防治疾病的有效手段。超声波、X线、CT、心电图、血液生化等各种现代医学诊疗技术可以认为是"四诊"的延伸。新技术的引进和应用目的是"壮我之主"、"为我所用"，始终坚持用中医思维来驾驭。现代中医治疗方法是指在中医理论指导下采用的一切有效方法，不仅有传统中药、针灸、按摩等，还包括手术、输液、理疗、饮食、练功等各种手段。补液、输血可以看成中医扶正治则的拓展，切除癌瘤可以被看做是中医驱邪的手段，调节水与电解质平衡则可认为是调理气血阴阳。

几十年来，广东省中医院外科大胆应用手术这一手段，扩大了中医外科的治疗空间，提高了医院综合服务能力，带来了巨大的社会和经济效益，深得群众欢迎和同行认可。中医院"姓中"，不是搞"纯中医"，不排斥西医，为确保中医院姓中，有时需要借西医的知识、方法和现代化手段来解决疾病认识的困难和治疗手段的匮乏，以满足群众的需求。有些疾病的治疗过程中，由于疾病发展阶段不同，有时中医治疗优势的发挥需要在西医治疗的基础上进行，或与西医治疗配合进行。围手术期的治疗是外科领域中西医结合的最佳平台，也是展示中医药治疗特色的重要阵地。可见，在中医院开展手术，可以更好的繁荣中医外科学术，促进中医外科的进一步发展。

　　由于历史的习惯认识和行政管理的限制，全国大部分医院的中医外科越来越局限于传统的体表疮疡病。但从"医者以治病救人为天职"的角度出发，中医外科人应积极拓展中医外科的内涵，着眼外科各种疾病，学习并运用最先进的手术方式。中医外科人的思想要解放，不要被传统的定式思维所局限，中医外科人的天职就是运用最适宜的技术解决患者的外科疾患，为患者提供最适宜的诊疗方案。只有这样，中医外科才能再现辉煌。

（发表于2012年11月26日中国中医药报第3版　视点）

五、彩图

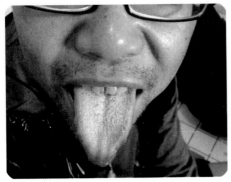

◀彩图 1

彩图 2▶

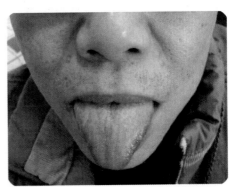

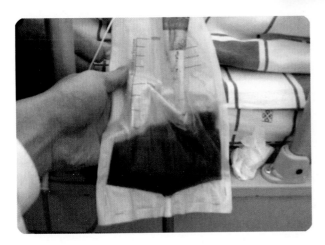

◀彩图 3

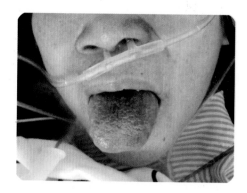

◀彩图 4

彩图 5▶

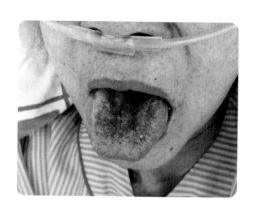

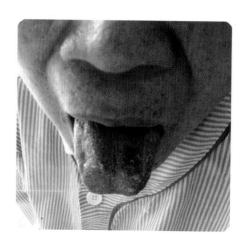

◀彩图 6

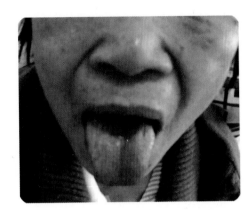

◀彩图 7

彩图 8▶

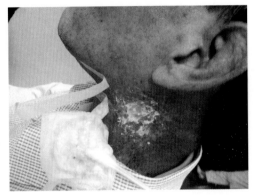

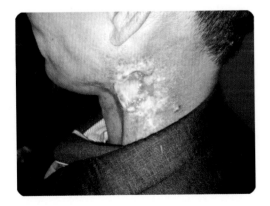

◀彩图 9